7种物品的无毒清洁让你的居家环境自然又健康

怦然心动的无毒清洁术

家事生活专家 节约网◎主编

吉林科学技术出版社

图书在版编目（CIP）数据

怦然心动的无毒清洁术 / 节约网主编．-- 长春：吉林科学技术出版社，2017．1（2025．6 重印）．
ISBN 978-7-5578-0694-1

Ⅰ．①怦… Ⅱ．①节… Ⅲ．①家庭—清洁卫生 Ⅳ．①TS976．14

中国版本图书馆 CIP 数据核字（2016）第 104675 号

怦然心动的无毒清洁术

PENGRAN-XINDONG DE WUDU QINGJIE SHU

主　　编　节约网
出 版 人　宛　霞
责任编辑　端金香　张　超
封面设计　冬　凡
开　　本　720 mm × 1020 mm　1/16
印　　张　10
字　　数　200 千字
版　　次　2017 年 1 月第 1 版
印　　次　2025 年 6 月第 2 次印刷

出　　版　吉林科学技术出版社
发　　行　吉林科学技术出版社
地　　址　长春市福祉大路 5788 号
邮　　编　130118
发行部电话 / 传真　0431-81629529　81629530　81629531
81629532　81629533　81629534
储运部电话　0431-86059116
编辑部电话　0431-81629518
印　　刷　三河市万龙印装有限公司

书　　号　ISBN 978-7-5578-0694-1
定　　价　38.00 元

QIANYAN

前言

活用无毒的清洁品，让生活更健康

本书本着环保及创造优质、健康生活的宗旨，提供了许多无毒清洁的方法，所有想为自己的生活及环境尽一份力的读者都可以阅读，绝对是生活上非常实用的工具书。编者亲身实践种种方法，希望能将日常清洁中获得的健康与快乐分享给大家。书中内容采用条例式说明，近400个无毒清洁妙招，招招简单易懂。自然又无毒的清洁方法，搭配详细的图片与步骤解说，让任何人都可以跟着本书的内容，轻松快速地去处理烦心的家务事。

提高生活质量，现在就丢掉家中瓶瓶罐罐的化学用品吧！摆脱烦躁，用无毒清洁术打造健康生活，就从这本《怦然心动的无毒清洁术》开始！

MULU

目录

Part 1 无毒清洁的要领

安全好用的七种无毒清洁用品之四

醋

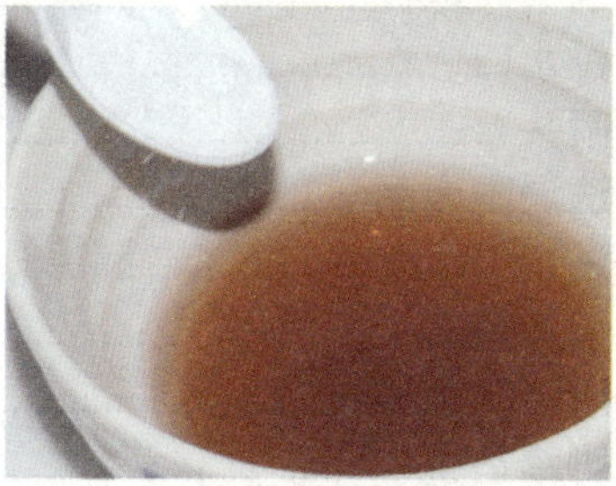

安全好用的七种无毒清洁用品之五

酒精

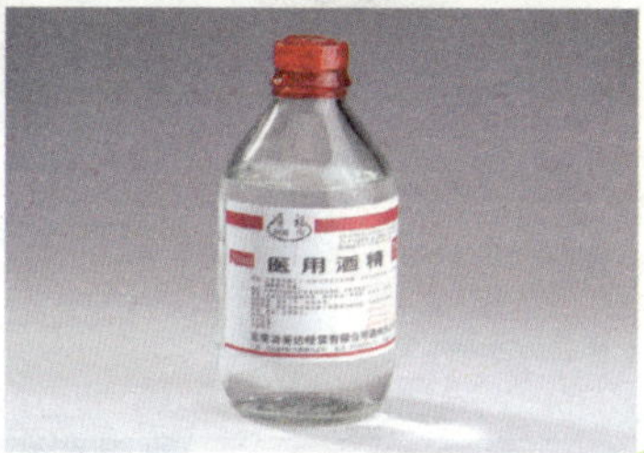

安全好用的七种无毒清洁用品之六

无毒净白剂

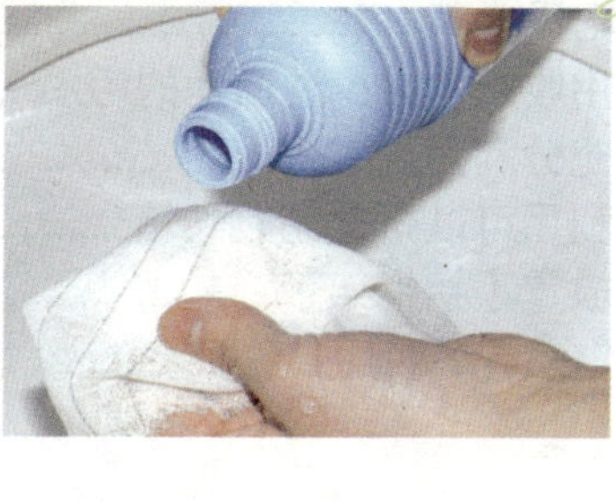

安全好用的七种无毒清洁用品之七

精油

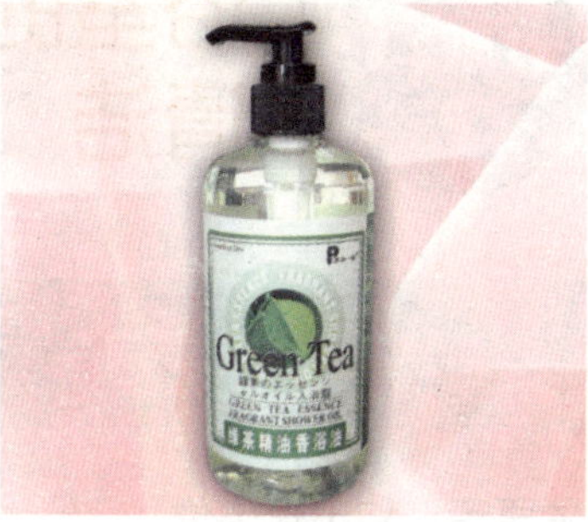

清洁工具的分类和使用方法

了解清洁的三个阶段

Part 2 浴室的无毒清洁

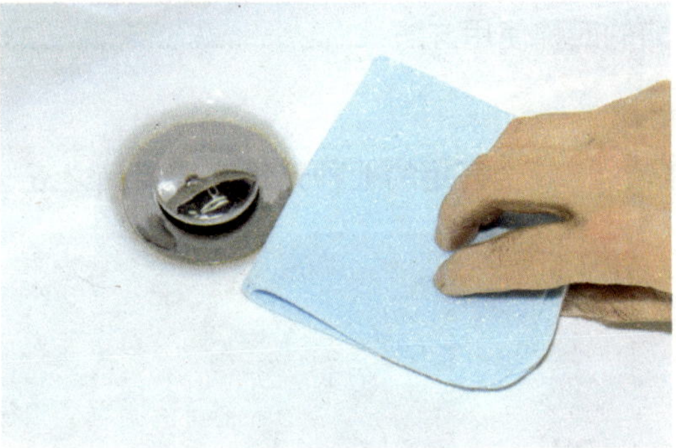

Part 3

厨房的无毒清洁

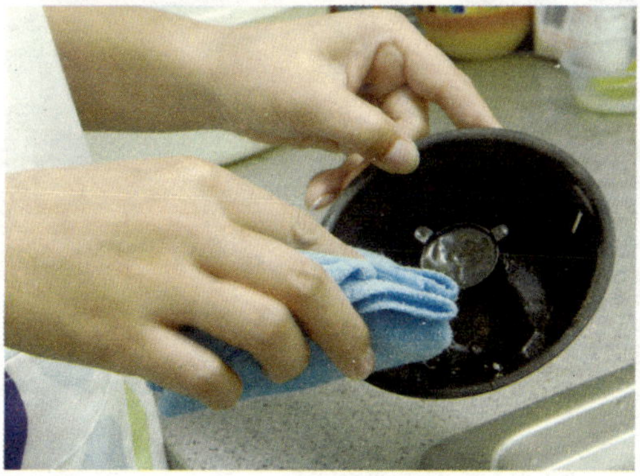

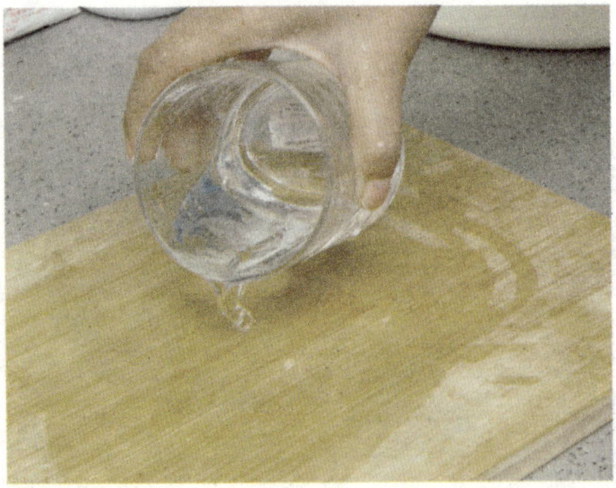

Part 4 客厅与卧室的无毒清洁

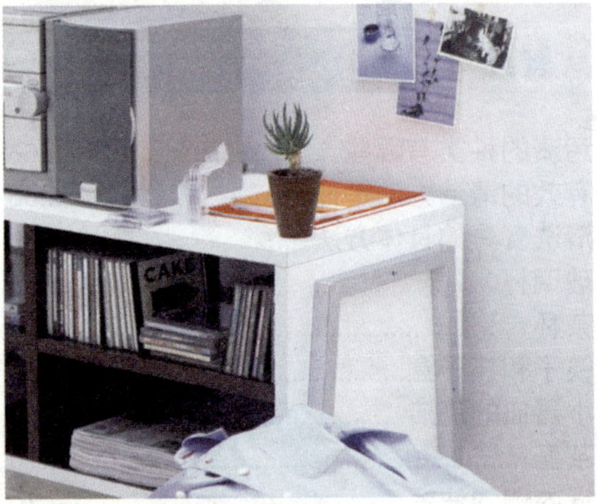

·阳台 109

·家具 111

·家电 116

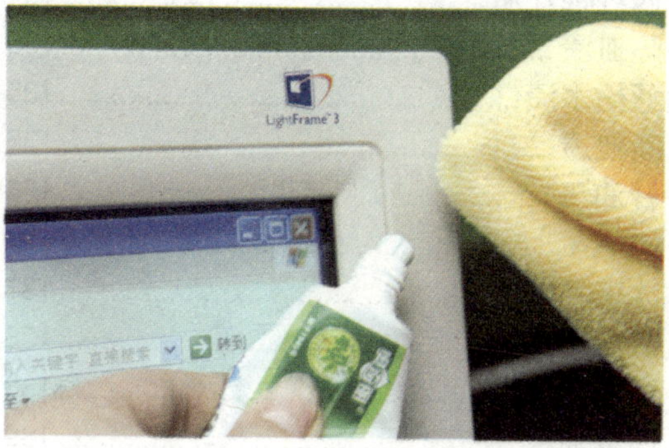

Part 5 衣物的无毒清洁

Part 6 食物的无毒清洁

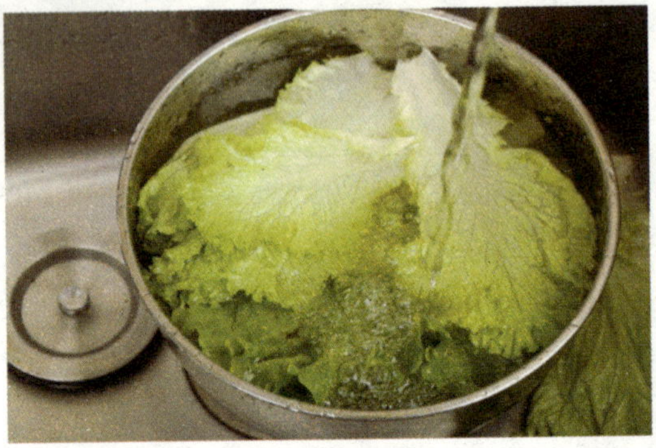

Part 7 宠物的无毒清洁

Part 1

无毒清洁的要领

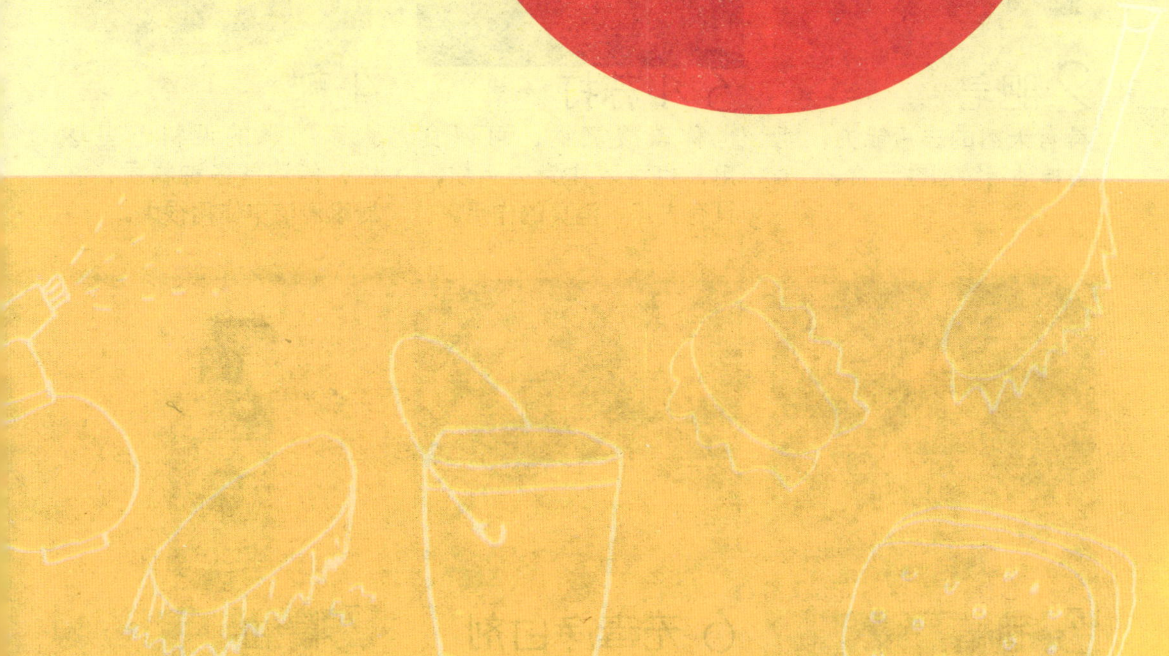

安全好用的
七种无毒清洁用品

清洁是每天都要做的事情，每个人都想使用放心安全的清洁用品，如小苏打、醋等，不伤身体，又不污染环境，两全其美。

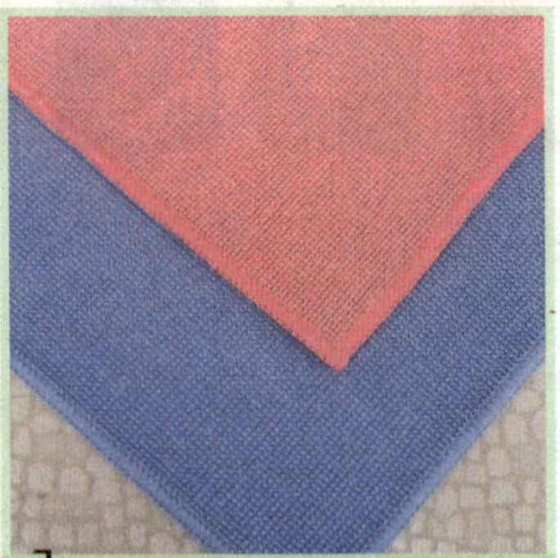

1 清洁布

用超细合成纤维制作的清洁布，只需要轻轻一擦就可以去除污渍。

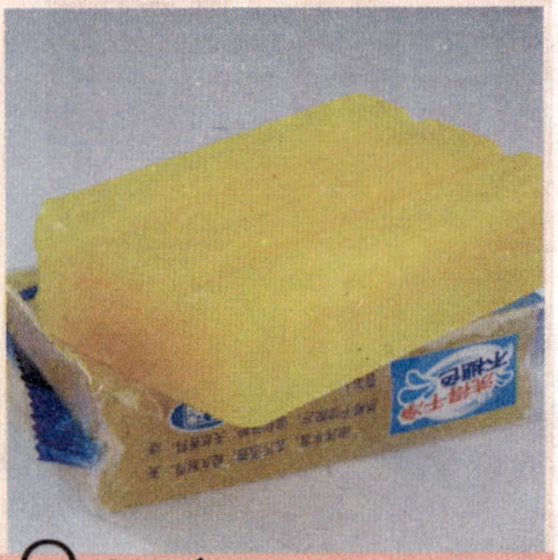

2 肥皂

具有天然的去污能力，能去掉油污等酸性污渍。

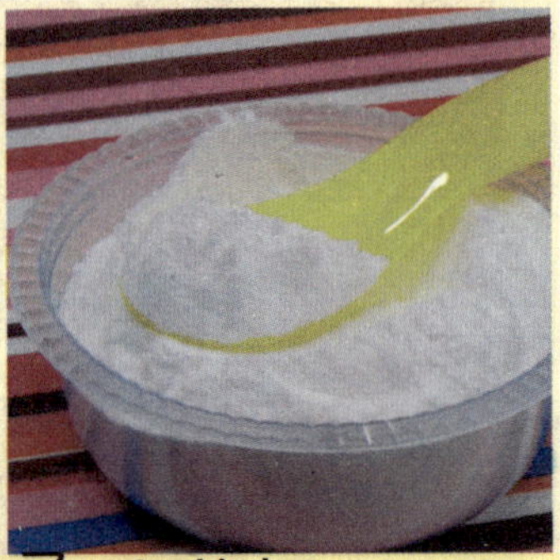

3 小苏打

也称碳酸氢钠，可以食用，也可以作为去污粉，具有去污、消臭的作用。

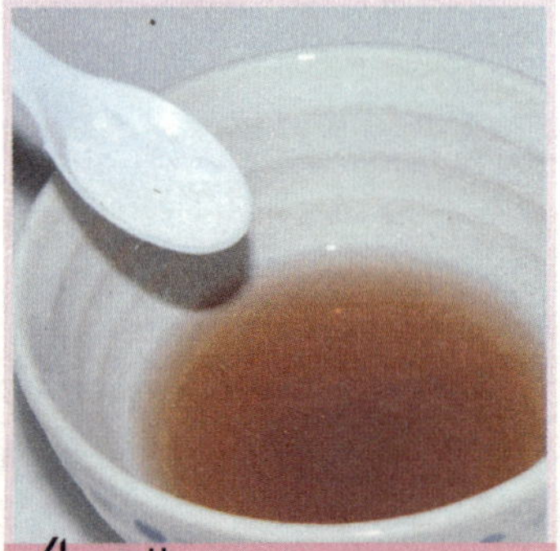

4 醋

大家熟悉的调料，呈酸性，能溶解多种物质，在居家清洁中作用很大。

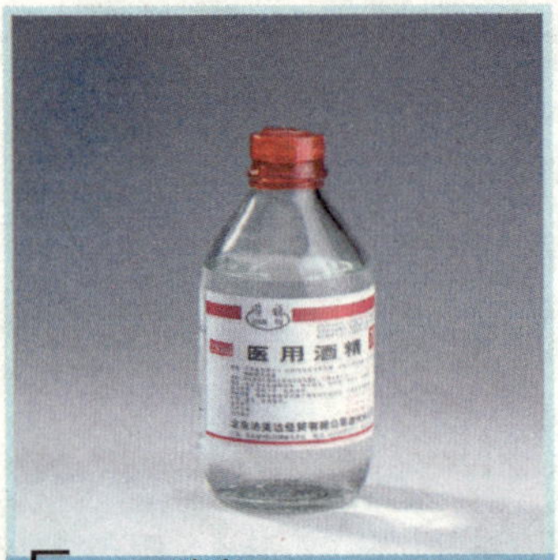

5 酒精

消毒用的医药品，又称为乙醇，可以用于居室的清洁、消毒等。

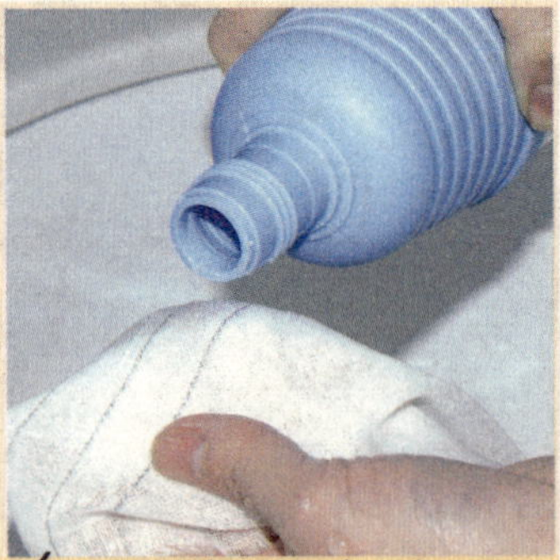

6 无毒净白剂

和合成洗涤剂相比，刺激性小而且比较温和，对去除顽固污渍有奇效。

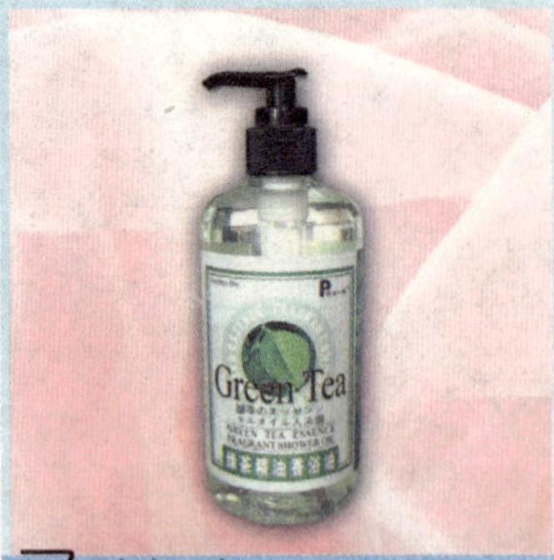

7 精油

从天然植物中提取的油类，具有除菌、消臭、驱虫的作用。

安全好用的七种无毒清洁用品之一

清洁布

能去除的污渍种类：

★灰尘★真菌★杂菌★油污★水印★烟灰

清洁布具有吸水性好、不掉屑、耐洗涤等优点，不含任何化学或药物成分，能够清除灰尘、汗渍等污渍，被广泛应用于家庭清洁中。

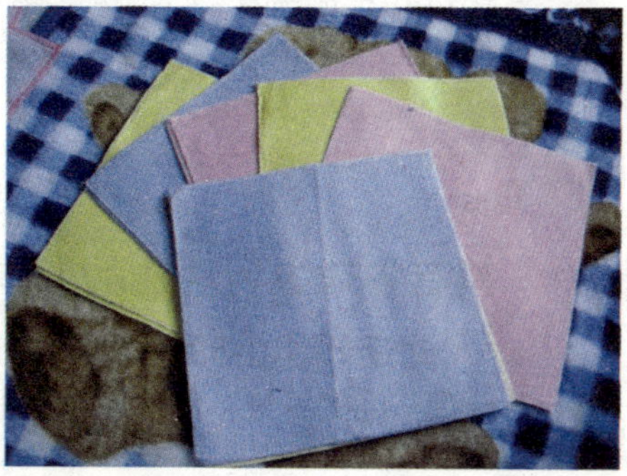

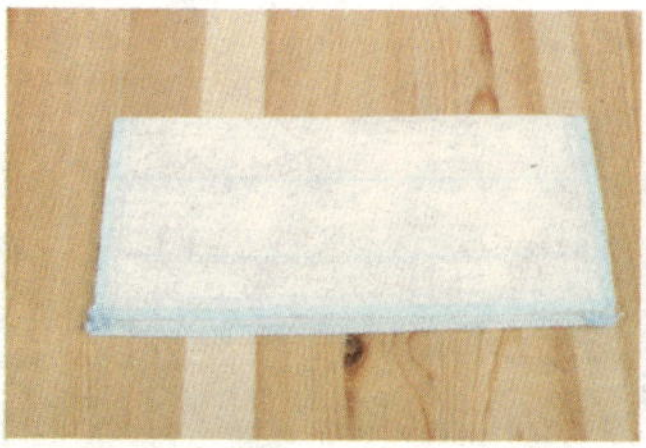

多用清洁布

有各种各样的尺寸，家里各个角落的清洁都可以使用。

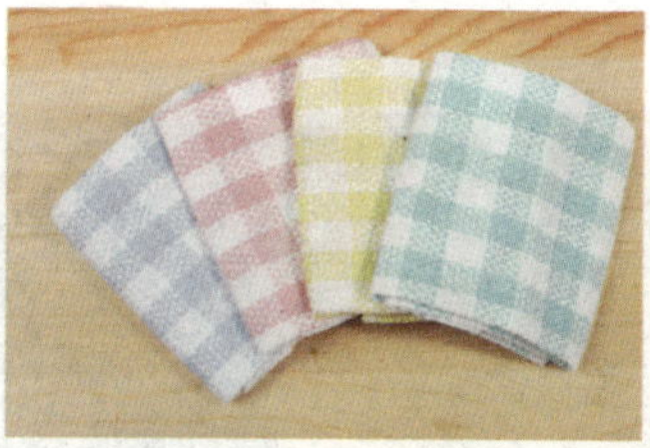

专用清洁布

是一种又厚又软使用起来很舒服的清洁布，适合清洗换气扇等有油污的器具。

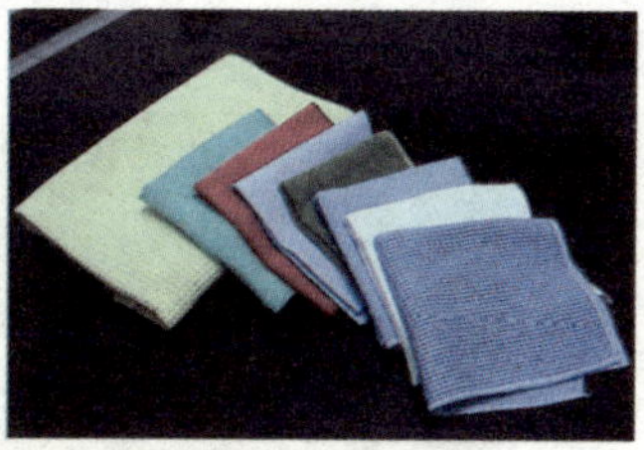

清洁厨房用的清洁布

此种清洁布专门用于厨房的清洁，能有效清除细菌。

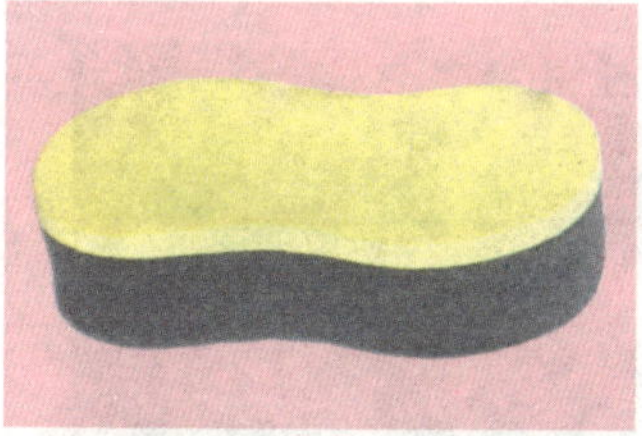

微型海绵

由抹布和网面制成，吸水耐磨，哪里都可以用。

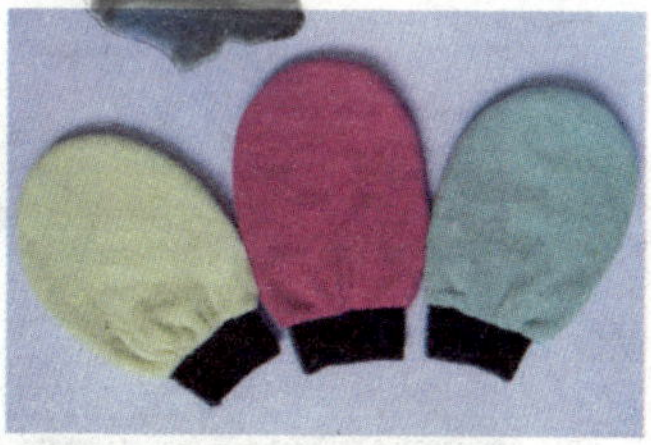

可以把手套进去的清洁布

用于擦拭镜子、水龙头、门把手等地方，非常方便。

能去除的污渍种类

用湿清洁布擦后，再用干清洁布擦拭，可以清除厨房水池周围的水锈和肥皂渍等水溶性污渍。油污可以使用小苏打、肥皂水等中和之后再用清洁布蘸取擦拭。

电视机和电脑等不能使用湿清洁布擦拭的家用电器，用干清洁布擦拭，也可以很容易去除灰尘和手印。

Tips

具有强效去污功能的合成纤维清洁布

最近，用超细的合成纤维制作的清洁布很受欢迎，因为其原料是仅有毛发的百分之一细的纤维，所以能擦拭很小的灰尘颗粒，即使不用洗涤剂也可以擦拭干净。

为什么污渍容易脱落？

超细纤维的边缘凹凸不平具有很强的摩擦力，能擦拭颗粒很小的灰尘。

立即吸水的秘密是什么？

超细纤维具有很强的吸水性，能迅速吸收大量的水。

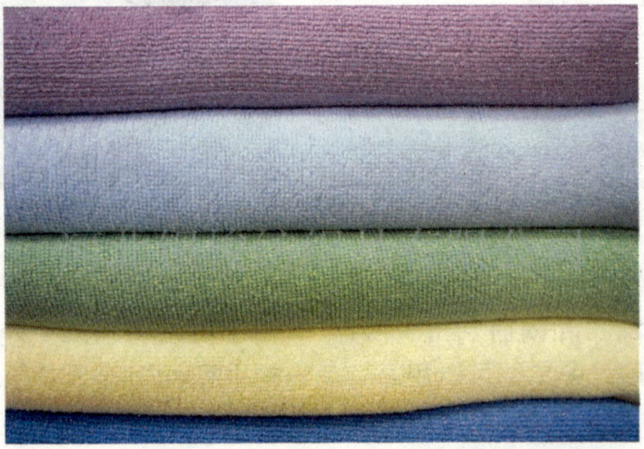

厨房里的污渍

从水槽到换气扇用一块清洁布就可以了

清洁布擦拭水槽的水锈、污渍之后可直接用于炉灶和换气扇的擦拭。

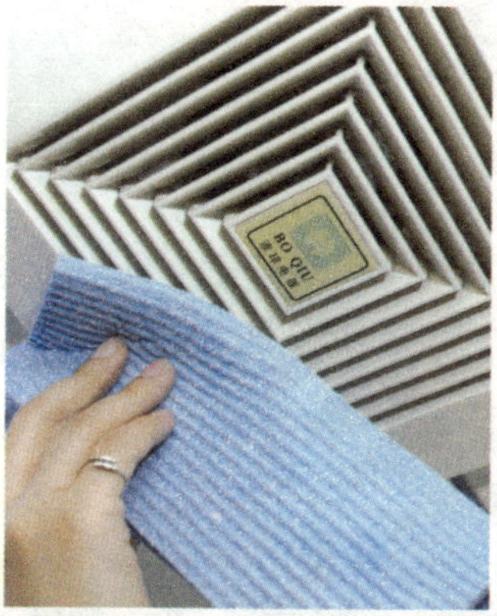

浴缸里的污渍

要在洗澡后及时清洁浴缸

浴室的肥皂渍和水锈趁着不是太脏的时候用清洁布擦拭，很容易脱落。

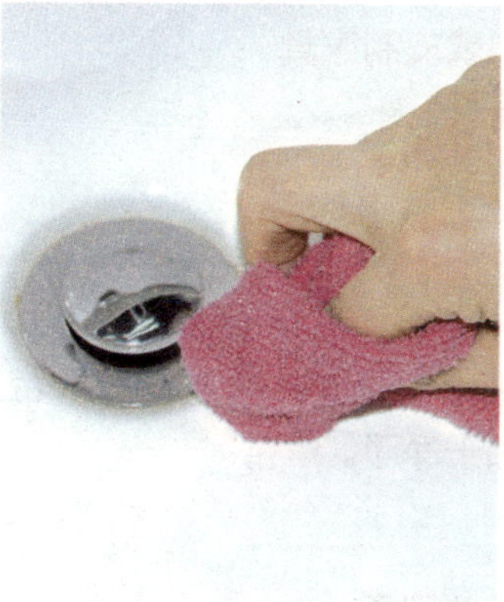

客厅里的污渍

用手套式清洁布清除家电、家具上面的污渍

落在家具、家电上的灰尘，可以用手套式的清洁布直接擦拭。

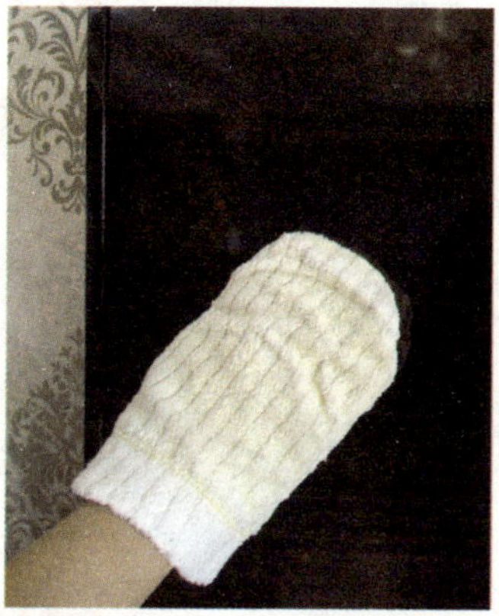

Tips

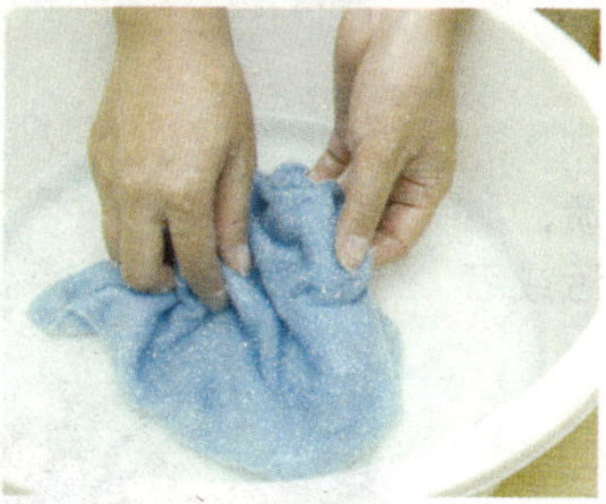

清洁布的洗涤窍门

清洁布脏了，应该马上用肥皂水清洗，手洗或放入洗衣机里洗都可以。不能用碱性洗涤剂或柔顺剂，以免清洁布变色，洗后展开晒干即可。因为清洁布很方便清洗，所以在厨房、卧室、客厅等地方都可以放置一块，既方便又实用。

清洁布的清洁要领

使用清洁布清洁的时候先用湿布擦拭污渍，然后再用干布擦拭效果会很好。用湿布擦拭的时候先拧掉多余的水分，这样能较好地吸收污渍，剩下难于擦拭的污渍用干布擦一下就好了。

清洁布的类型有很多种，例如海绵、手套式等，对应不同地方的污渍应该选择不同的清洁布。

使用清洁布的注意事项

- 擦拭银制品和金箔的时候要小心，不要划出划痕。
- 因为是可燃性物品，不要放在炉火边。
- 清洗清洁布时不要用碱性洗涤剂。

清洁布的四种使用方法

干布擦拭

方法 1

对于灰尘、水渍等污渍用干布擦拭最适合了。碰到难擦的污渍时可以先喷一些醋，这样就会容易去除了。

适用于：
窗户，木制或皮制家具
室内照明器具

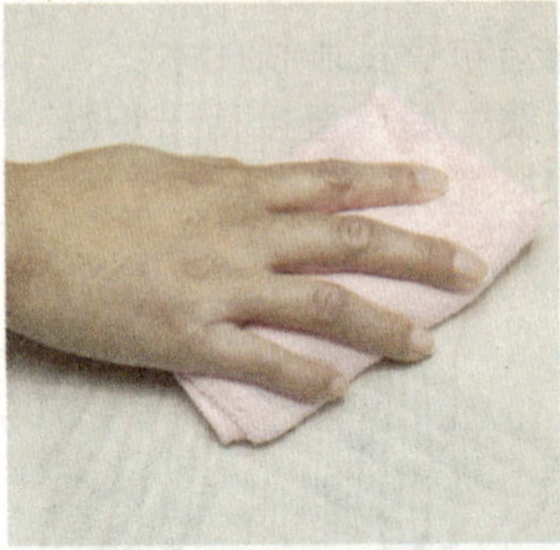

湿布擦拭

方法 2

对于水锈、黑渍、油污等污渍用湿布拧干后擦拭很有效果，然后再用干布擦拭就更加干净了。

适用于：
水槽和水龙头周围
洗面台周围的污渍
门把手，屏风，拉门的拉手

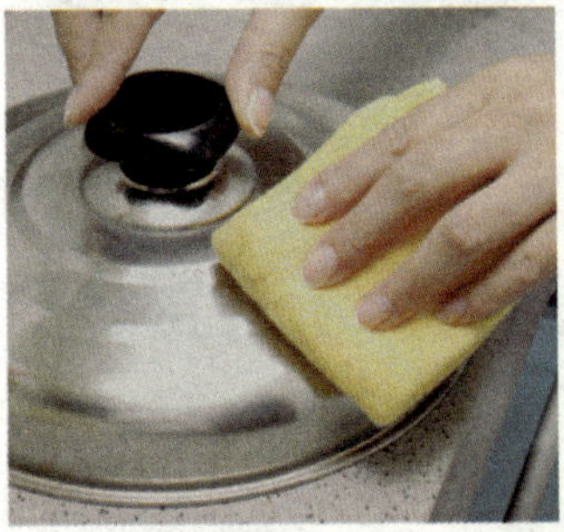

蘸肥皂水擦拭

方法 3

如果碰到用湿布难于擦掉的污渍，蘸用少量的肥皂水擦拭，这样油污或者难擦的灰尘就会容易去掉。

适用于：
厨房墙壁、橱柜等处的油污
厨房家电、室内的照明器具

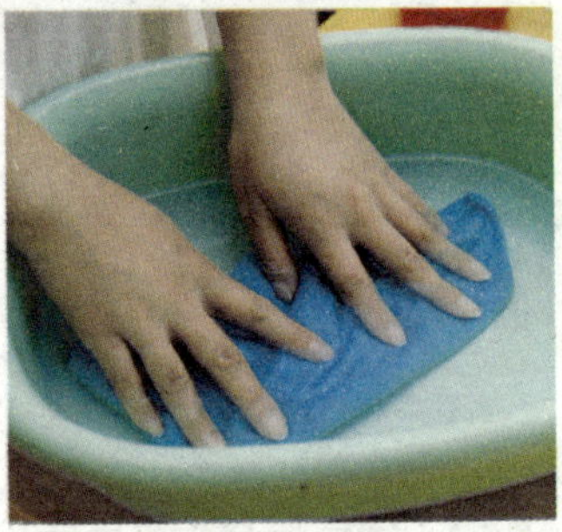

使用清洁布擦拭

方法 4

手套型的清洁布对于擦拭角落里的灰尘很方便。碗筷如果不是很脏，用海绵直接擦拭就可以了，不用洗涤剂。

适用于：
碗筷、浴池里的水渍
百叶窗灰尘

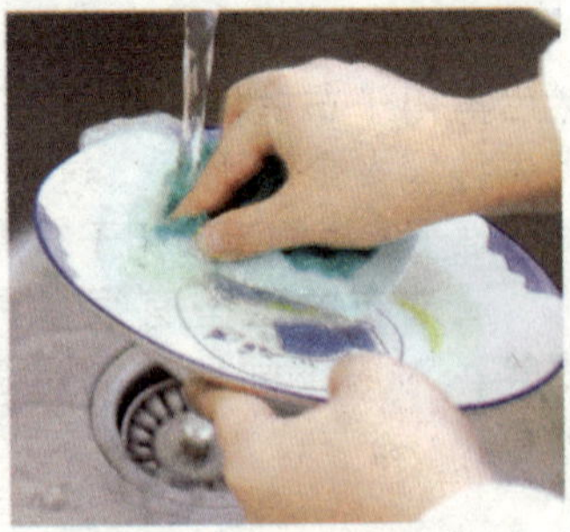

安全好用的七种无毒清洁用品之二

肥皂

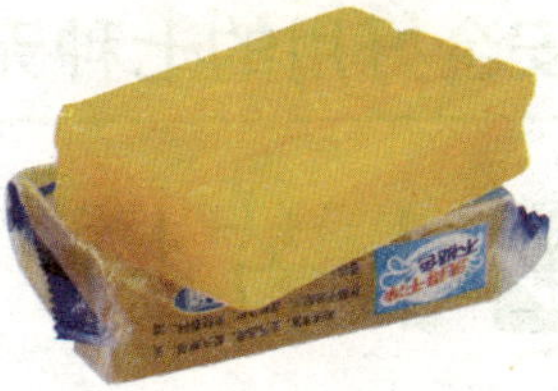

能去除的污渍种类：

★油污★手印★汤渍

肥皂属于比较绿色安全的清洁用品，对人的皮肤刺激性小，且用清水冲洗就可以分解。敏感皮肤的人也可以放心使用，排入河流后可以被微生物分解，所以不会污染环境。

[肥皂的两种使用方法]

配合湿的清洁布

方法 1

为了发挥肥皂的清洗力，可以直接用湿布蘸取，很容易就能去除油污。

适用于：

换气扇上黏糊糊的油污

厨房墙壁上的污渍

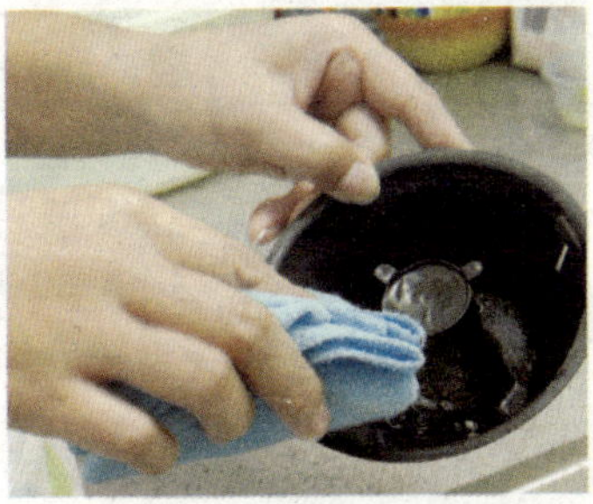

制成膏

方法 2

小苏打、无毒净白剂和少量的液体肥皂混合在一起制成膏，蘸取使用。对于黏黏的油污，使用效果最好。

适用于：

和小苏打混合擦燃气灶周围的灰尘

和无毒净白剂混合擦瓷砖的黑渍

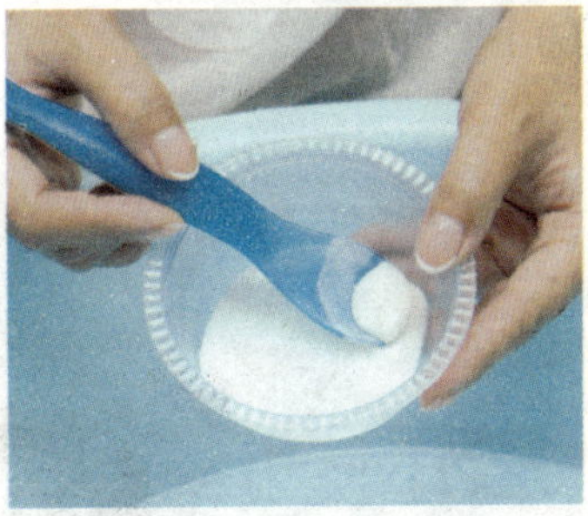

[天然牛奶肥皂制作方法]

1.准备好材料模具

2.取出冰冻牛奶，放入杯子中，开始放氢氧化钠，要少量多次放然后一直搅拌，直到碱粒完全溶解。然后，开始混合碱和油脂，奶碱与油脂要以少量多次的加入，搅拌均匀。

3.把调好的溶液倒入喜欢的模具中。两天之后就可以脱模。

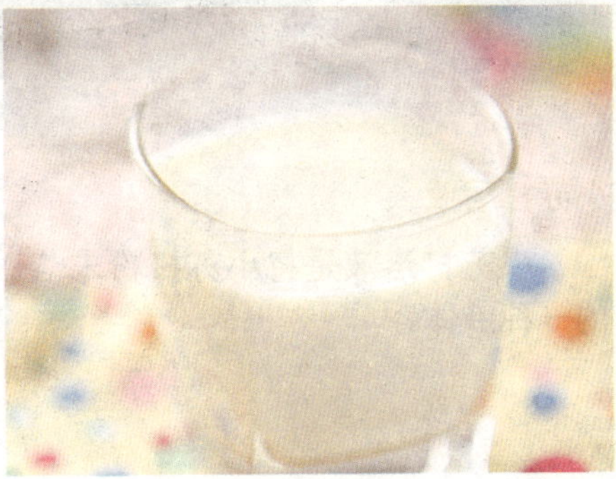

安全好用的七种无毒清洁用品之三

小·苏打

能去除的污渍种类：

★油污★汤渍★垃圾的味道

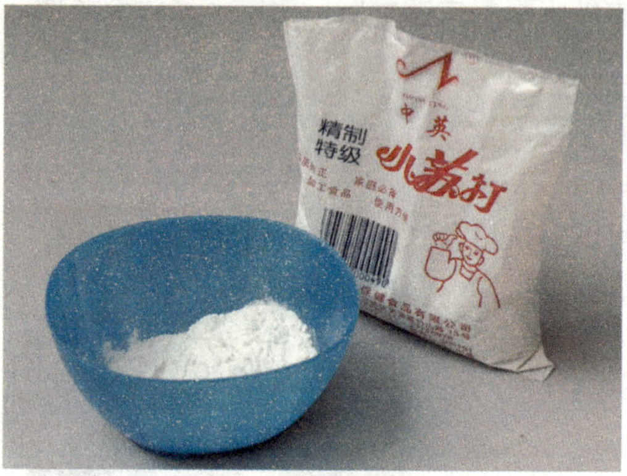

小苏打粉末

小苏打粉末是那种直接从袋中取出来的小苏打。

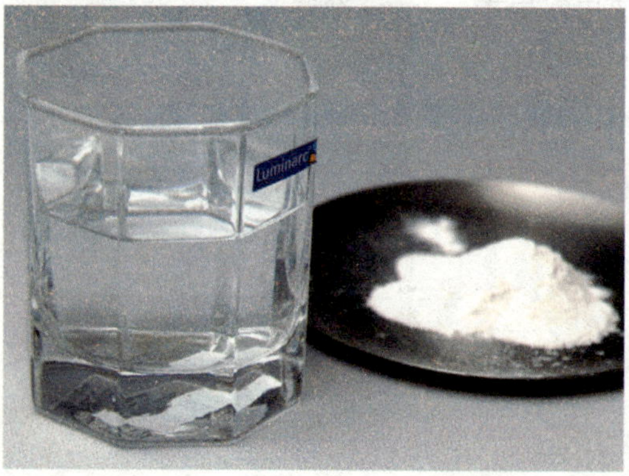

小苏打溶液

小苏打溶液是将小苏打粉末溶入水中的一种液体。

小苏打是什么

小苏打的化学名为碳酸氢钠，是白色无味的粉末状物质；俗称火碱、面起子，英语里叫Sodium bicarbonate；很久以前就被作为去污剂使用。用小苏打清洁过的污水即使流入河流、海洋也是对环境无污染的，可以说小苏打是天然矿物质成分的去污剂。此外食用小苏打还有助消化的作用。

适合存放的容器

厨房和浴室里都可以使用，可以存放在带盖的盒子里或小喷壶里，使用起来很方便。

带盖的盒子

小苏打容易吸水，所以应该放在密闭的盒子里，如盛果酱或者咖啡的空瓶子。

小喷壶

装灌小苏打溶液时可先将喷头的部分拧下来，再倒进去，非常方便。使用时哪里有污渍喷在哪里就可以了。

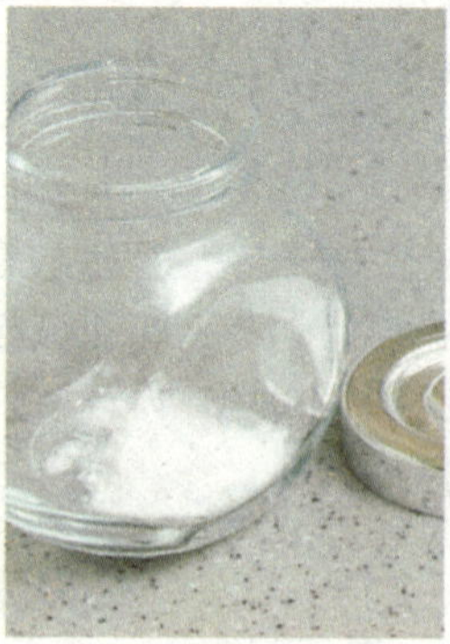

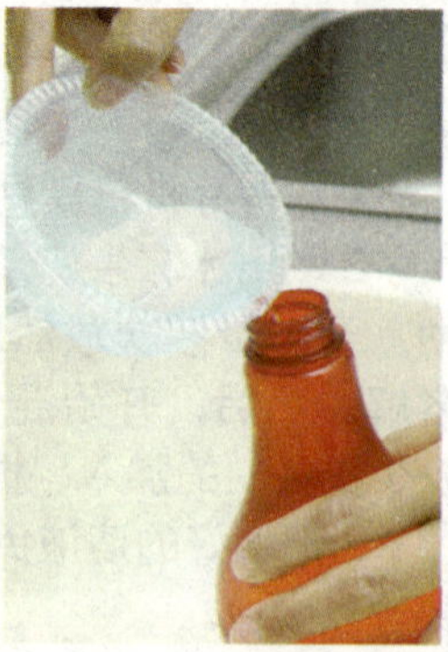

能去除的污渍种类

在家庭清洁中小苏打被广泛应用。因为小苏打易溶于水，所以可以作为去污粉使用，其次因为小苏打属于弱碱性，能中和酸性的油污，容易使油污脱落，此外，小苏打还能消除各种气体、液体的异味，具有消菌除臭的功能。如果将小苏打和酸性的醋混在一起使用就会起泡泡，可以去除排气管的污渍。

厨房里的污渍

去除燃气灶和换气扇的污渍

燃气灶和换气扇上的油污用小苏打擦拭中和一下就可以了。

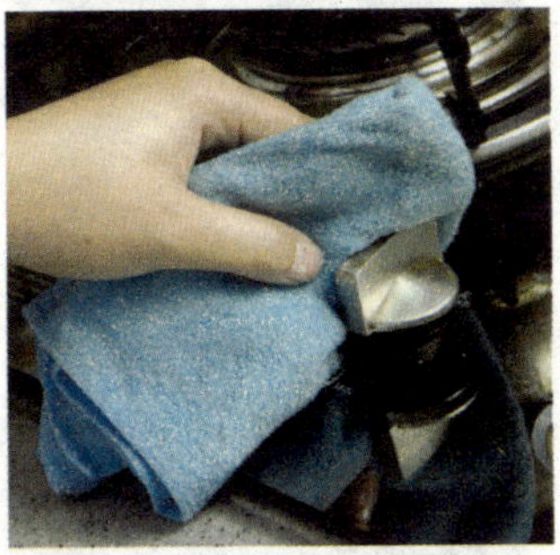

浴室里的污渍

可以清洁浴室的每个角落

从浴缸到浴室的墙壁、地板都可以用小苏打清洁。

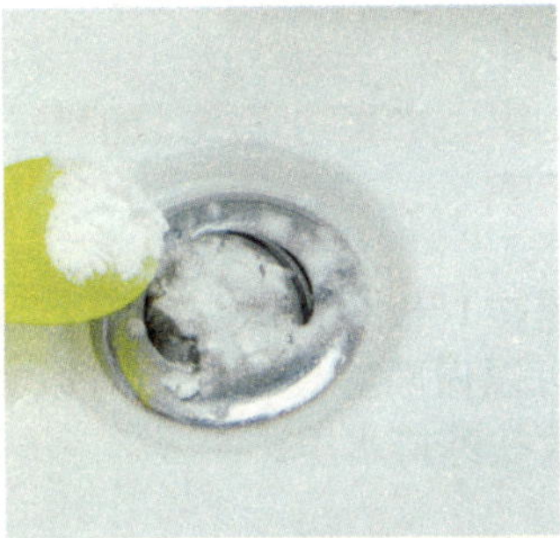

客厅里的污渍

能去除墙、窗户上的手渍

把小苏打溶于水，浸湿清洁布擦拭，因为手渍是酸性污渍，所以很容易去除。

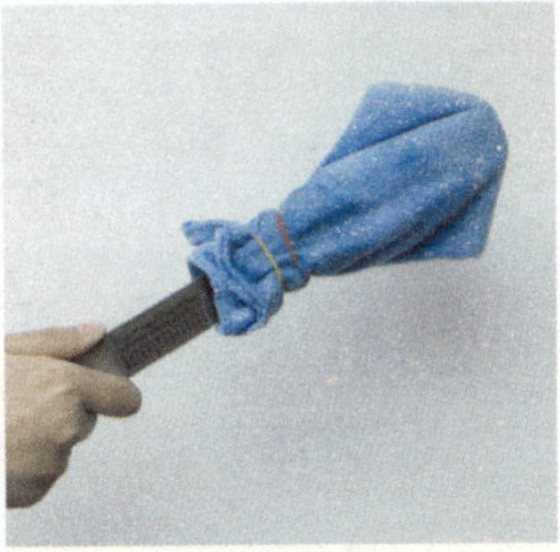

Tips 食用、药用、清洁用小苏打的区别

小苏打分为食用、药用、清洁用等种类。药用小苏打需得到许可，按最严格的标准制作。食用小苏打添加了食品添加剂，以“小苏打”的名称被人们认可。清洁用小苏打与食用和药用小苏打基本成分不同，纯度和品质的标准也不同，所以清洁用的小苏打要贴上标签，不要和其他种类小苏打混淆。

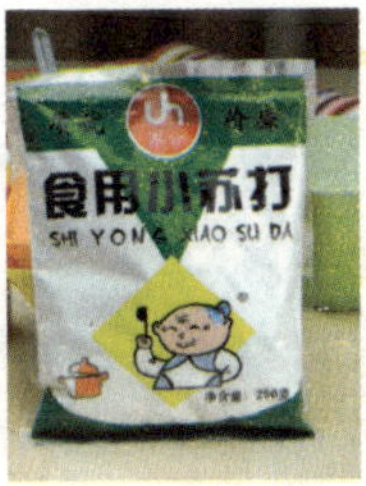

小苏打的清洁要领

小苏打的使用方法各种各样，根据不同的用途选择最适合的使用方法。去除黏糊糊的油污时将小苏打溶于水调成膏状效果好，还可将液体肥皂和小苏打调成膏状一起使用。

使用小苏打的注意事项

- 不要用于漆器、铝制品的清洁。
- 应在室温、无阳光直射、不潮湿和通风很好的地方存放。

小苏打的四种使用方法

直接放在所需地方

方法 1

小苏打有除臭功能，放在箱子、冰箱内等直接需要除味的地方即可。

适用于：
冰箱除臭
洗手间除臭

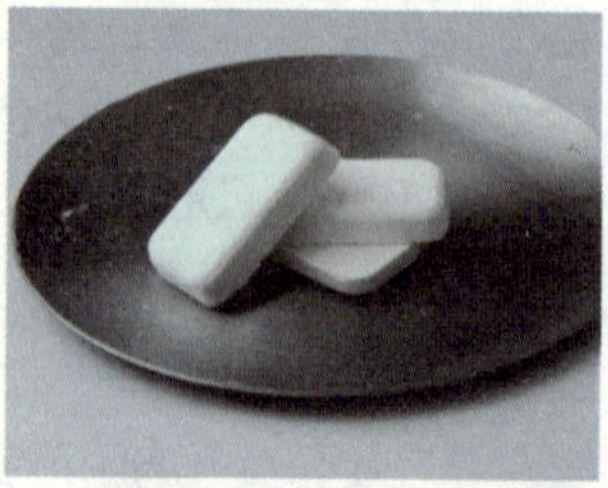

作为去污粉

方法 2

因为小苏打有研磨力，用海绵蘸取使用可以去除黏糊糊的污渍和玻璃上的灰尘，效果不错。

适用于：
洗涤槽、锅、水壶的污渍（加醋）
浴缸的污渍

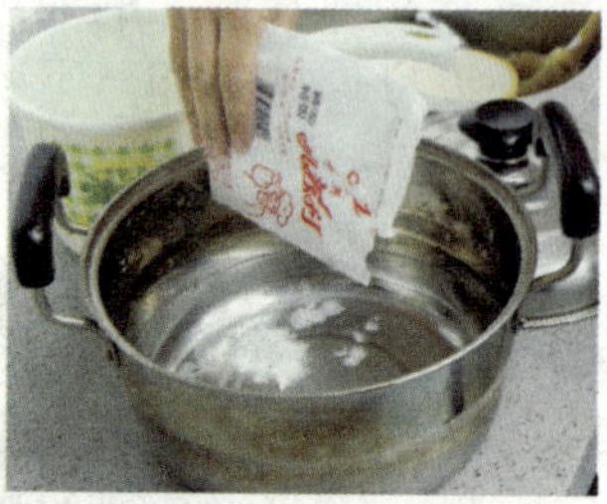

作为苏打水使用

方法 3

苏打水是由1升水和4大勺小苏打配制而成，可以做喷雾使用，也可以直接把物品放在苏打水里。

适用于：
冰箱等家电
餐具、密闭容器等

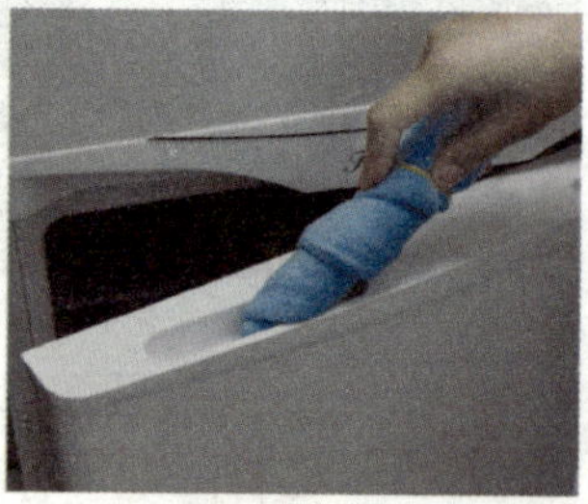

调成膏状使用

方法 4

将小苏打与水按2：1的比例调成膏状，可以去除油污和焦煳等顽固的污渍，如果混合肥皂水效果更好。

适用于：
烤炉、面包机、料理台上的污渍
地板和墙壁黏糊糊的污渍

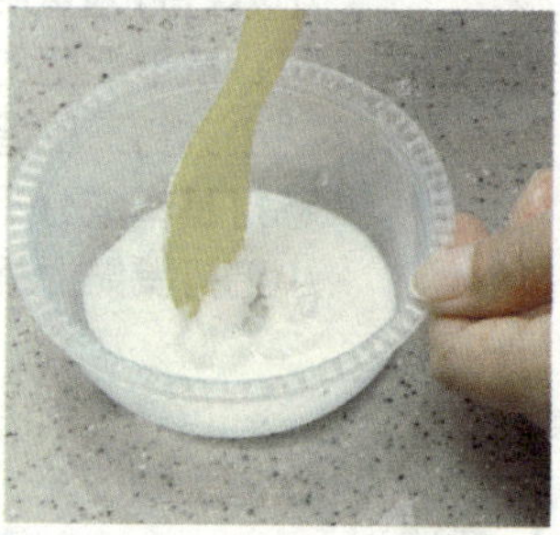

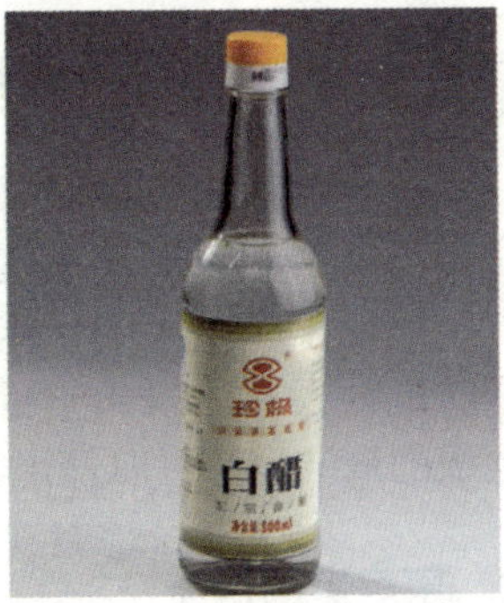

安全好用的七种无毒清洁用品之四

醋

能去除的污渍种类：
★肥皂渍★水锈★烟味及臭味

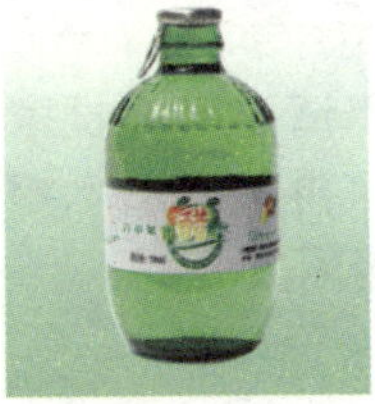

谷物醋

因为价格很便宜，所以用于清洁也不觉得可惜。

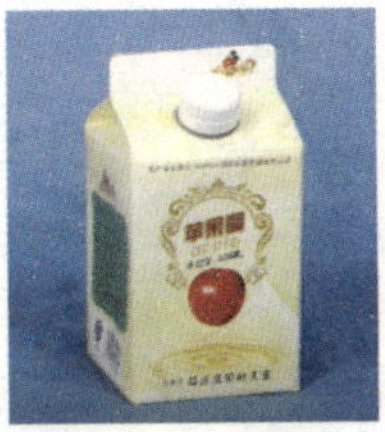

纯苹果醋

纸盒的顶端有盖子，能很容易倒出，用起来很方便。

醋有谷物醋、米醋、纯米醋、苹果醋等种类，主要成分都是醋酸，因此用于清洁的醋，要使用价钱便宜的谷物醋。

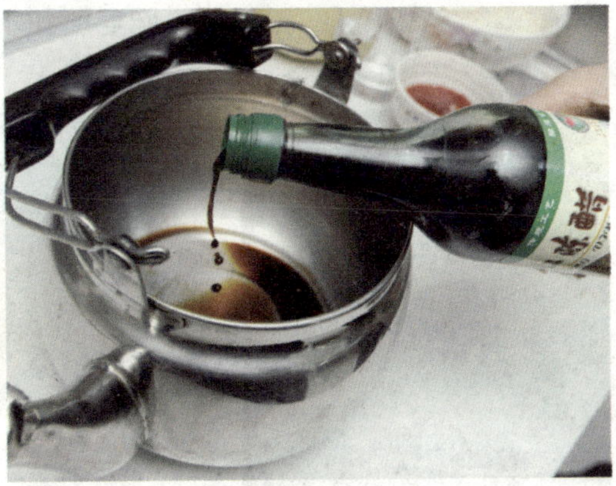

醋的主要成分

醋可以说是人类应用最久远的调味品，它的主要成分为醋酸，这种醋酸用于清洁很有效果。因为是可以食用的安全材料，所以在哪都可以放心使用，即使擦拭后有残留也不用担心。它不仅可以用于厨房，还可以用于浴室、客厅等地的清洁。

主要成分为醋酸的还有柠檬醋，柠檬醋有柠檬的果香味，所以讨厌醋的味道的人可以使用柠檬醋。溶于水后装入小喷壶里（200毫升的水兑1小勺柠檬醋），可用于多种地方的清洁。

适合存放的容器

图片上的瓶子是丙烯制成的小调料瓶，可以装醋。

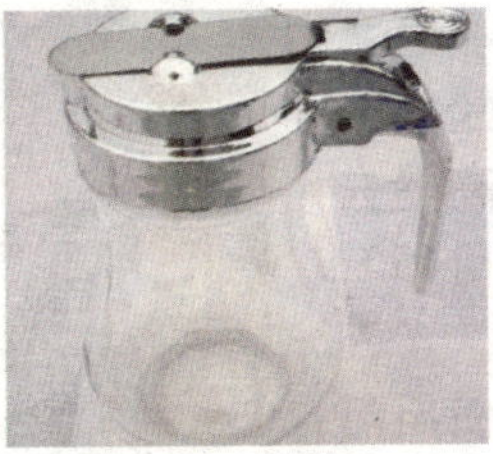

平常使用的小喷壶，有各种大小、各种形状，可根据个人喜好选购。

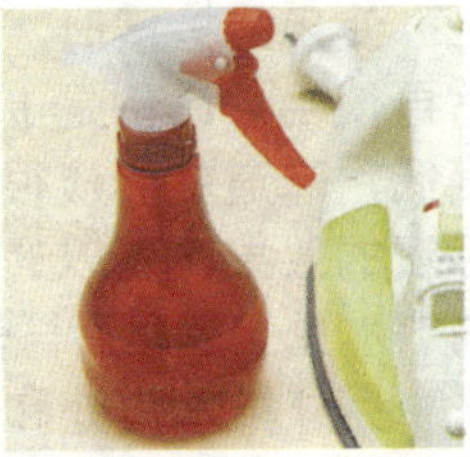

能去除的污渍种类

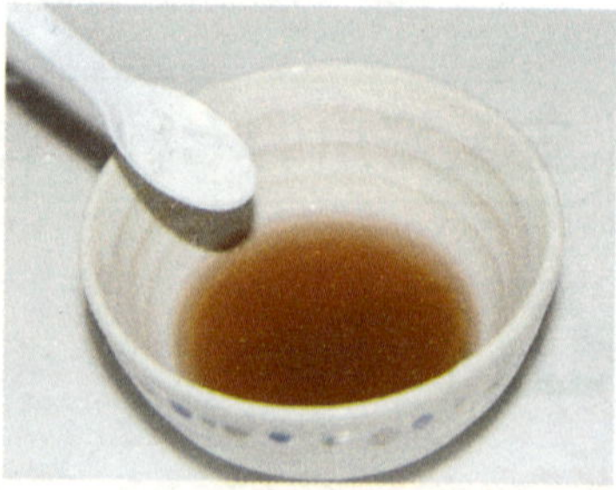

酸性的醋用来中和碱性肥皂渍和水锈，还能去除烟味，所以在洗手间、浴室等肥皂渍和水锈大量堆积的地方，醋能发挥很大的作用。因为有防止杂菌繁殖、消除异味的效果，所以用于厨房的概率也很高。客厅和卧室地板的清洁也都可以使用。

厨房里的污渍

擦拭水壶里的水渍

烧水壶的内侧，当水渍变白的时候，用醋很容易就能清除。

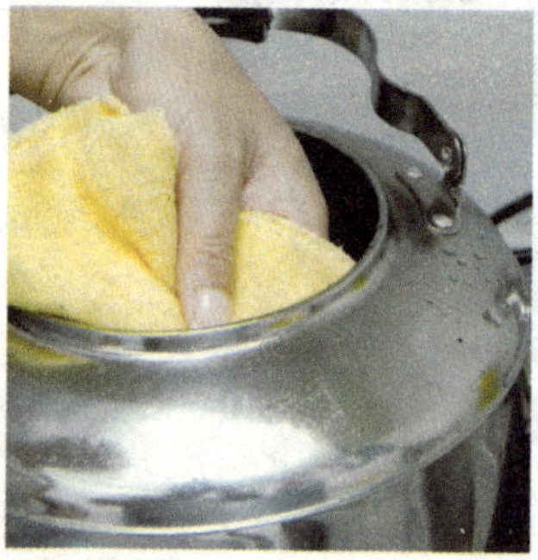

浴室里的污渍

清除水池周围的污渍

喷上醋水，再用清洁布擦拭，水龙头、洗面池上的肥皂渍和水渍就会轻松地被清除。

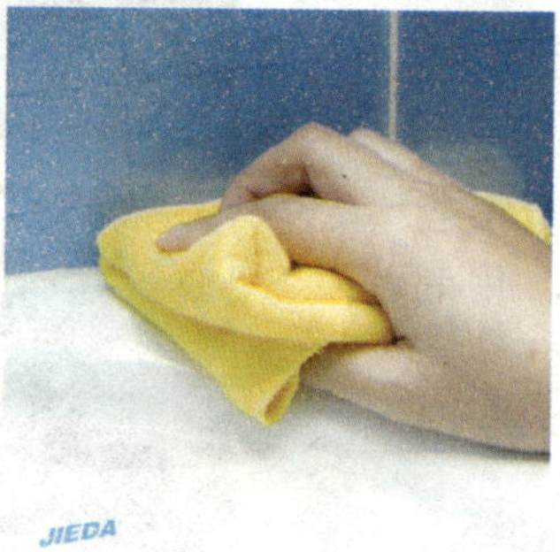

客厅里的污渍

擦拭家具和墙壁

喷上醋水用清洁布擦拭家具和墙壁，再喷上清水擦一下就会闪闪发亮。

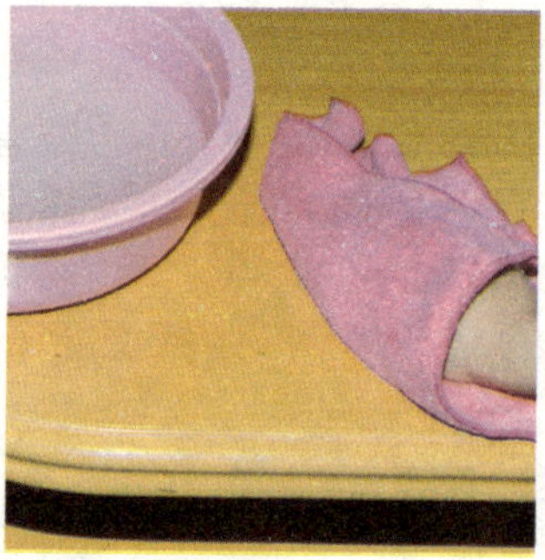

Tips 醋的使用小妙招

使用醋清洁的时候，讨厌醋味的人，是需要完全通风的。在使用过程中可以在喷洒瓶中加入数滴精油，精油在增加香味的同时，也发挥着除菌去味的作用。

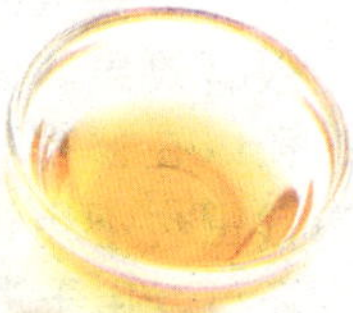

醋的清洁要领

使用醋擦拭时，用水兑成醋水，装入小喷壶之后再使用。比例是 1 份醋兑5～6份水，因为醋的浓度低，味道就会淡很多。温度的升高可以提高醋去污渍的效果，所以遇到顽固的污渍时，可以用45℃的热水兑上醋之后再使用。

另外排水口处和银质物品的洗涤也可以使用醋水，根据不同的需要选择适当的使用方法。

使用醋的注意事项

- 清洗不锈钢制品的时候不要忘记最后用清水擦拭。
- 不要和碱性洗涤剂混合使用，因为会产生有毒气体。
- 如果手受伤了，注意不要感染伤口。

醋的四种使用方法

用醋水喷洒

方法 1

用1份醋与5～6份水混合后装进小喷壶中喷洒，再用清洁布擦拭，具有消菌、除臭的功效。

适用于：
水槽的污渍
坐便器周围的除菌、消臭

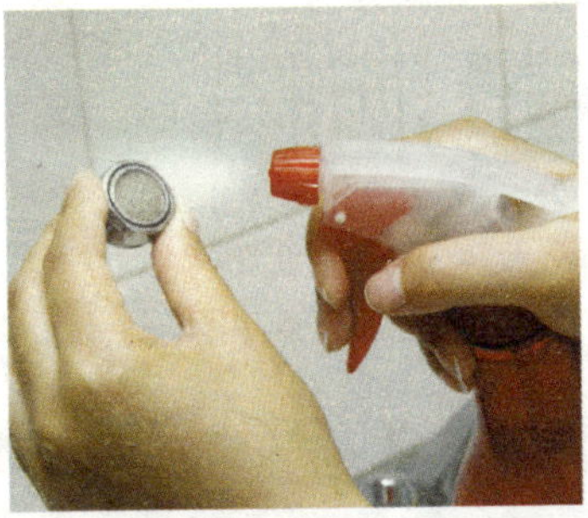

用醋水擦拭

方法 2

用清洁布直接蘸醋水擦拭，不仅能有效地去除污渍而且具有除菌、消臭的作用。

适用于：
墙壁和地板
木制家具
厨房的家电

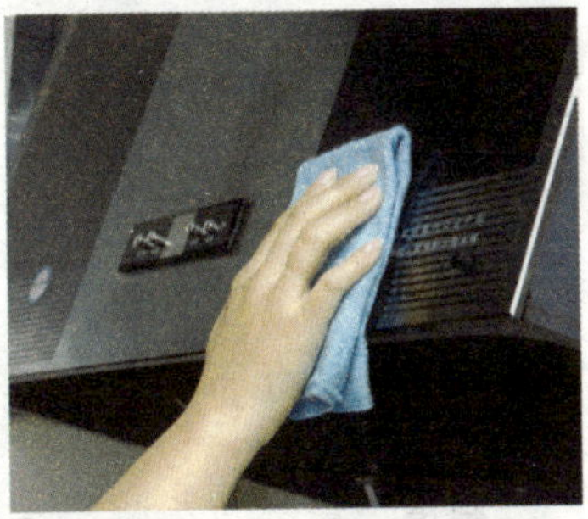

把物品浸到醋水里清洗

方法 3

醋水不光可以喷洒或者用布擦拭，还可以直接把物品放在醋水里清洗。

适用于：
花洒的污渍
洗衣机中洗涤槽的污渍

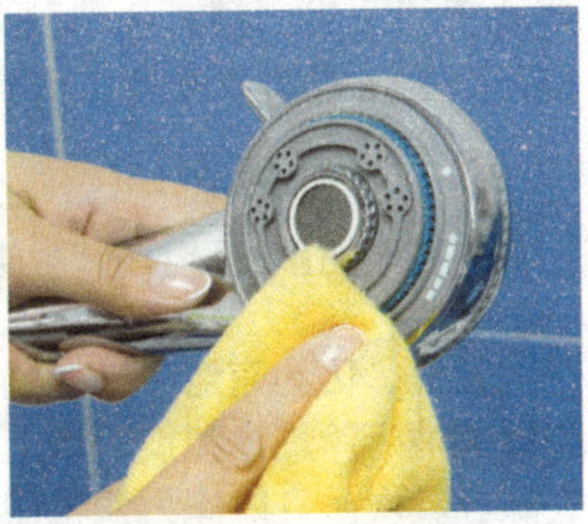

直接使用

方法 4

可以直接用于清除水锈和金属污垢，有去除异味的作用。

适用于：
银制品的灰尘
咖啡机的水渍
电子炉灶的异味
排水管的堆积物（加小苏打）

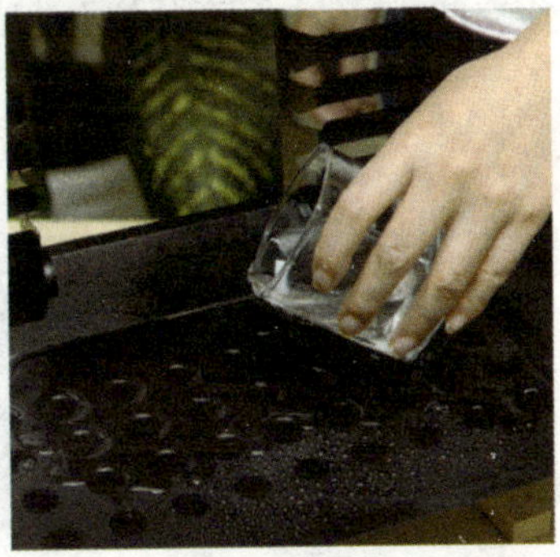

安全好用的七种无毒清洁用品之五

酒精

能去除的污渍种类：

★真菌★斑点★油污★手印

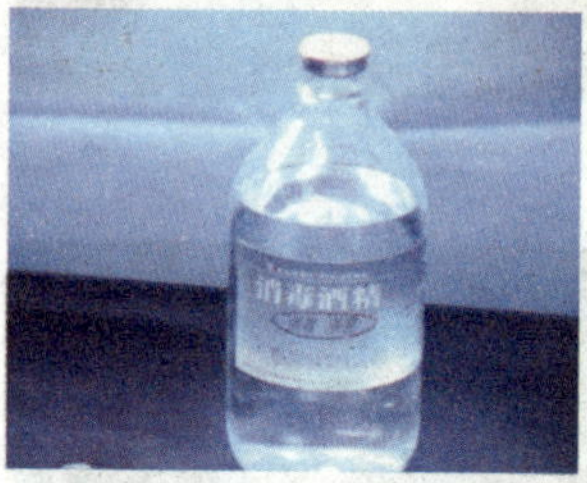

消毒用酒精

消毒效率高，浓度为80%。

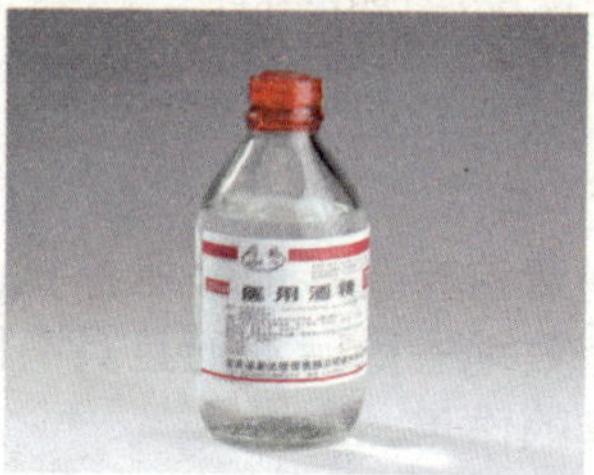

医用酒精

酒精的浓度更高，消毒效果更好。

酒精的功效与性质

酒精也被称为乙醇，是无色透明液体，具有消毒和杀菌的功效，常被作为消毒液使用。因为溶于水和油，能很好地去除油污，所以作为清洁用品很受欢迎。酒精分为消毒酒精和医用酒精。消毒酒精其浓度为80%左右时杀菌、消毒效果最好，用于清洁最适合。而医用酒精浓度高，消毒效果更好。

酒精的主要功能

首先，因为有溶于油脂的性质，所以能去除黏糊糊的油污，炉灶和换气扇上的油污也能很轻易地去除。其次，可以作为调料器具和餐具的消毒剂，因为是速干性的，可以用喷雾或者抹布擦拭，用起来很方便。另外，还有预防水池边真菌滋生的作用。

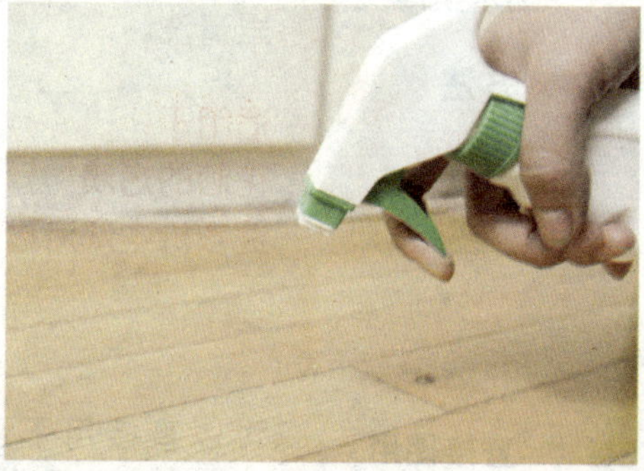

Tips

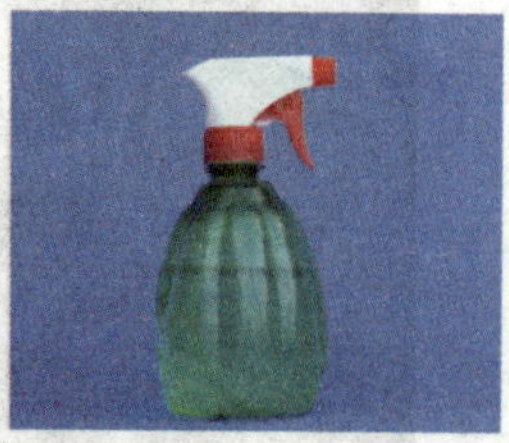

适合存放的容器

日常用的小喷壶使用起来很方便，也很普遍，在厨房或水池周围事先准备是有必要的。

用遮光的玻璃瓶保存的效果更好，特别是和精油混合的时候，建议使用遮光的瓶子。

能去除的污渍种类

厨房里的污渍

用于冰箱、切菜板消毒

擦拭冰箱或者给切菜板消毒等直接接触食物的地方，都可放心地使用。

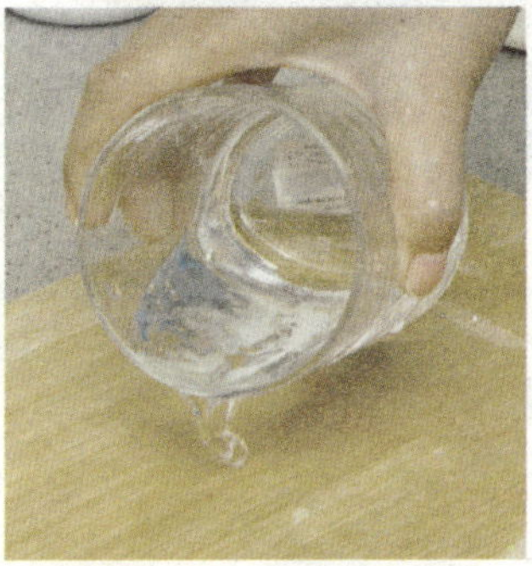

浴室里的污渍

预防浴室真菌的滋生

有预防真菌的效果，清洁后可在洗面池上面的柜子或者浴缸边上喷些酒精。

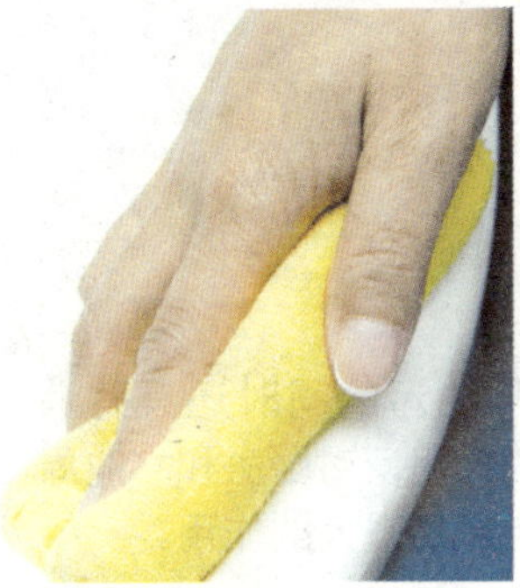

客厅里的污渍

防止鞋柜里真菌滋生

定期清洁后用喷雾器喷洒酒精有防止鞋柜中真菌滋生的功效。

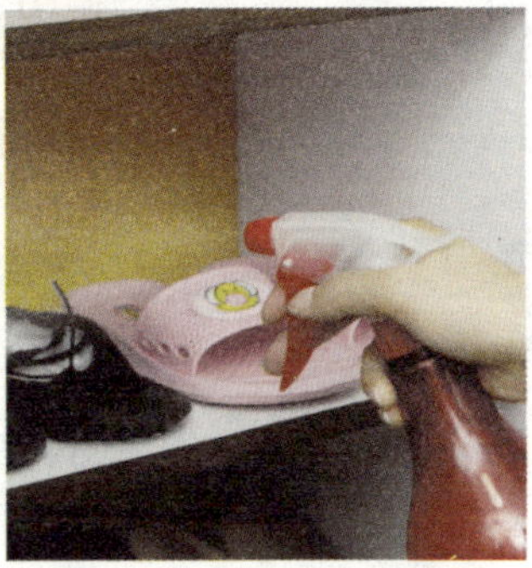

Tips 厨房瓷砖接缝处巧清洗

厨房的瓷砖接缝处一般是厨房卫生死角，长时间不打扫的话，瓷砖的接缝处会出现绿色的霉点，用一把旧牙刷和少量的酒精，就可以轻松去除霉斑。至于那些难以除去的霉斑，还可以先用肥皂水洗刷，再用酒精擦拭。

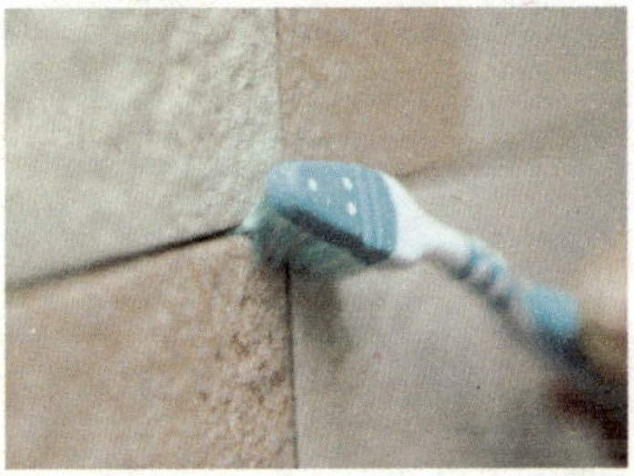

酒精的清洁要领

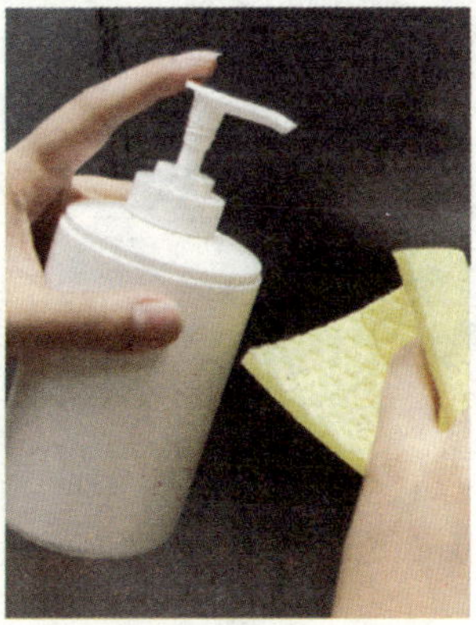

用酒精清洁，推荐用小喷壶喷洒或者用清洁布擦拭。使用小喷壶的时候应事先准备好小喷壶。用酒精消毒的时候，注意盛装酒精的容器一定要保持干净。将酒精和精油混合，不仅能散发出香味，还具有除菌的效果。

使用酒精的注意事项

- 因为是易燃品，在厨房使用的时候要注意。
- 能腐蚀漆器制品，所以不能用在漆制品用具上。
- 容易使皮制品或者线制品变色。
- 不要和盐类洗涤剂混合，以免产生有毒的气体。
- 因为具有挥发性，应密封保存。

酒精的两种使用方法

喷雾

方法 1

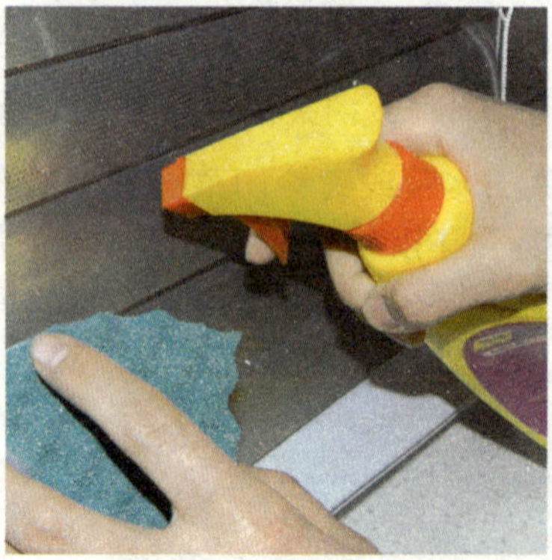

酒精用于家中的消毒和除菌。因为具有防止霉变的作用，所以清洁后直接喷洒就可以，和精油混合后不但能提高除菌效率，还能让人感觉很舒服。

适用于：
浴室的墙壁
厨房器具
衣柜

擦拭

方法 2

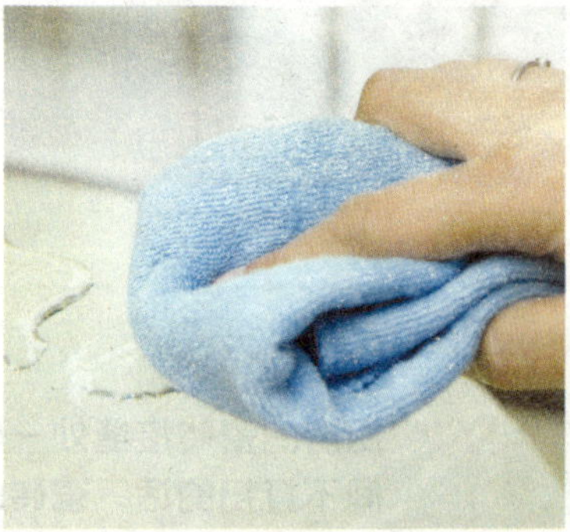

去除手渍和油污的同时还具有消毒、杀菌的作用，对厨房和水池周围的清洁能起到很大的作用。

适用于：
冰箱
橱柜
洗手间的地板和坐便器等

Tips

消除房间异味的两个方法

在家里常会出现酸性、碱性之类的异味，根据它们的性质来处理，可以提高除味效率。

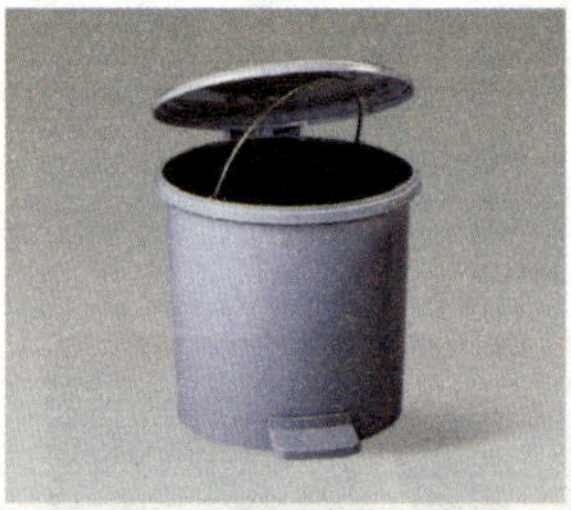

酸性味道

例如垃圾的味道、腐烂的味道都是酸性味道，因此在垃圾箱底部放置碱性的小苏打，中和一下可以除臭。

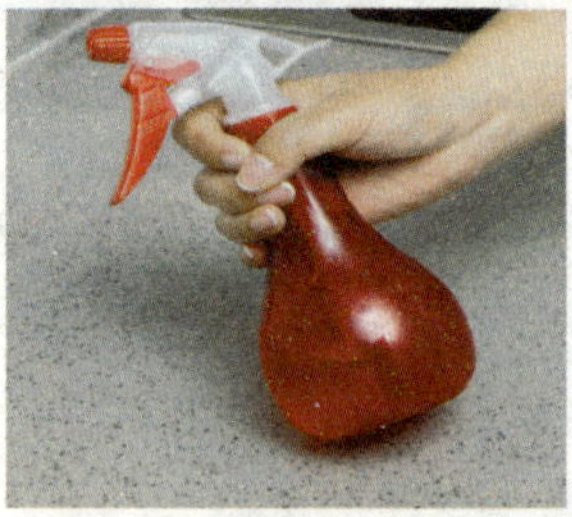

碱性味道

鱼的腥味和蛋的腥味可以用醋喷洒，很有效果。

安全好用的七种无毒清洁用品之六

无毒净白剂

能去除的污渍种类：
★真菌★斑点★黑渍等

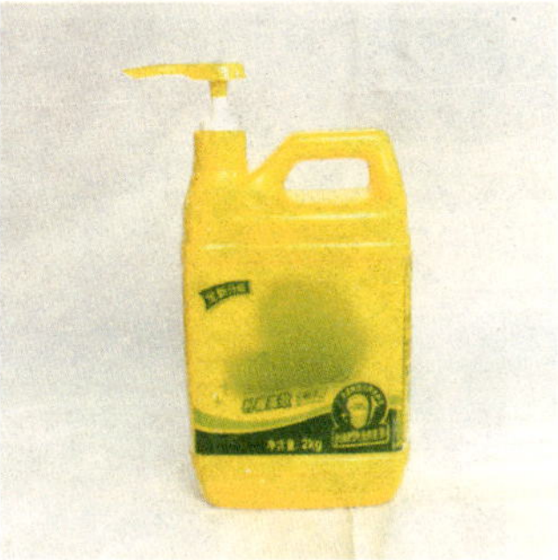

厨具洗涤剂

无香料、染色剂等添加物，即使是皮肤敏感的人也可以放心使用。

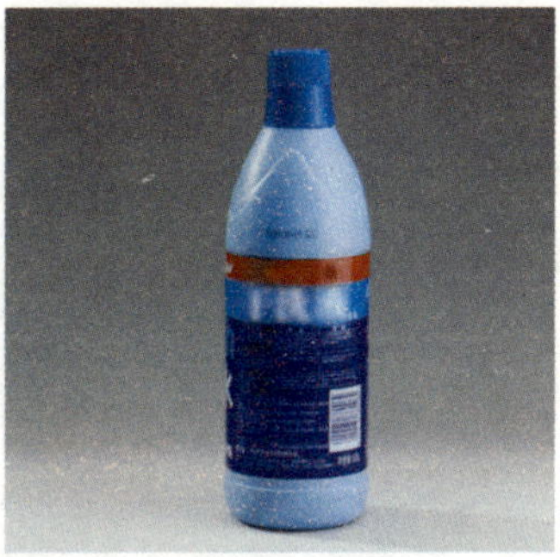

衣物洗涤剂

能起很细的泡沫，很舒服。简单的外形包装，用起来很方便。

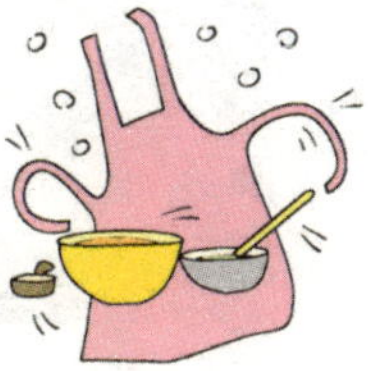

无毒净白剂的优点

以天然植物或无毒原料制成的表面活性剂，不添加石化有害成分，能快速灭菌抑菌，低泡易清洗，无残留。温和配方，亲近肌肤不伤手。

无毒净白剂的使用范围

无毒净白剂对杂菌、真菌易生的水池和厨房特别有效，对果蔬、清洁布的除菌效果不错。

另外浴室排水处和洗衣机的洗涤槽中，以及其他手碰不到的地方，无毒净白剂也能发挥作用。

能去除的污渍种类

厨房里的污渍

洗涤餐具、清洁厨房家电

能对餐具及清洁布等各种各样的用具进行漂白。用清洁布蘸取无毒净白剂还可去除厨房家电的污渍。

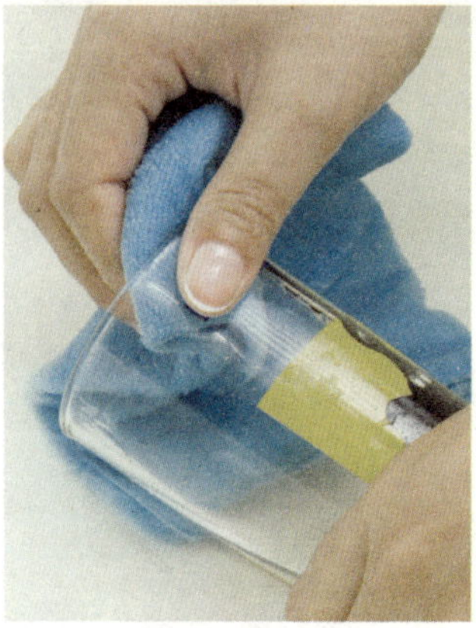

水池里的污渍

清除水池落水头的黑渍

液体肥皂和洗涤剂混合成膏状使用能很容易去除黑渍，也可以用牙刷蘸着清洗。

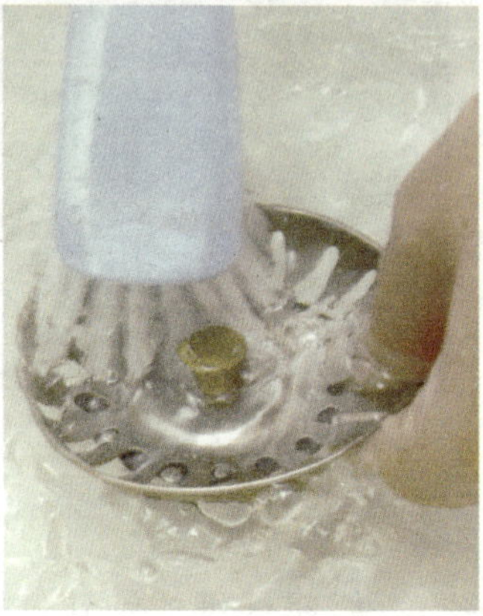

客厅里的污渍

清洗地毯上的污渍

能清除沾有酱油和咖啡污渍的毛毯、地板等。

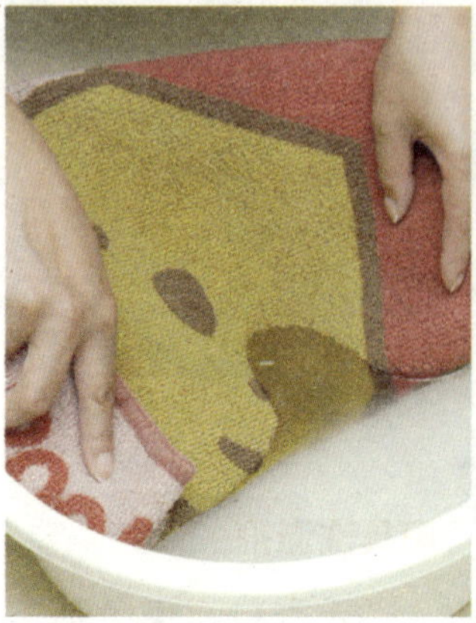

无毒净白剂的清洁要领

无毒净白剂能溶于水，分解成碳酸钠和过碳酸钠，根据化学反应能漂白污渍，因此最基本的使用方法是溶水后变成洗涤溶剂，用清洁布擦拭。另外可以把液体肥皂作为辅助原料，混合后使用清洁效果更好。

	仅是过碳酸钠成分的制品	包含合成表面活性剂
品名	无毒净白剂	厨房用洗涤剂
成分	过碳酸钠	过碳酸钠、表面活性剂
酸碱性	弱碱性	弱碱性

使用无毒净白剂的注意事项

- 放置的时候不要密封。
- 洗涤剂不小心沾到皮肤上的时候要马上用水冲洗，使用时最好戴上橡胶手套。
- 不要对不锈钢以外的金属制品以及漆器使用。
- 不要使用热水。
- 因为遇水分解会失去作用，注意防潮。

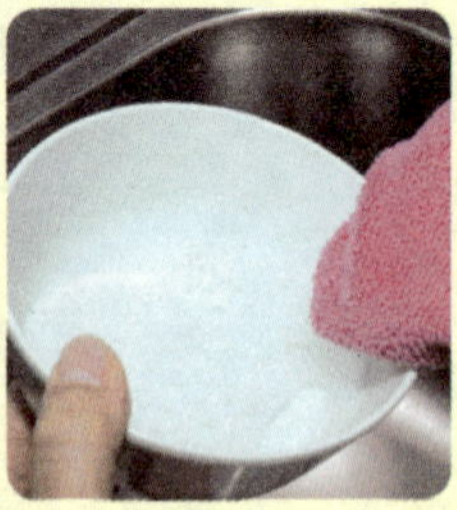

无毒净白剂的三种使用方法

擦拭

方法 1

用清洁布蘸取溶于水的无毒净白剂溶液擦拭，不光能去除污渍，还能除菌、消臭。

适用于：
冰箱除菌
厨房的家电

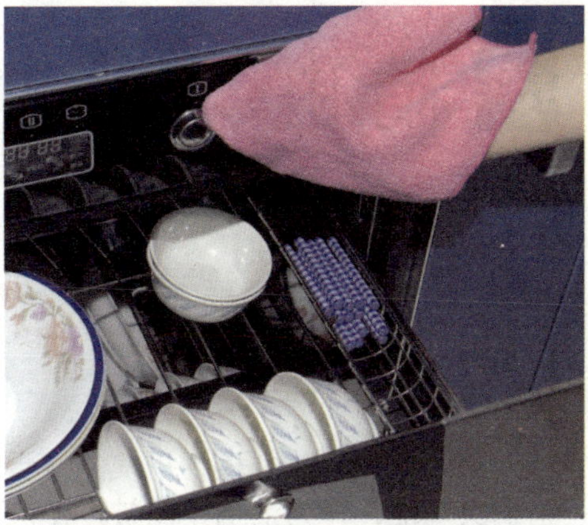

把它做成膏状使用

方法 2

取适量的无毒净白剂和液体肥皂混合成膏状，适合去除黏糊糊的污渍，用牙刷蘸着刷效果更好。

适用于：
去除黑渍
厨房周围黏糊糊的油污

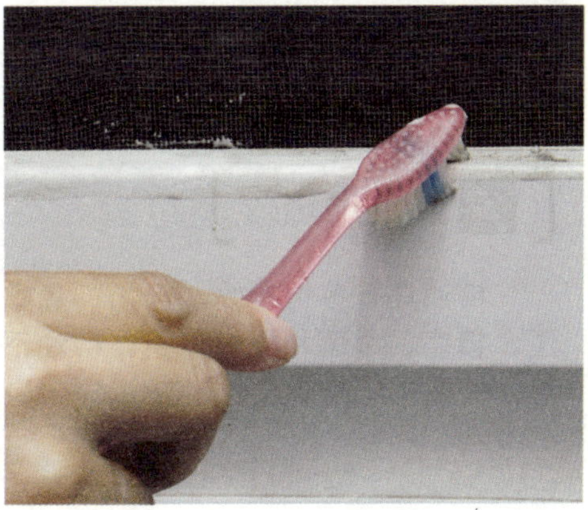

直接使用

方法 3

无毒净白剂能有效去除汤渍、肥皂渍等。

适用于：
浴池排水口
洗衣机的洗涤槽

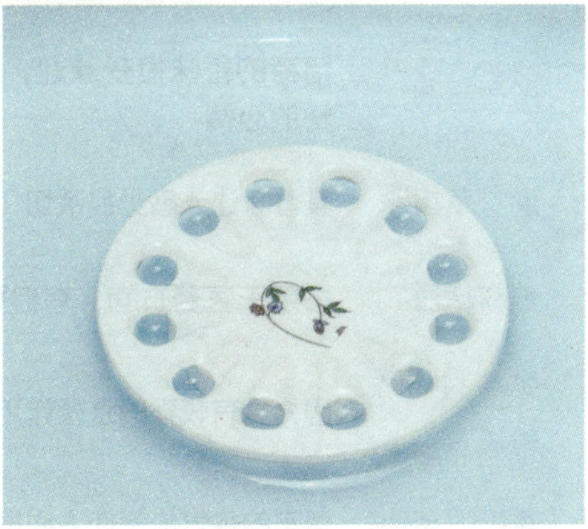

安全好用的七种无毒清洁用品之七

精油

能去除的污渍种类：
★真菌★异味★驱虫

精油的性质

精油聚集了芳香植物挥发的芳香物质，具有除菌消臭功能，作为清洁用品被广泛应用着。因为是从植物的叶、花、果皮和树脂中提取的纯天然的物质，所以可以放心使用。精油的种类丰富，即使最常见的也有50种以上。清洁时，可根据自己的喜好选择。

精油的功效

精油具有多种功效。例如：薰衣草精油具有减压、镇痛、杀菌和驱虫作用。精油不光具有清洁作用，其香味还能使人身心愉悦，减缓压力。

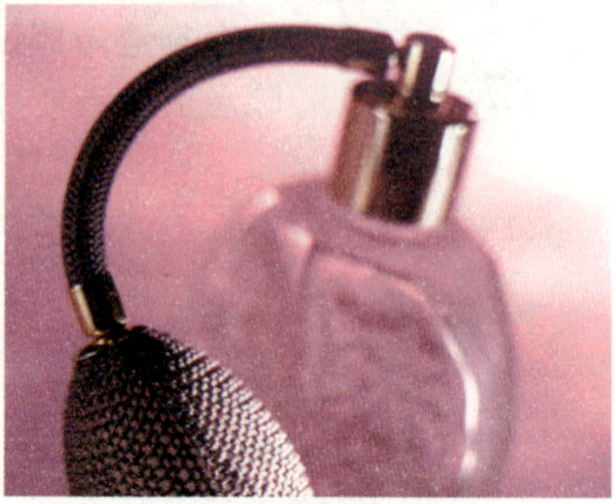

薄荷油

在药房就能买到薄荷油，而且价钱便宜。

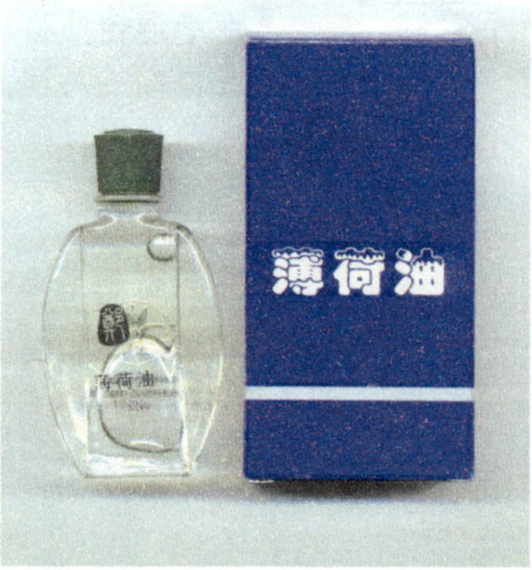

薄荷精油	薄荷的香味很受欢迎，不但具有除菌、消臭驱虫的效果，还能让人保持愉快的心情
薰衣草精油	其香味让人感觉很亲切，是生活中所需的万能精油，具有高效杀菌驱虫的效果
茉莉精油	多用于医药方面，有很强的消毒杀菌作用，有清香的味道
尤加利树香精油	因为具有较强的杀菌作用，可以广泛地运用于清洁中
香橙味精油	清爽的香气能够使人心情愉悦，而且具有优良的杀菌效果和驱虫效果

能去除的污渍和异味种类

厨房里的污渍

能清除厨房地板和墙壁的污渍

在水中加入2~3滴精油。用清洁布擦拭，能有效清除厨房地板和墙壁上的污渍。

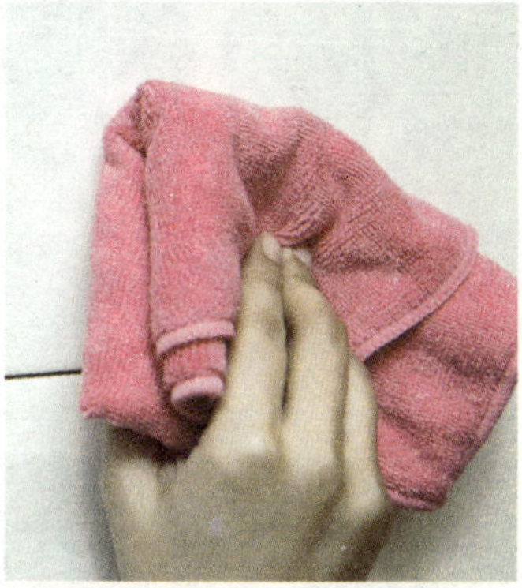

卫生间里的异味

具有除臭功效

用小喷壶在卫生间内周围喷洒适当的精油，就不用担心洗手间有异味了。

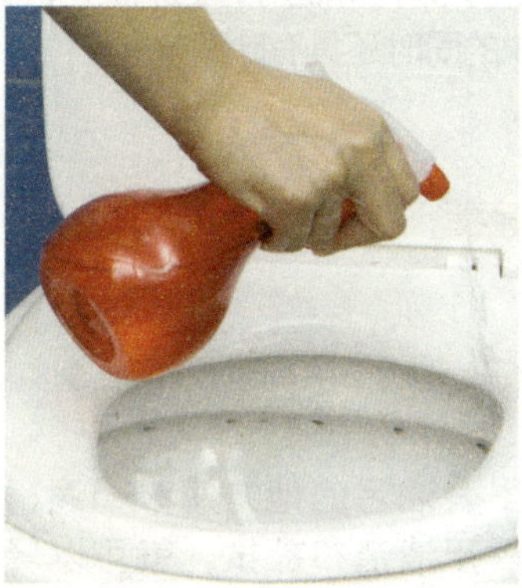

客厅里的异味

给客厅消臭

用有精油的小喷壶在客厅里喷洒，可以清除客厅内烟味和宠物造成的异味。

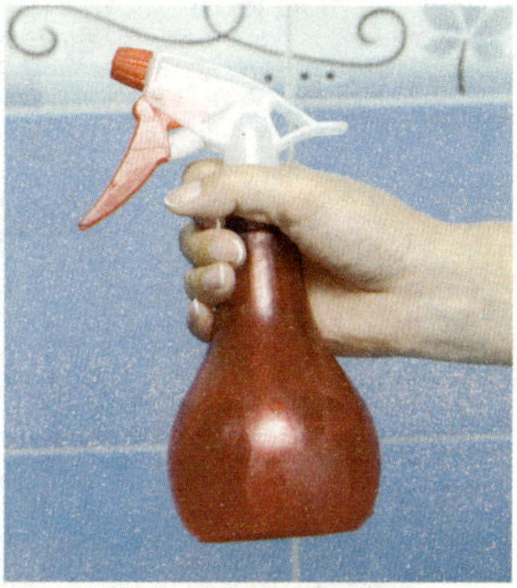

精油的清洁要领

将精油放入小喷壶中喷洒，或者混在水里用清洁布擦拭，还可以配合小苏打和醋一起使用，效果都很不错。但是由于精油的副作用很强，原液最好不要直接接触肌肤。橙子、柠檬系列的精油，有光感作用，即使是浓度很低的精油接触到肌肤也能吸收紫外线，使肌肤变得红肿，请小心使用。

使用精油的注意事项

- 应放在遮光性好、通风良好的地方。
- 因为挥发性高，遇到空气会发生变化，使用后尽量封闭好。
- 容易引起火灾，请远离火源。

精油的四种使用方法

用喷雾器

方法 1

使用小喷壶喷洒精油可以有效除臭、驱虫。

适用于：
洗手间的除菌、消臭
消除室内异味
驱除蚊子、苍蝇等

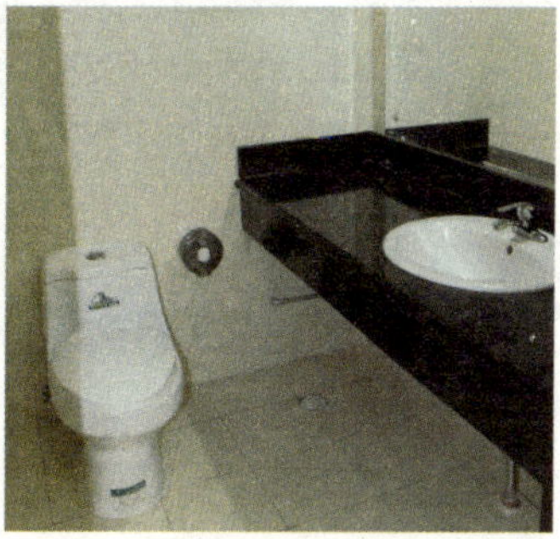

直接使用

方法 2

在有异味的地方滴2～3滴精油，可以除臭。

适用于：
空调的过滤器
吸尘器的过滤器

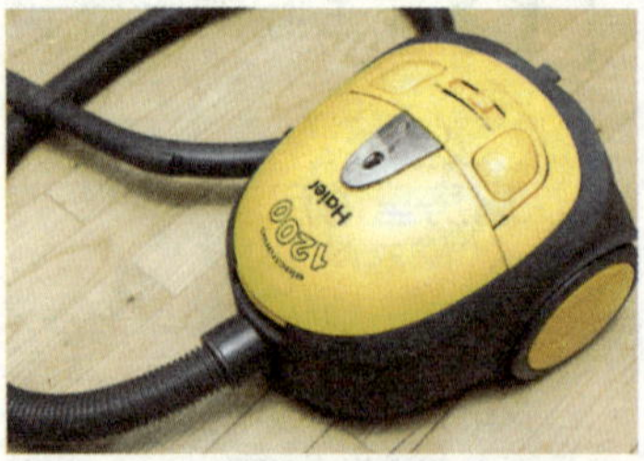

混合后使用

方法 3

将精油、小苏打和醋水混合后使用，散发香味的同时还具有除菌效果。

适用于：
室内的除菌、消臭

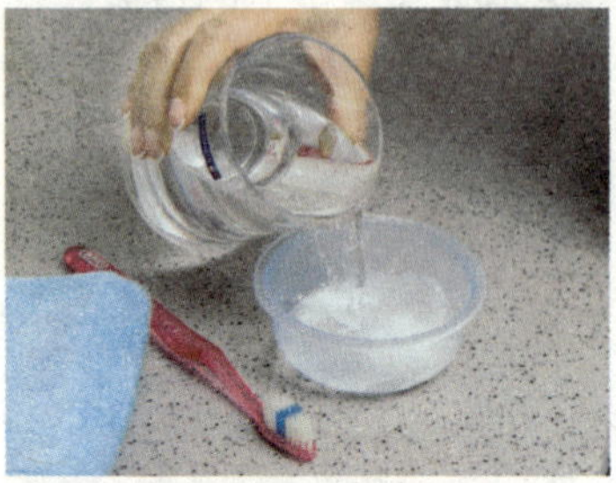

擦拭

方法 4

在厨房里有油污的地方滴2～3滴精油，然后用清洁布擦拭，就可以轻松去除污渍和异味。

适用于：
厨房的地板和墙壁
洗面池的地板和墙壁

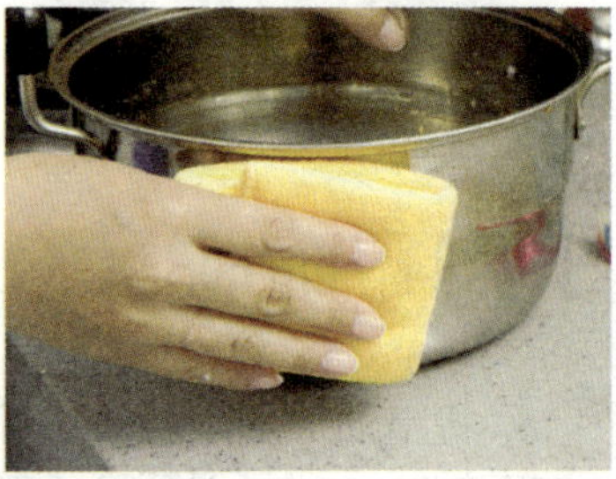

冰箱异味清除四妙招

- 方法1：用蘸过啤酒的湿布擦拭冰箱内部，异味会消失得无影无踪。
- 方法2：冰箱内部清洁后，用泡过的茶叶或1块柠檬放在冰箱内部，半小时就能达到效果。
- 方法3：吃完橘子后，将橘子皮洗干净晾干放入冰箱里，几天后打开冰箱，会清香扑鼻。
- 方法4：将小苏打和精油装入瓶内，放入冰箱，24小时后，便能去除冰箱的异味。

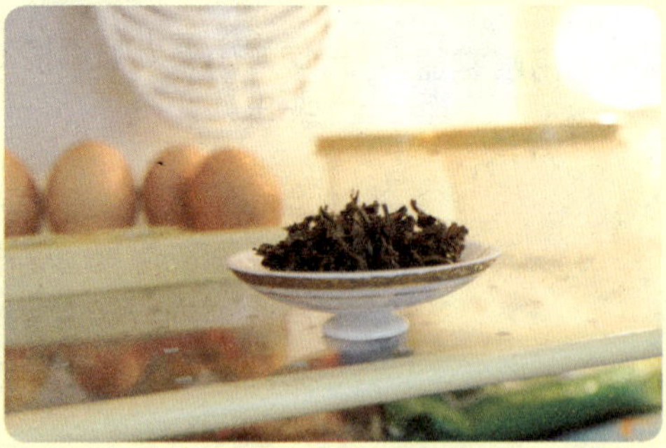

清洁工具的分类和使用方法

用上面介绍的七种清洁用品再加上下面介绍的这些清洁工具，保证会让你家里的每个角落都干干净净。

除尘工具

能吸走灰尘等垃圾

吸尘器

可以在客厅、阳台等地方使用，用来清除缝隙间、角落里的灰尘，能够快速提高清洁效率。

吸尘器的使用要领

1. 将吸尘器的管嘴紧贴着地板，慢慢移动。
2. 重点清洁房间角落、床边、桌脚附近的灰尘。
3. 垃圾装满后，将垃圾拉出来倒掉就可以，非常方便。

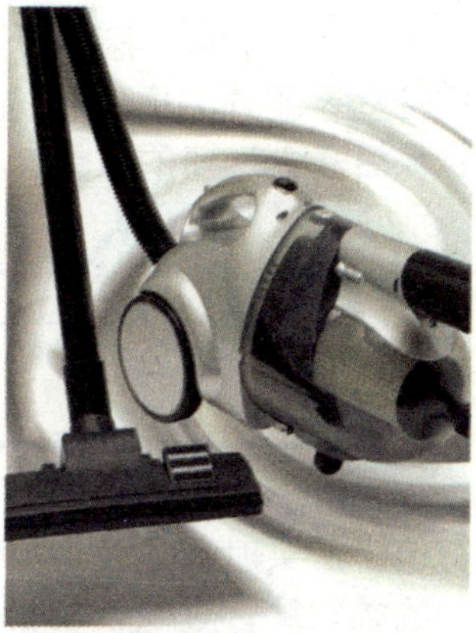

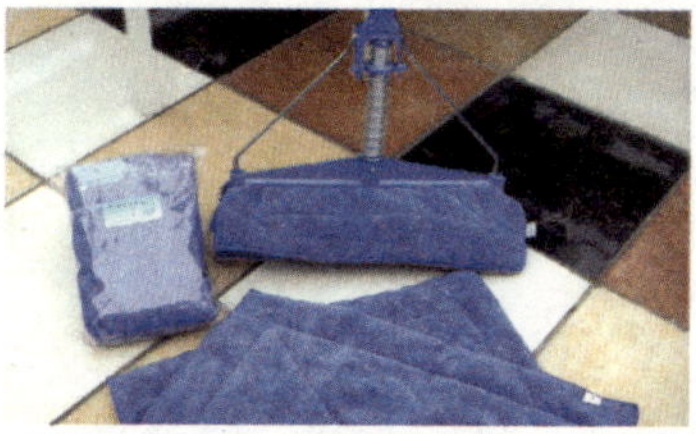

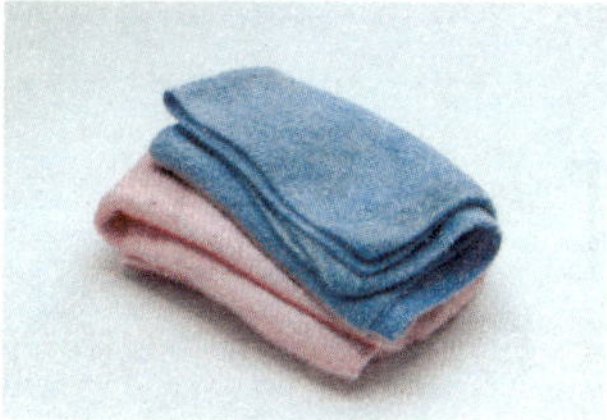

擦拭工具

用于擦拭油污等

旧布

可以将一些旧衣服改成20厘米左右方形的碎布，用来擦拭家具门窗上的灰尘。

拖布

用于擦拭地板、墙、天花板等地方，湿拖布和干拖布交替使用效果更好。

抹布

抹布应该事先准备几块，不用特意制作，用旧毛巾就可以了。

桶

用于盛水清洗抹布等擦拭用品，最好放在水龙头旁边，这样使用起来才更加方便。

卷纸

看见哪脏了用纸擦拭是很方便的。

滚刷

多用于擦拭窗户，还可以擦拭浴室墙壁上的水汽。

刷洗工具

根据使用地方不同，刷洗用品的类型和材质也是不同的

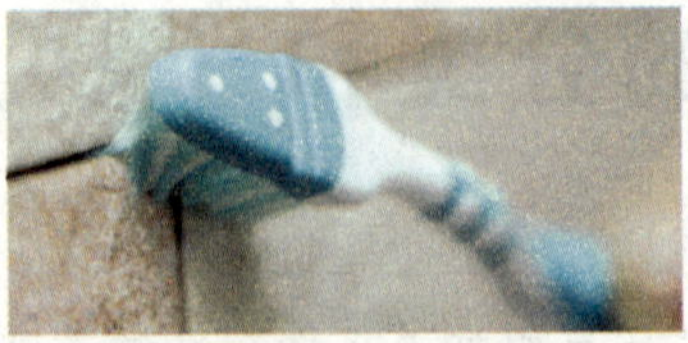

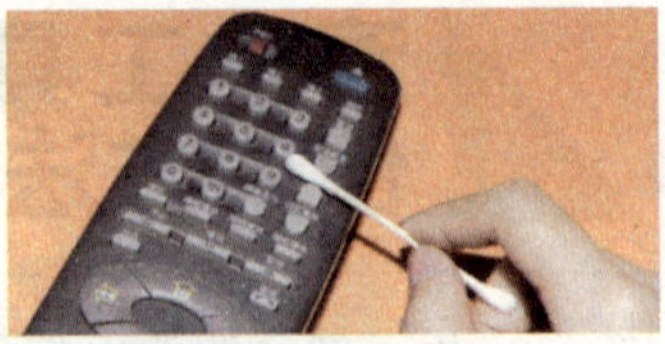

海绵

可以应用于厨房、浴室等地方，蘸上肥皂水后，去污渍的效果特别好。

旧牙刷

清洁瓷砖缝等细小的地方很方便，用牙刷顶端细毛刷，污渍很容易脱落。

棉签

擦拭遥控器等小物的细小部分很方便，还可用于清除地板缝里的污垢。

浴刷

用于刷洗浴室地板等，购买时要注意浴刷的柔软度，过硬会划伤地板。

厕刷

厕刷有很多毛，是比海绵还软的刷子，主要用来清洁坐便器。

方便筷子

可以卷起抹布使用，对清洗窄口容器里的污垢很有用。

扫、掸工具

要选择灰尘不易飞散的材质

撮子、扫帚

因为吸尘器不是万能的，所以要在室内和室外都准备撮子、笤帚。

地板刷

用来清洁客厅或卧室地板。刷子过硬会划伤地板，所以要选择软硬度合适的。

掸子

为了不让灰尘乱飞散，静电除尘掸子在清洁时有很大的作用。

小型撮子

使用小型撮子，清扫地板时很方便，由于体积小还便于存放。

其他工具

平时可以作为扫除用品的一些东西

报纸

对于擦拭鞋盒上的灰尘，还有窗户上的灰尘，效果不错。

橡胶手套

为了保护皮肤，清洁时应该带上橡胶手套，尤其清洁顽固污渍时，最好带上橡胶手套。

保鲜膜

适合清除厨房的油污，用保鲜膜和湿布效果会更好。

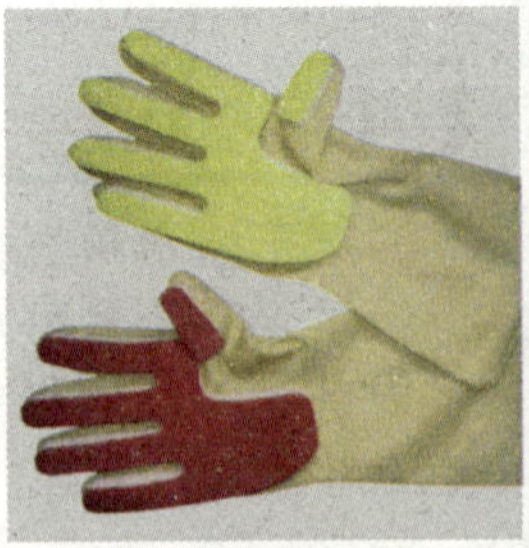

了解清洁的三个阶段

灰尘随时都会沉积，所以要养成经常清洁的好习惯，用最短的时间每天进行顺手清洁，在这里介绍清洁的三个阶段。

Step 1
顺手清洁

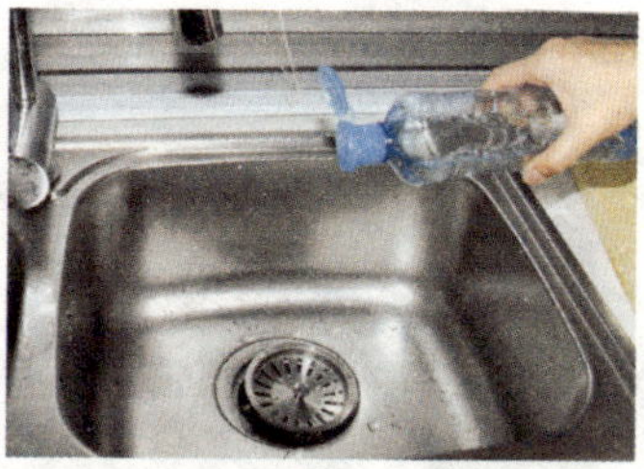

厨房、洗手间、浴室等是平时经常活动的地方，也是容易受污染的地方，应该养成顺手清洁的习惯，这样在日后的打扫中会很轻松。

Step 2
经常清洁

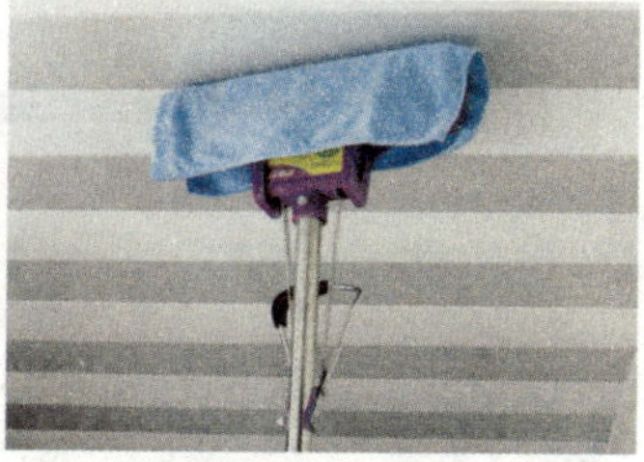

客厅或卧室的墙壁、天花板、家用电器等必须每天清洁，这样经常清洁就不容易脏了。

Step 3
重点清洁

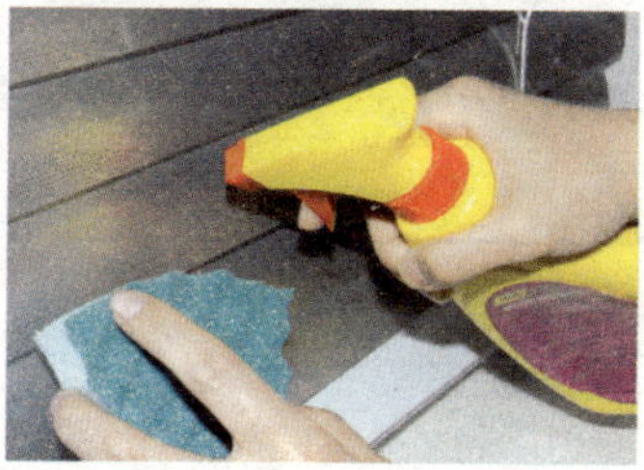

根据房间里的污渍种类和季节的不同，处理方法也不相同，平时不常清洁的地方一定要重点清洁。这样房间才会始终保持整洁干净。

养成顺手清洁的习惯

每天养成顺手清洁的习惯，家事就会很轻松容易。例如在洗澡时，顺手用小苏打、肥皂水之类的清洁剂顺带收拾一下浴缸，浴缸会始终保持干净。

经常清洁配合重点清洁

经常清洁和重点清洁根据污染地点和程度不同而不同，按阶段清洁可大大减少一次性清洁的麻烦，第二章开始会为您详细介绍如何清洁自己的家。

了解污渍的种类

想提高清洁效率，了解污渍性质是很重要的，应该彻底分析家里污渍的种类，用最有效的方法处理这些污渍。

分析污渍的种类

家里的污渍有很多种类，例如：厨房油烟机中的油污，浴室和洗手间的水渍、水锈、真菌，客厅、卧室沉积的灰尘等。清洁之前首先要确定污渍的类型，这一点是很重要的。了解了污渍的种类，选择相应的清洁方法，这样会提高清洁效率。此外，还要选择恰当的工具，分清哪种地方应该使用哪种工具。

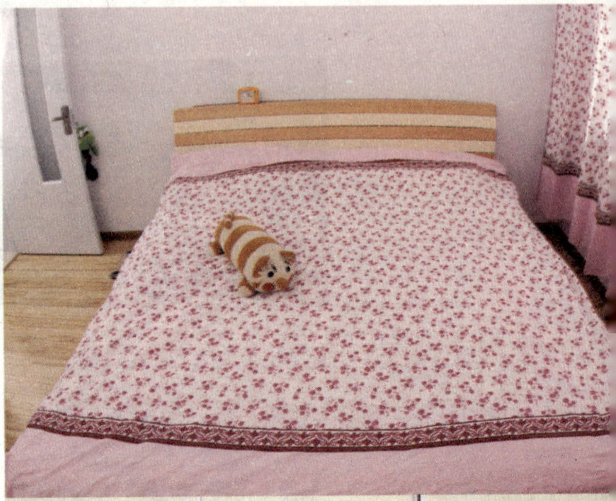

家中各处常见污渍

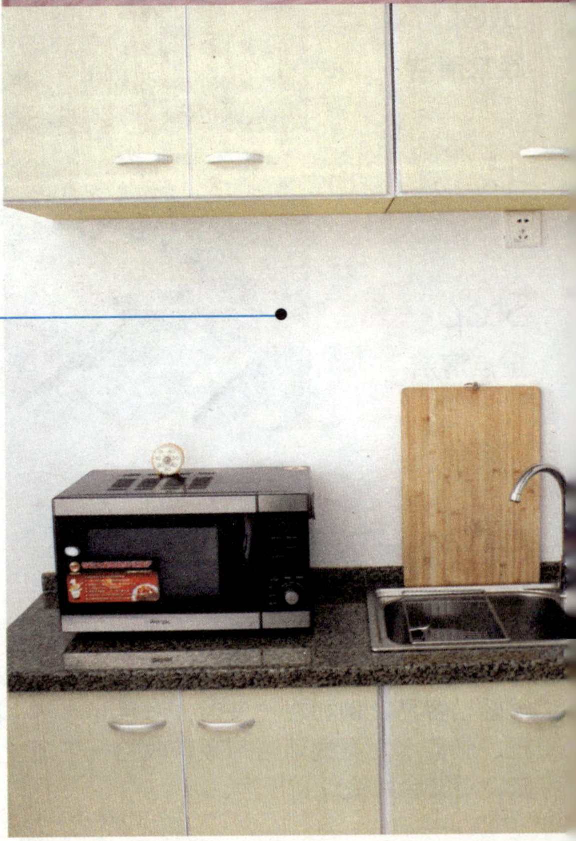

厨房

油污、灰尘、食品霉变、水锈、真菌等

做饭时油渍很容易沉积在厨房的各种器具上，水锈、真菌也是厨房常见的污渍。

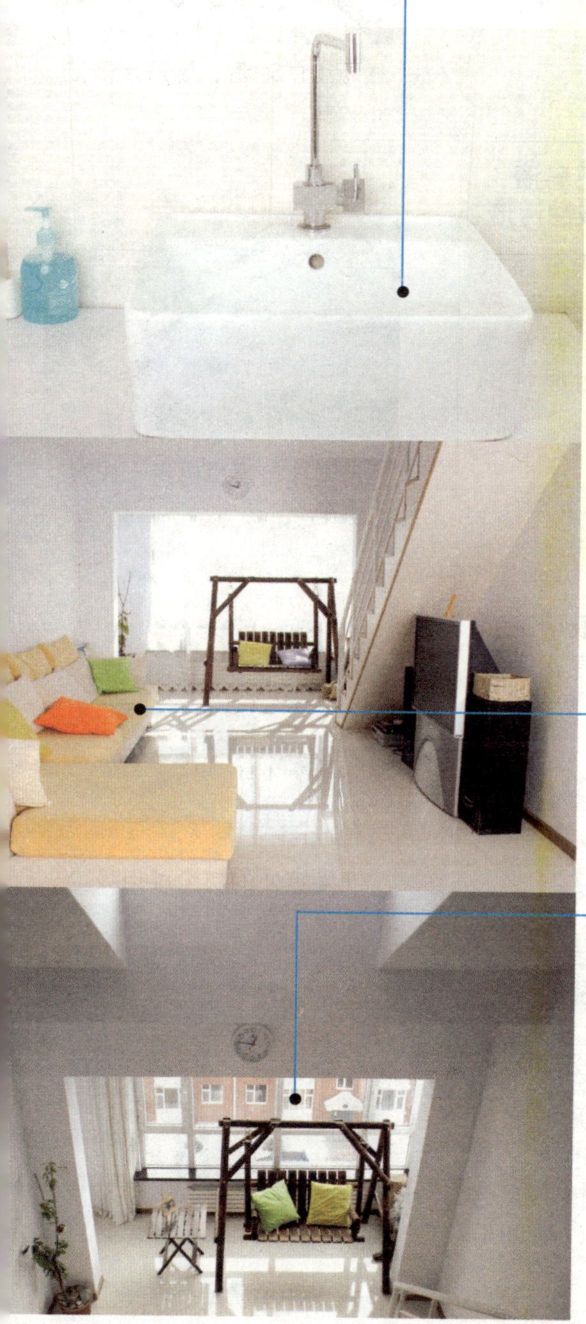

水池周围（浴室、洗手间）

肥皂渍、水锈、真菌、灰尘、排泄物等污渍

因为每天都在使用，所以很容易产生污渍。

客厅、卧室

灰尘、头发、头皮屑等

客厅、卧室是人们经常活动的地方，灰尘和头发很容易造成污渍堆积。

阳台

泥沙、灰尘、指纹、落叶等

开窗时，阳台直接接触外界空气，很容易堆积灰尘，另外玻璃也很容易附着泥沙，所以最好定期清洁。

污渍的两种分类

分解后才能清除的污渍

油污、汤渍等酸性污渍

用湿清洁布擦拭之后用干清洁布擦拭，再用碱性的小苏打和肥皂水中和。

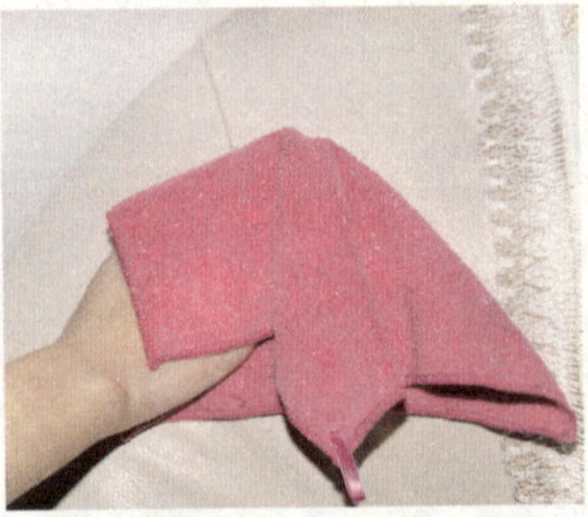

橱柜上的油污、汤渍用清洁布擦拭

水锈、肥皂渍、烟灰等碱性污渍

先用湿抹布擦拭再用干抹布擦拭。如果污渍难处理可用酸性的醋来中和。

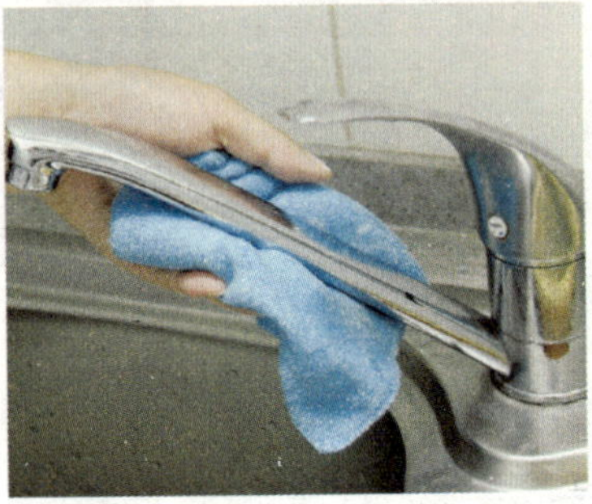

用湿抹布擦后再用干抹布擦干

可以直接去除的污渍

灰尘

房间里很明显的灰尘，直接用吸尘器、撢子清除即可。

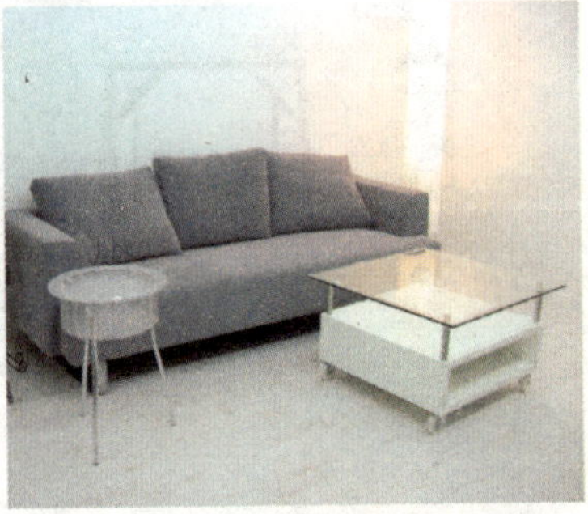

沙发等处的灰尘可用吸尘器吸干净

真菌、杂菌

多为黑色或黄色，存在于很明显的地方或者看不见的地方。可使用酒精、无毒净白剂、精油等去除。

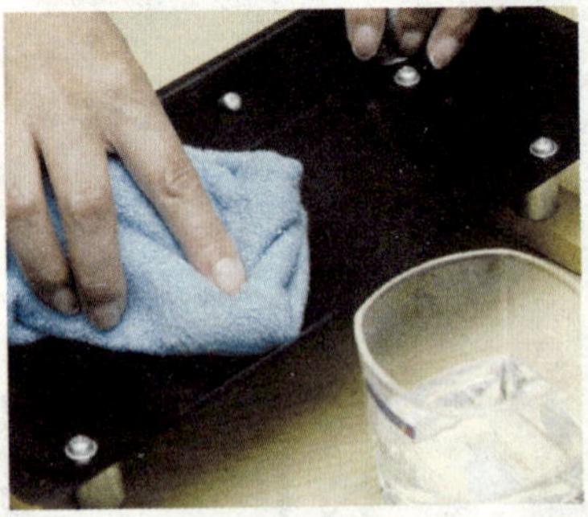

用酒精消除杂菌

Part 2

浴室的无毒清洁

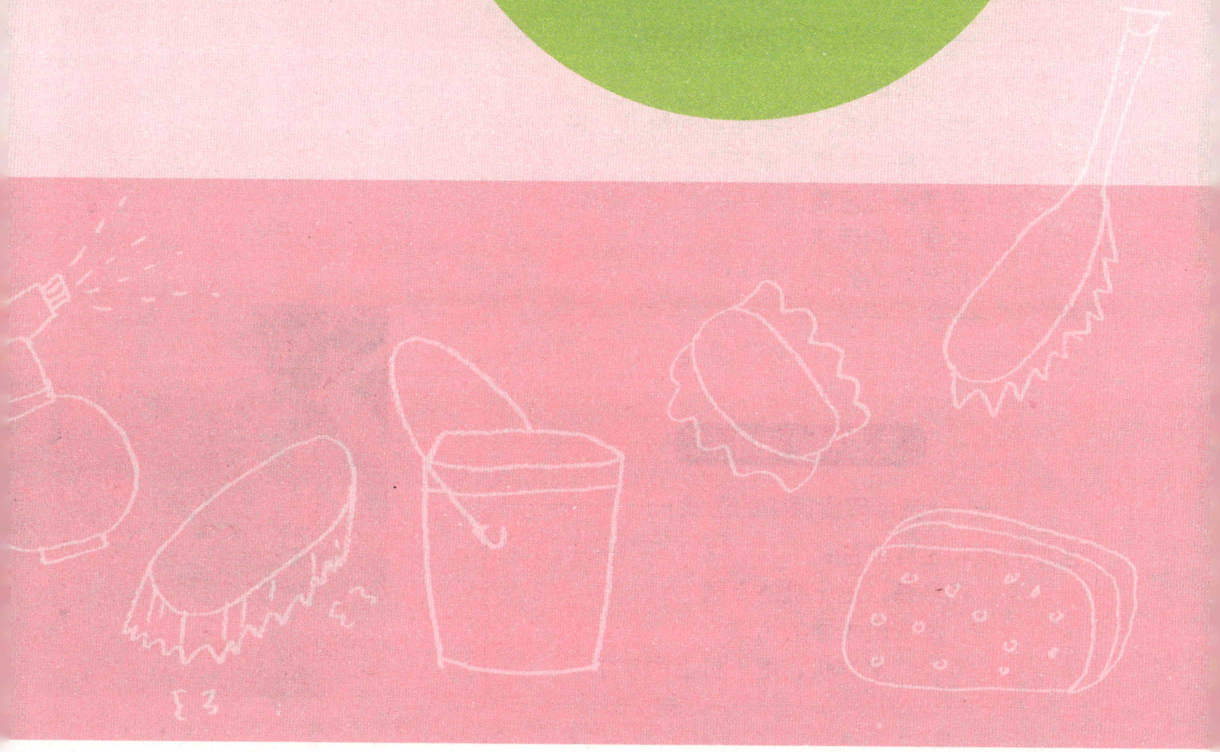

浴室清洁的基本事项

浴室每天都要使用，因为有潮气，所以容易堆积污渍。种类有水锈、肥皂渍和真菌等很多种，所以要养成经常清洁的好习惯。

主要污渍和出现部位

水锈、肥皂渍、真菌等溶于水的污渍

浴室产生的水锈和肥皂渍都是水溶性污渍。水溶性污渍能被水溶解，但是一旦变干，就很难清除。所以一旦发现污渍就马上清除，养成顺手清洁的习惯，就免除了清洁的麻烦。

水池周围残留着肥皂渍，是容易产生真菌的地方，所以要仔细地清洗，沐浴后换气通风，也可以防真菌。

坐便器

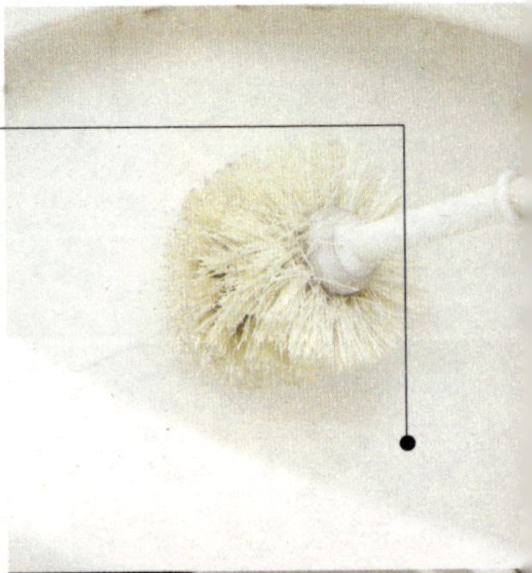

排泄物的污渍和水锈等

主要污渍和出现部位：

★黑渍：地板、墙壁、坐便器里的黑渍、冲水桶的黑渍
★黄斑：冲水桶的黄斑、黑渍
★细菌：坐便器的污渍
★手渍：坐便盖的污渍
★味道：排泄物的异味

洗衣机、甩干机

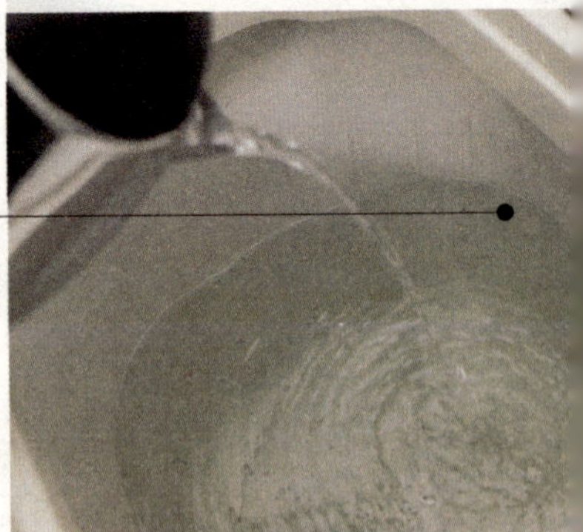

洗涤槽缝隙中的污渍

主要污渍和出现部位：

★真菌：洗涤槽、甩干机的真菌
★肥皂渍：洗衣机表面的污渍
★灰尘、手渍：洗衣机、甩干机上的灰尘

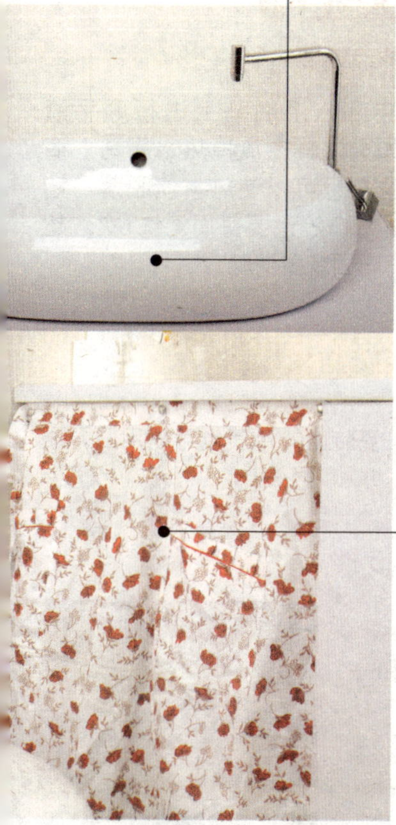

洗面池

容易堆积肥皂渍、水渍

主要污渍和出现部位：

★水锈、灰尘：洗面池、橱柜、牙刷架、镜子的污渍

★肥皂渍：洗面池、排水口的污渍

★真菌：墙壁、地板、水槽柜的黑渍

★热水渍：排水口的异味、污渍

★斑点：水龙头附近的污渍

★味道：排水口周围的异味

★灰尘、沙、泥：橱柜和牙刷柜、镜子、地板、墙壁上的污渍

花洒周围

肥皂渍和水锈等污渍再加上真菌

主要污渍和出现部位：

★黑渍、黏液：墙壁、地板、瓷砖、排水口、浴室附属品、防滑垫

★真菌：瓷砖的黑渍、门窗的橡胶圈、浴室附属品的污渍、淋浴防水帷幔

★水锈、灰尘：门窗、镜子的污渍

★肥皂渍：墙壁、地板、排水口、浴室附属品的污渍

★热水渍：浴缸、排水口等污渍

★异味：排水口的异味

★斑点：浴槽中的茶色斑点

[污渍的处理方法]

根据污渍的种类巧用清洁用品

水池周围的清洁，要做到使用后马上进行顺手清洁。将第一章中推荐的七种清洁用品对应污渍的种类有选择性地使用，能提高清洁效率。

例如浴缸的水锈用小苏打和肥皂清除，水龙头周围用醋擦拭，去除真菌用无毒净白剂。

[减少污渍出现的方法]

不要放置过多物品

浴室的架子和洗面池的柜子是放置洗漱用品和化妆品的地方，东西放置应该少些，如果放置过多，会不利于清洁。在水池周围应该增加换气扇，并且经常打开窗户让潮气扩散，真菌就难以产生了。

浴室各部分的具体清洁

浴室是经常使用的地方，所以应该保持清洁。每次使用后应该及时擦拭水滴和污渍，每天进行顺手清洁就能保持浴室清洁。

容易受污染的地方

浴缸、洗面池、马桶是最易污染的地方

浴室的污渍主要是由水锈、肥皂渍和皮屑等混合产生的热水渍和黑渍。热水渍不光在浴缸内产生，还附着在浴缸的外侧和墙壁上。排水口容易堆积热水渍，稍不注意清洁就会产生黏液。

提高清洁效率的要领

进行顺手清洁很重要

在入浴中和入浴后马上进行顺手清洁很重要。如果浴缸在放掉热水后马上清洁，不用清洁剂也可以使热水渍脱落。墙壁、地板和排水口等也要每周清洗1次，趁着污渍还没有牢固就要清除。

推荐用品和使用方法

浴室里要常备清洁布和旧牙刷

热水渍和黑渍可以用清洁布蘸小苏打和无毒净白剂去除，瓷砖上的污渍也可以用旧牙刷蘸无毒净白剂清除。

洗面台

所需时间 5分钟

清除要领：

洗脸、刷牙和洗手后随时清洗

清洁用品：

小苏打　海绵

洗面台因为空间很小，所以顺手清洁也很简单。用清洁布蘸水擦拭，再用干布擦拭，就会呈现出干净的洗面台。

1 准备清洗工具

首先准备一块海绵和一袋小苏打。

2 润湿洗手池

用热水将洗手池润湿。

3 用清水冲净

将小苏打粉末撒在洗手池里，等待5分钟左右用海绵擦洗，再用清水冲净就可以了。

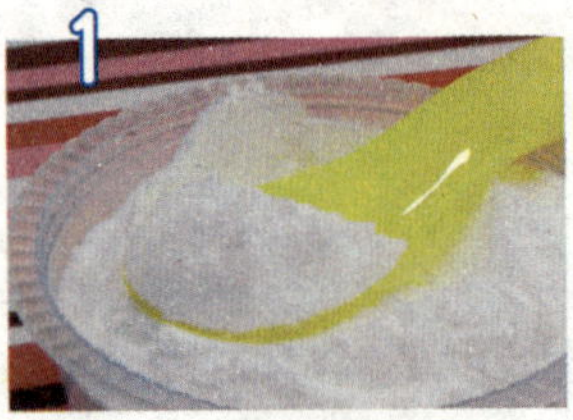
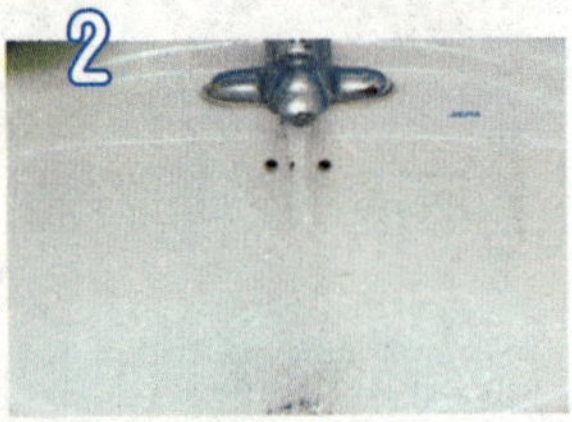
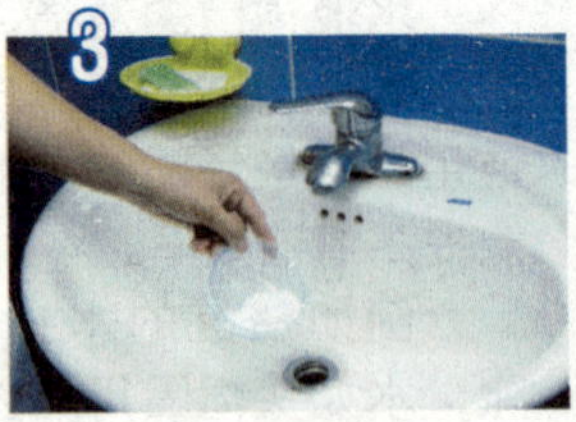

水龙头周围

所需时间 3分钟

清除要领：

巧用清洁布清除细小污渍

清洁用品：

清洁布　抹布　醋水

> **小贴士**
>
> **·细小部分用旧牙刷洗刷·**
>
> 水龙头和洗面台容易产生真菌并且有黑渍。有用清洁布不能清除的污渍，推荐用旧牙刷刷洗。将小苏打兑水成膏状用旧牙刷刷洗，就可以洗除污渍。最后不要忘记擦拭。

水龙头闪闪发亮，洗面台看起来也会很干净。

1 用清洁布擦拭

将清洁布弄湿，擦拭水龙头附近，细小污渍用清洁布套住，然后双手来回擦拭。

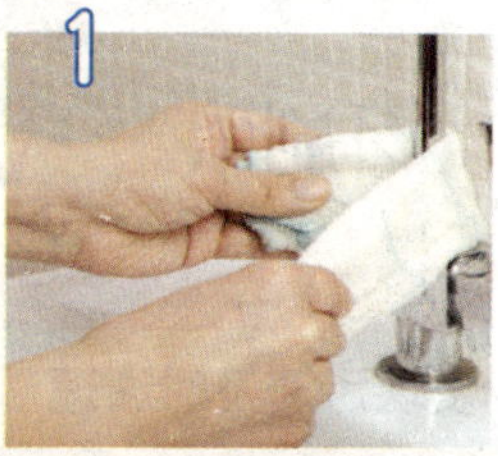

2 用醋水擦拭

擦拭水龙头出水口周围时，先喷洒醋水再用清洁布擦拭就变干净了。

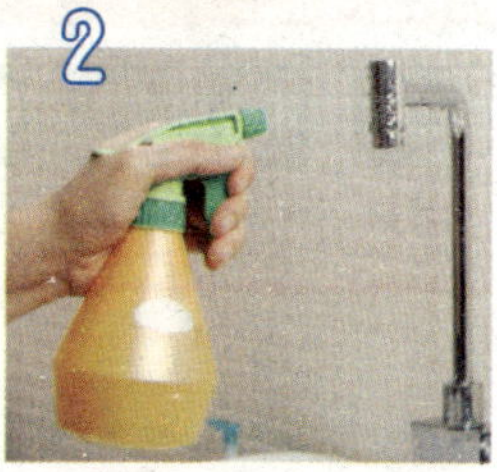

3 用干布擦拭

使用醋水后再用清水擦拭，最后用干清洁布擦拭就会闪闪发光了。注意牙膏污渍一定要马上清除。

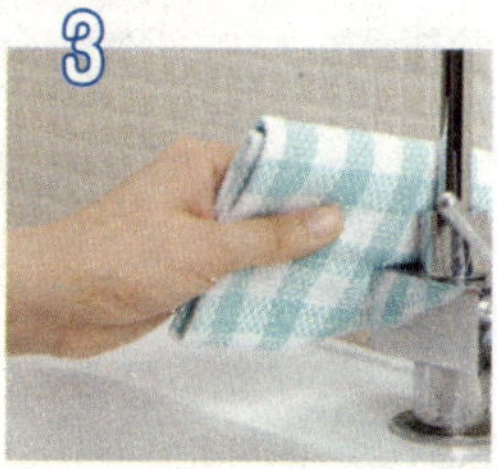

镜子

所需时间 2分钟

清除要领：

洗脸、刷牙和洗手后随时清洁

清洁用品：

清洁布

> **小贴士**
>
> **·对于油膜状的污渍用酒精清洗·**
>
> 化妆品和肥皂等产生的油膜状污渍，用酒精消除很有效果。先用小喷壶喷洒消毒用酒精，然后再擦拭。用旧的长筒袜代替清洁布擦拭镜子也很干净，不妨试用一下。

洗面台的镜子会飞溅上泡沫和水渍等，要养成先用湿清洁布擦拭镜子，再用干布擦拭的习惯。要仔细的擦拭，不要使用玻璃清洁器，以免划伤镜子表面。

1 用湿布擦拭

整体不怎么脏的时候只擦拭飞溅水渍的部分就可以。

2 最后用干布擦拭

没用清洁布蘸水擦拭的部分，直接用干清洁布擦拭即可。

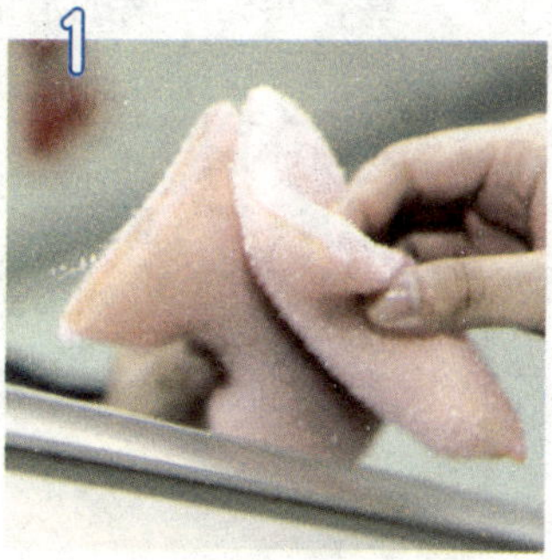

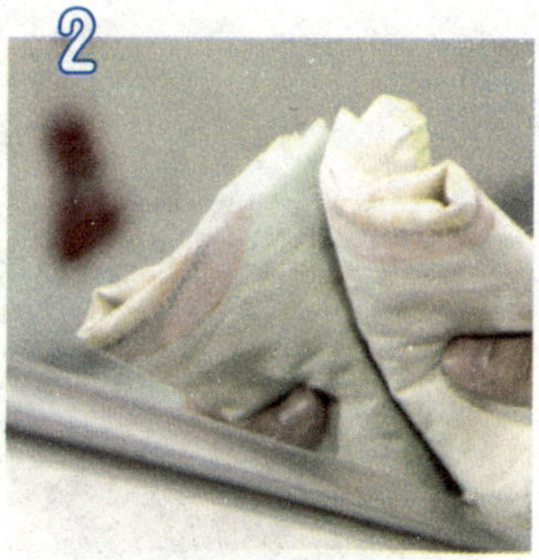

牙刷架

所需时间 5分钟

清洗要领：

发现污渍及时清理

清洁用品：

牙刷　清洁布　纸抽　液体肥皂

1 缝隙里的污渍用牙刷清除

首先取出牙刷架中的牙刷，用旧牙刷蘸水清除牙刷架缝隙里的污垢。

2 用纸抽擦拭

遇到顽固污渍时，用少量的液体肥皂清除，然后再用纸抽擦拭即可。

3 底部用清洁布擦拭

底部用湿清洁布擦拭，让其完全干燥后再将牙刷放入牙刷架中。

1

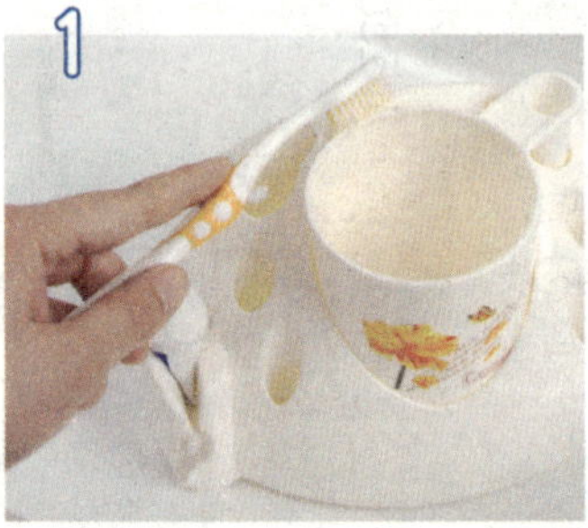

2

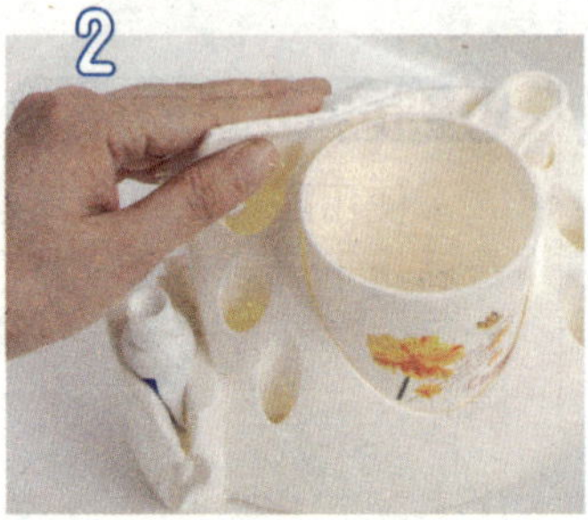

3

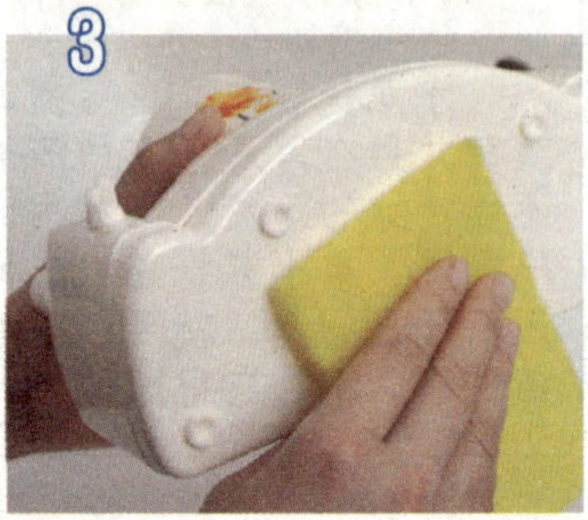

洗衣机排水管

所需时间 15分钟

清洗要领：

有污渍的时候及时清洗

清洁用品：

清洁布　小苏打

1 准备清洁布和铁丝

将清洁布固定在一个细长的铁丝上。

2 清洁布蘸取小苏打溶液

将小苏打粉末溶入1盆水中，用力搅拌，使其充分溶解，用铁丝上的清洁布蘸取小苏打溶液。

3 擦洗排水管

将铁丝穿到洗衣机排水管的另一面，用手抓紧铁丝，用另一端的清洁布不断地擦洗排水管。

1

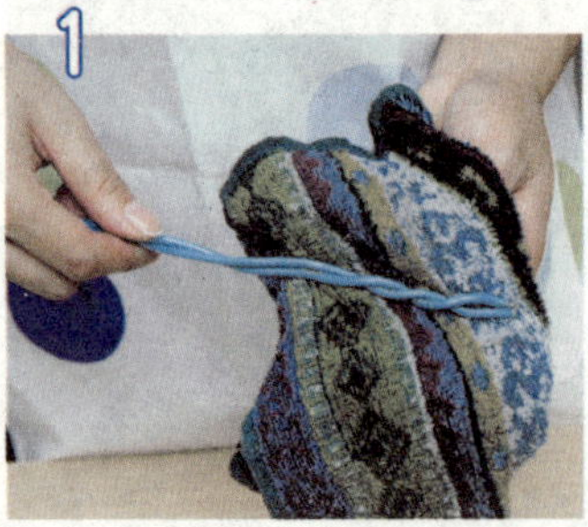

2

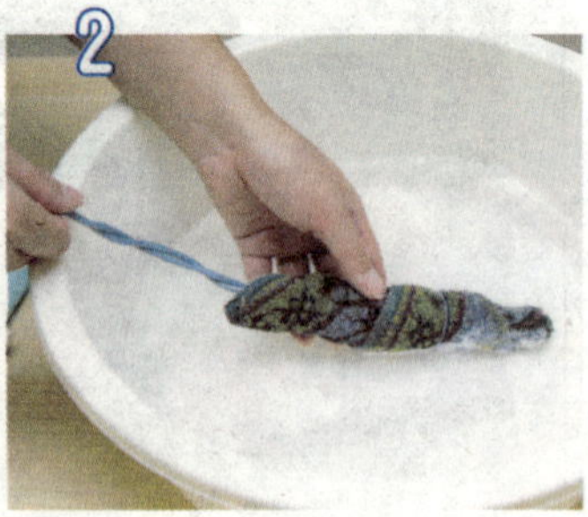

3

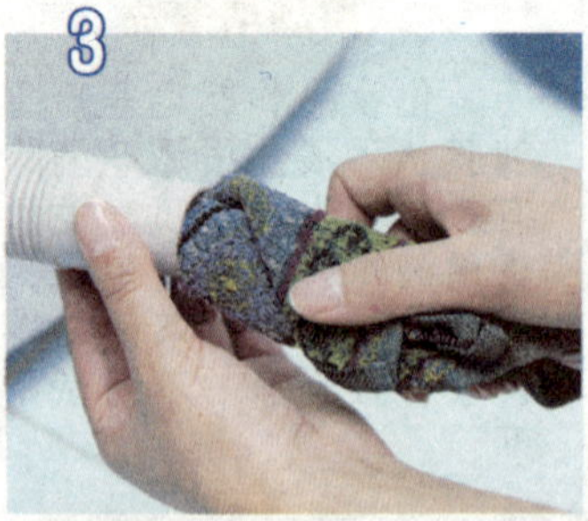

瓷砖

所需时间 15分钟

清洗要领：

有灰尘和污渍的时候及时清洁

清洁用品：

清洁布　醋水　精油

1 较轻的污渍用湿布直接擦拭

用湿清洁布擦拭飞溅到瓷砖上的肥皂沫和牙粉。

2 严重的污渍用醋水清除

飞溅的污渍很严重时，可以在醋水中加入桉树或者薰衣草精油，既可以除菌又能散发出香味。

3 用干布擦拭水汽

根据瓷砖的材质确定是否需要擦干水汽，如果需要应马上用干布擦除。

1

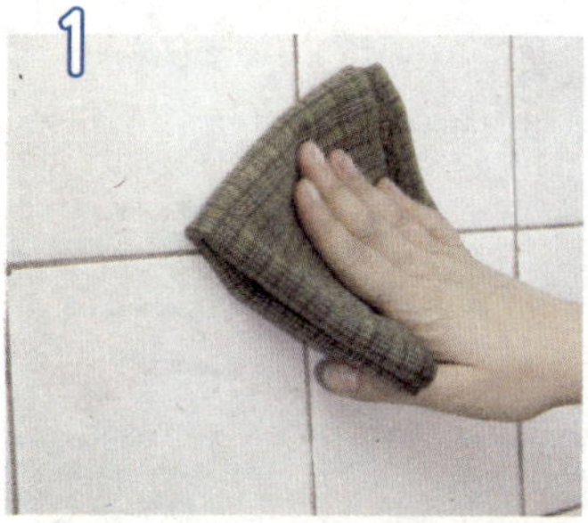

2

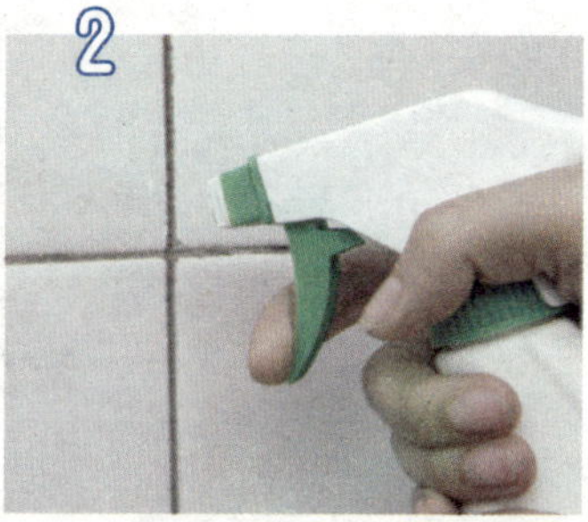

3

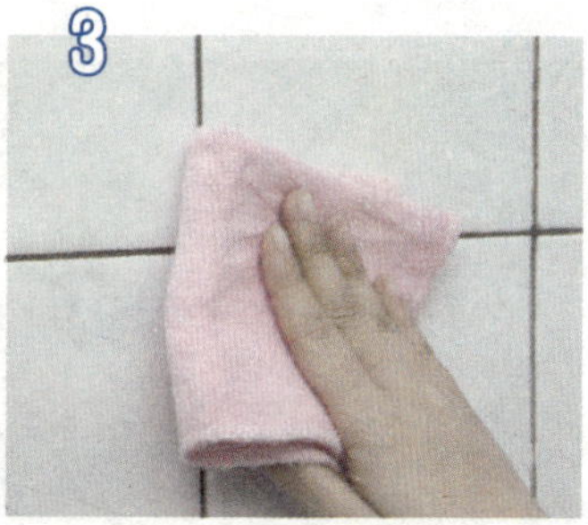

木梳

所需时间 5分钟

清洗要领：

有灰尘和污渍时及时清洗

清洁用品：

醋水　旧牙刷

1 较轻的污渍用牙刷刷洗

木梳上的污渍不严重时，直接用牙刷刷洗即可。

2 顽固的污渍用醋水清除

遇到顽固的污渍，可以用牙刷蘸点醋水，将木梳反复地刷洗干净。

3 用清水冲洗

最后用清水将木梳冲洗一下，及时晾干即可。

1

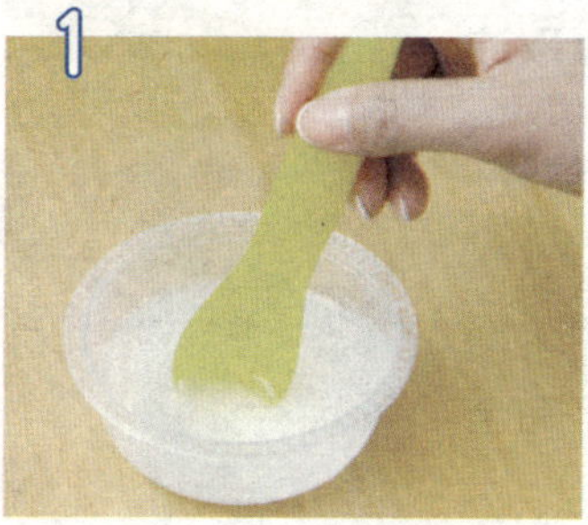

2

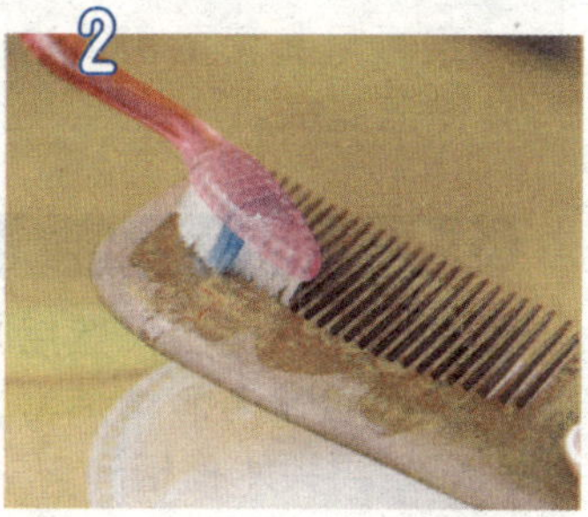

3

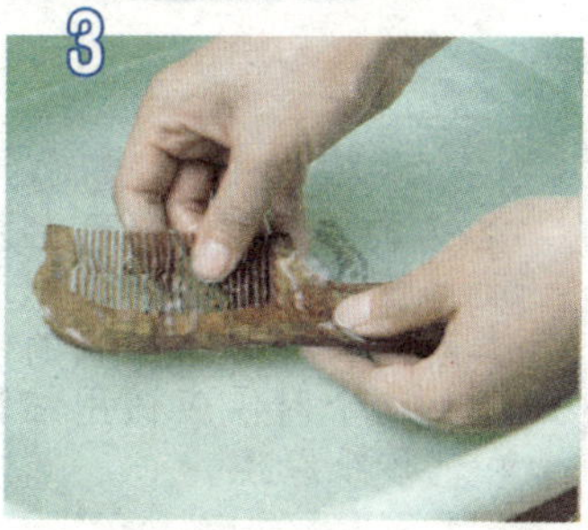

瓷盆

所需时间 20分钟

清洗要领：

用小苏打醋溶液浸泡

清洁用品：

小苏打　醋水　液体肥皂

卫生间的瓷制脸盆、浴缸等，使用时间长了，会残留水管流下来的褐色铁锈斑迹。

1 配置小苏打醋溶液

可把适量的小苏打中放入同量醋加热搅拌。

2 用小苏打醋溶液浸润

然后用软布蘸小苏打醋溶液在锈斑上覆盖20分钟。

3 用清洁布擦洗

用粗糙的布蘸液体肥皂用力擦洗，就能除去锈斑。

1

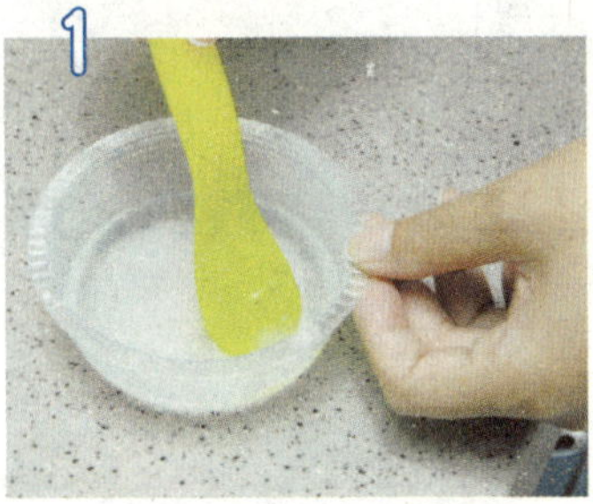

2

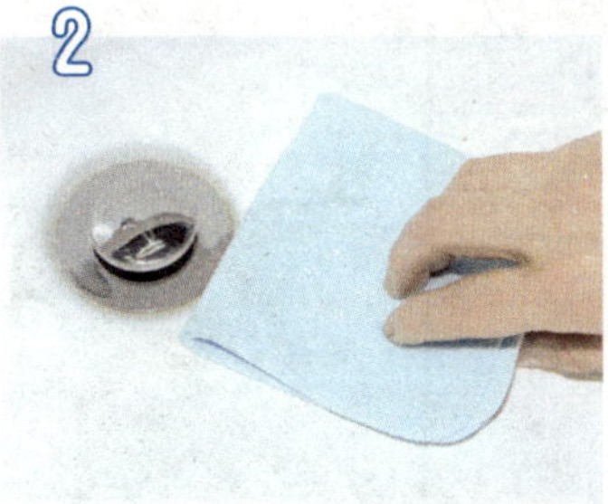

3

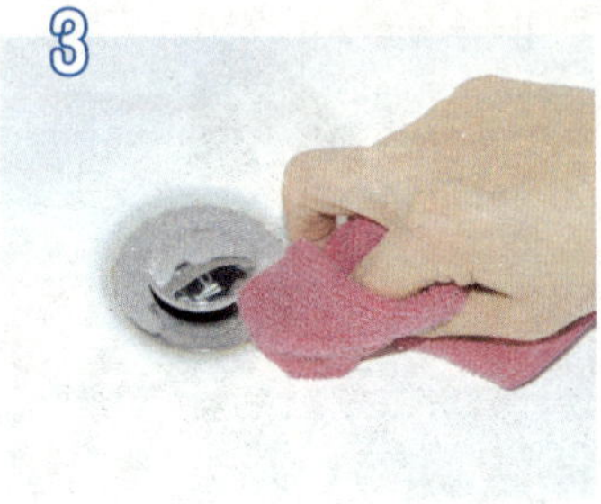

水槽柜

所需时间 30分钟

清除要领：

及时清理柜内物品

清洁用品：

吸尘器　清洁布　报纸　液体肥皂　酒精

洗面池下面的水槽柜有潮气，容易滋生真菌，所以要定期检查并且要及时进行整理。

1 清除柜中多余的物品

将柜中的物品放到铺在地面的报纸上，不要的物品要及时处理掉。

2 清除灰尘和垃圾

用吸尘器清除灰尘和垃圾。如果看见真菌要用清洁布蘸取液体肥皂擦拭。

3 用清洁布擦干

用湿布擦拭，然后用干布擦拭，最后喷洒酒精消毒，等完全风干后再关水槽柜门。

1

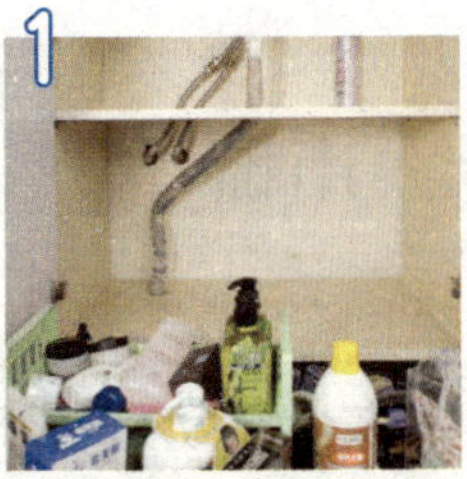

2

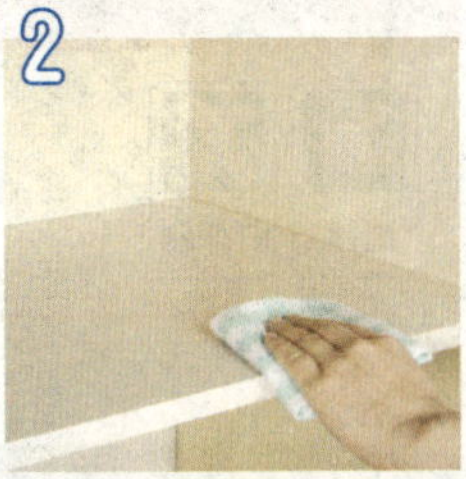

3

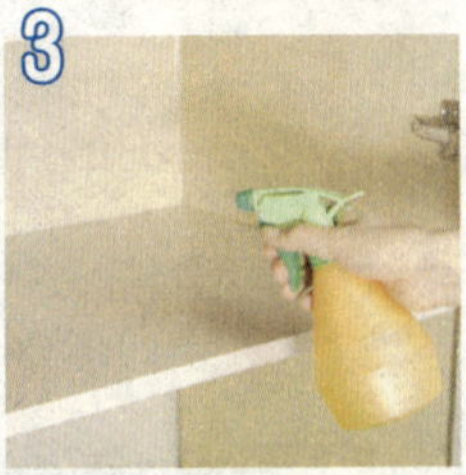

小贴士

·清除管道的污渍·

水槽柜的管道和水龙头的底部容易产生污渍。管道本身容易堆积着真菌、铁锈等结晶状的污渍。这个时候应该用细颗粒的砂纸摩擦。

浴用小件

所需时间 10分钟

清除要领：

及时清洗

清洁用品：

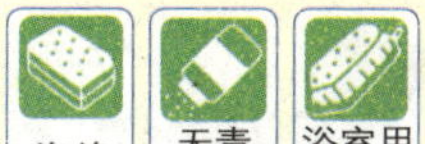
海绵　无毒洗涤剂　浴室用刷子

小贴士

·浴室木门巧防潮·

浴室的木门接触到水后会变得潮湿，最好在浴室门还很新的时候，多刷几层油漆，再用防水板贴上1层，可防水内渗，要经常保持浴室内通风干燥。

浴室的湿气大，通风条件又不好，一些浴用小件经常会接触到肥皂渣、人体的污垢等形成黑垢，滋生细菌。根据浴用小件不同的材质选择不同的清洁工具。

1 塑料小件的清洗方法

塑料的小件如凳子、洗脸盆等可用海绵蘸取无毒净白剂清洗。

2 木质小件的清洗方法

木质的浴用小件最好不要使用无毒净白剂，用刷子加小苏打擦洗即可。

1

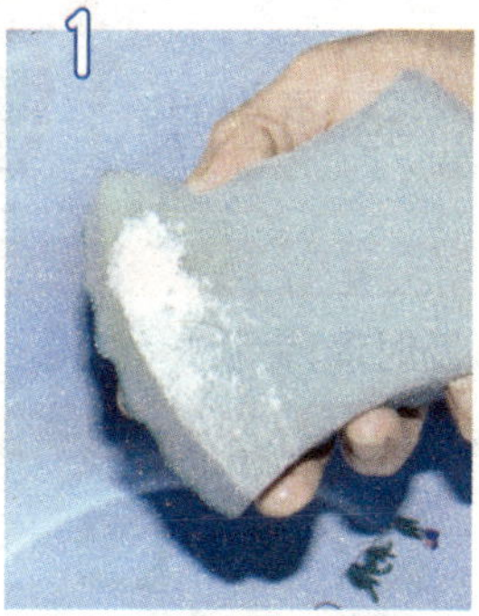

2

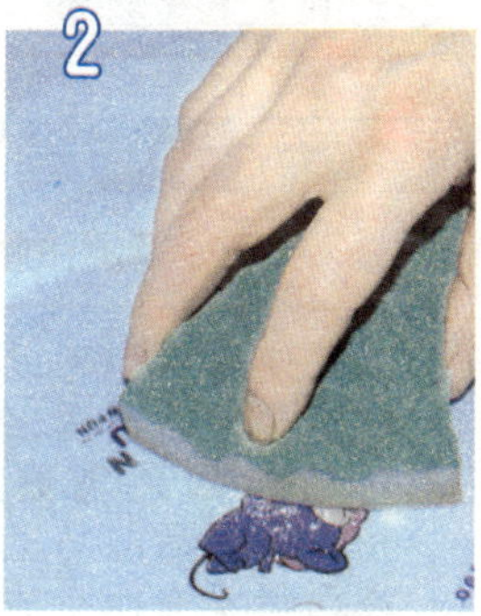

厕兜

所需时间 5分钟

清除要领：

使用后及时清洗

清洁用品：

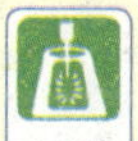
厕刷

小贴士

·刷子用纸除去水分·

使用后的刷子会残留水分，不能直接放在地板上，放在盒子里也会产生真菌。可用厕纸简单地擦拭之后再放到盒子里，擦拭的厕纸可以直接放到便器中冲走。

附着在厕兜中的黄斑是排泄物的尿酸、磷酸和水中的钙离子结合的产物。为了保持清洁，应该仔细清洗以消除黄斑。

1 用厕刷刷洗内侧

使用洗手间后用小型厕刷擦洗便器，先清洗便器的内侧边缘。

2 水的底部用毛刷擦拭

堆积水的部分和干燥部分的交界处容易产生真菌，要进行重点清洁。

3 去除刷子的水汽

冲水，再用便器里的水来清洗刷子，然后去除厕刷的水分即可。

1

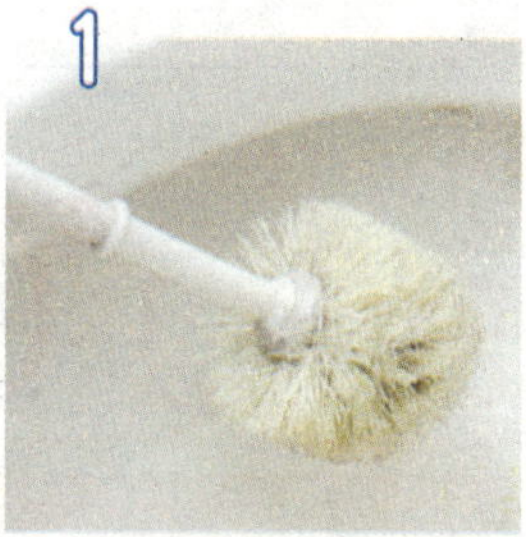

2

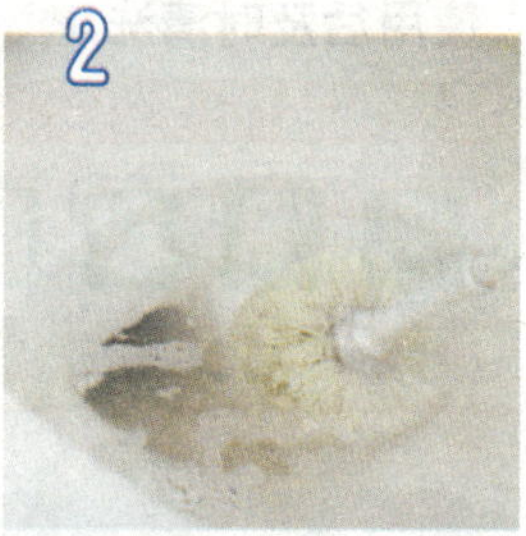

3

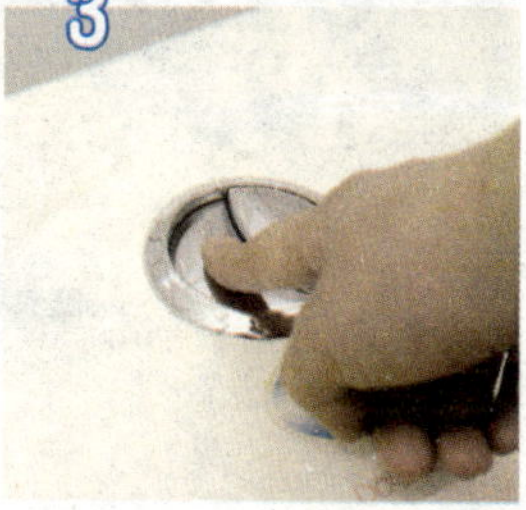

马桶坐垫

所需时间 5分钟

清洗要领：

及时清除污渍

清洁用品：

小苏打　酒精　清洁布

小贴士

·使用后用厕纸擦拭·

使用后也可以用厕纸擦拭坐便器周围，能清除污渍。如果飞溅上排泄物，使用后应马上擦拭。在污渍没有固定的时候擦拭可以减少清洁的麻烦。

马桶坐垫的卫生直接关系到人的身体健康，用小苏打对马桶坐垫进行清洗可以防止细菌的滋生。

1 配制小苏打溶液

将小苏打粉末配制成溶液，然后装在一个喷壶里，用力摇匀。

2 喷洒马桶垫

用喷壶对马桶坐垫进行喷洒，注意要均匀适量。

3 用清洁布擦干

喷洒适量酒精用以消毒，最后用干净的清洁布把坐垫擦拭干净。

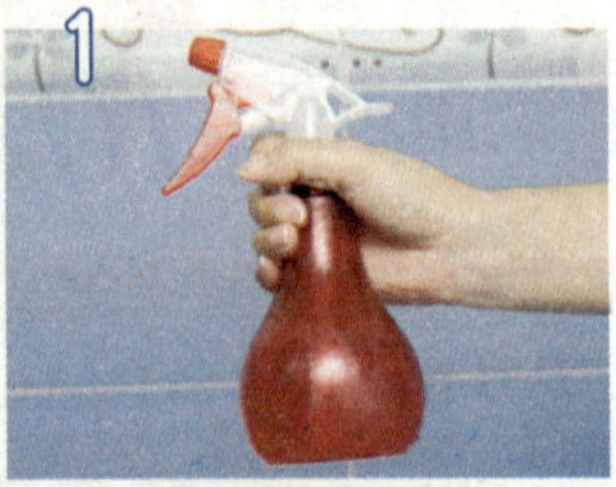

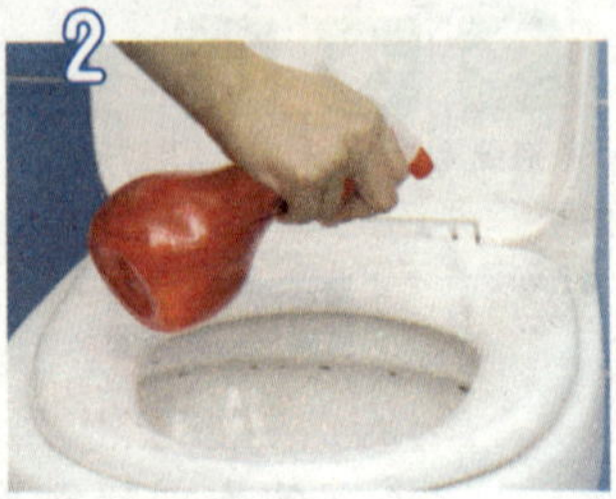

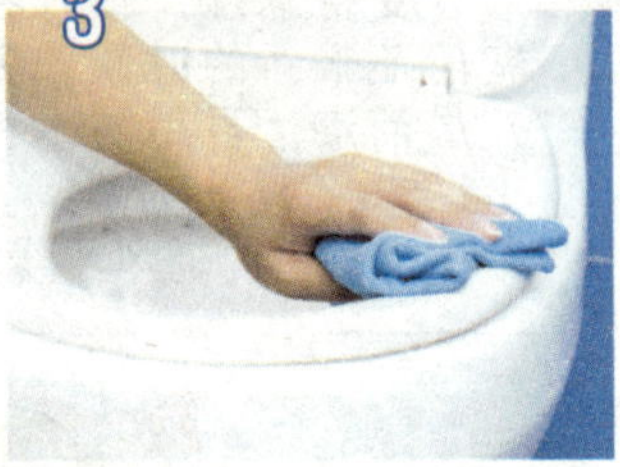

硅胶边

所需时间 5分钟

清除要领：

使用后及时清洗

清洁用品：

浴室用刷子　醋水　抹布　厕纸

1 用醋水清洗

先将一块干净的抹布固定在一个刷子的把上，蘸点醋水直接擦洗，也可以将醋水喷在浴缸墙壁边缘有污垢的地方。

2 用抹布擦干

最后用干净的抹布将水擦净，也可以直接用厕纸擦干。

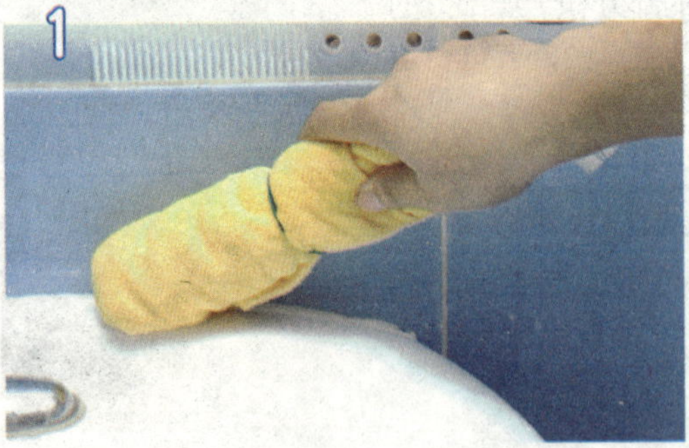

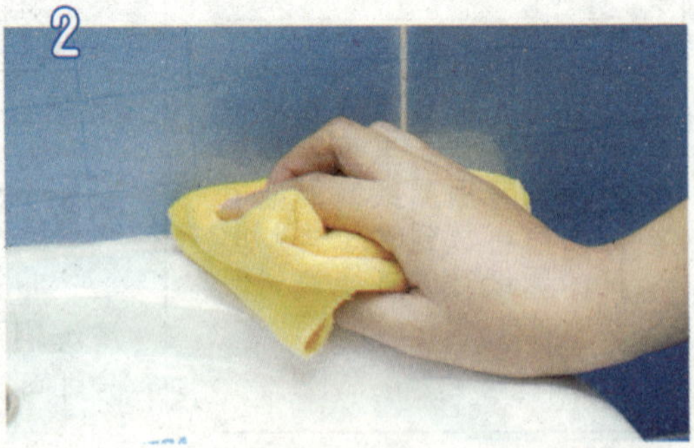

地砖

所需时间 10分钟

清洗要领：

发现污渍及时清除

清洁用品：

将醋水洒到地砖上，用拖布反复拖几次就好了。

1 喷洒醋水

将醋兑以适量的水，均匀地洒在地砖上。

2 用拖布擦拭

等地砖都湿润了，用拖布反复擦拭几次，地砖就干净了。最后将拖布清洗干净，将地砖拖干即可。

1

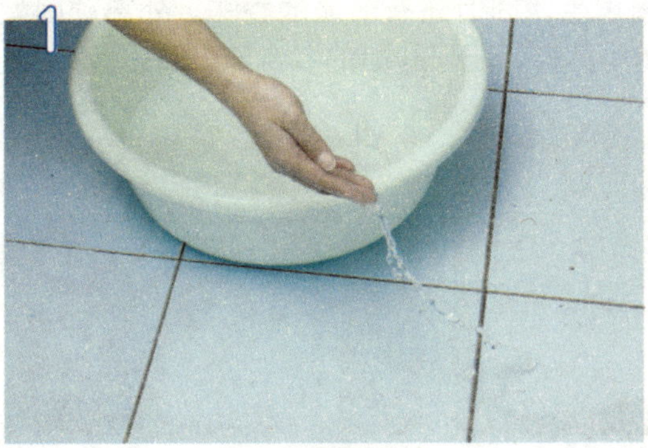

2

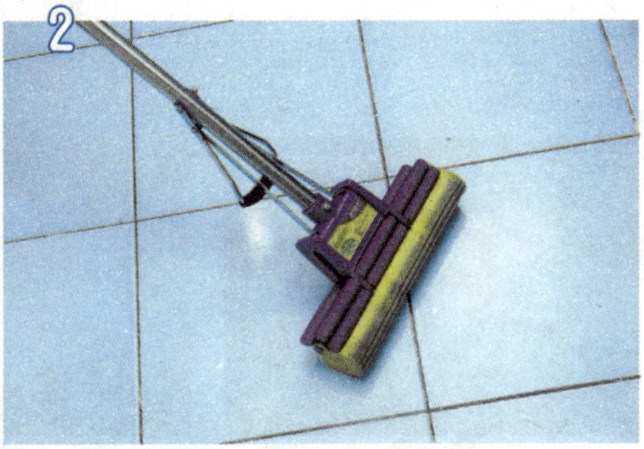

水箱

所需时间 4分钟

清洗要领：

定期用酒精除菌

清洁用品：

1 用布擦拭

水箱用湿布擦拭，可以去除灰尘。

2 用酒精除菌

用湿布擦拭水箱的外侧，也不要忘记内侧和底部。喷洒酒精后用厕纸擦拭，可以除菌。注意水管处也会有灰尘，也要擦拭。

1

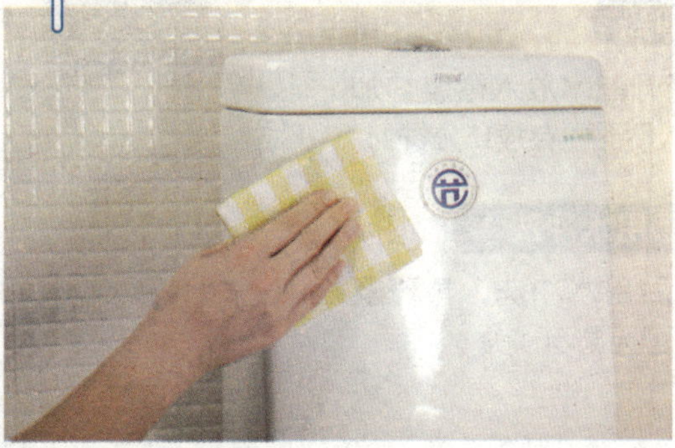

2

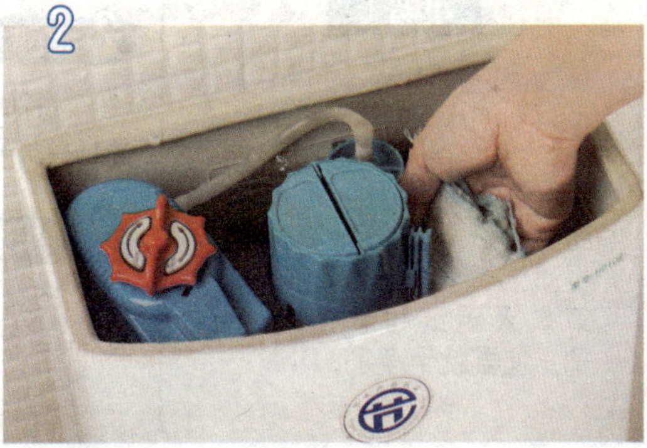

【垃圾箱】

所需时间 5分钟

清洗要领：

定期的消臭除菌

清洁用品：

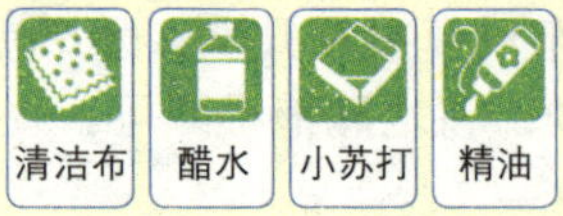
清洁布
醋水
小苏打
精油

1 喷洒醋水

在外侧和内侧喷洒醋水，用清洁布擦拭。

2 在底部撒上小苏打

合上盖子前在底部撒上一层小苏打。因为小苏打有除菌消臭的作用，可以防止异味。

3 根据喜好选择精油

薄荷和薰衣草的精油有除菌效果，滴入2～3滴可以抑制杂菌再生，同时还有清雅的香味。外部顽固型污渍可以用小苏打、肥皂和醋的混合液去除。

1

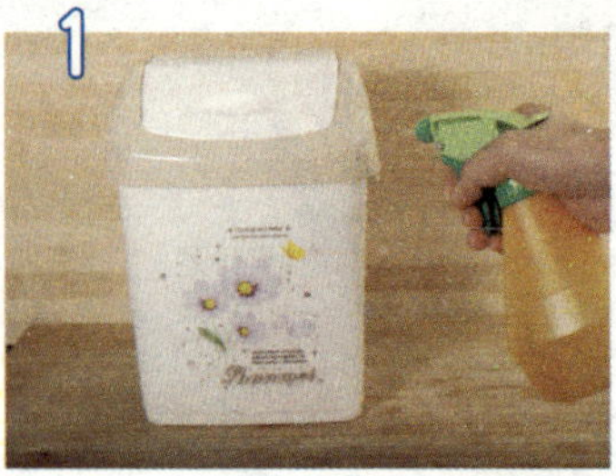

2

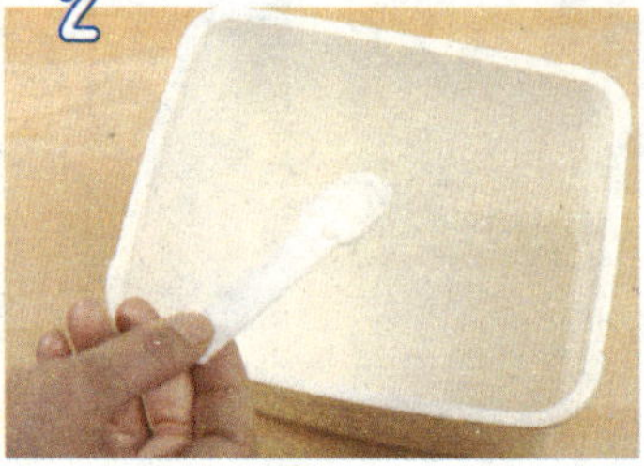

3

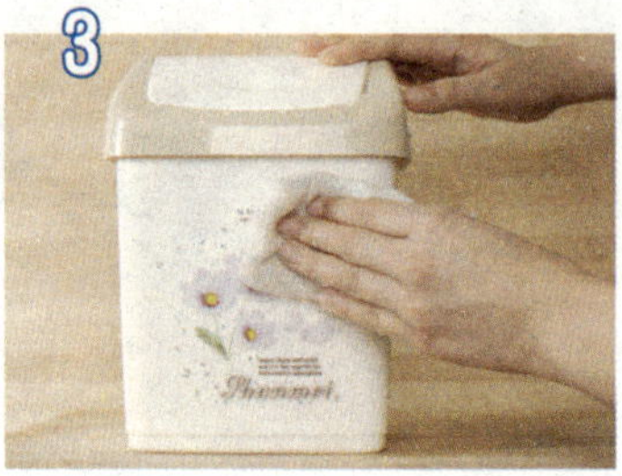

【便器】

所需时间 15分钟

清洗要领：

用醋水除去便器里的黄斑

清洁用品：

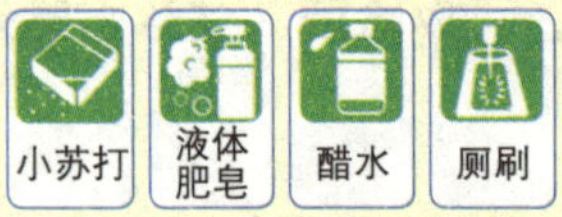
小苏打
液体肥皂
醋水
厕刷

常年污渍蓄积的便器中有黄斑，用醋水清除会很干净。可以先用小苏打和肥皂初步清洁，再用醋水中和进行彻底清洁。

1 用小苏打和醋水擦拭

水池部分用刷子刷，尽量让便器内的水位下降。然后在便器内洒一些小苏打，用厕刷蘸取适量的液体肥皂进行刷洗。

2 将醋水加热

将200毫升醋水放入微波炉加热1分钟，倒入便器中存放15分钟。

3 15分钟后用水冲洗

15分钟后用水冲洗，黄斑及其他污渍即可无影无踪。

1

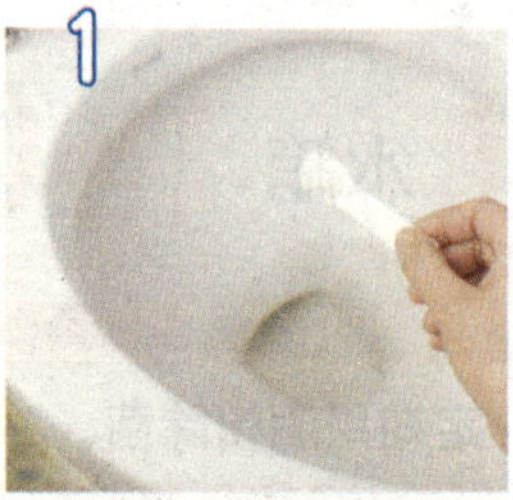

2

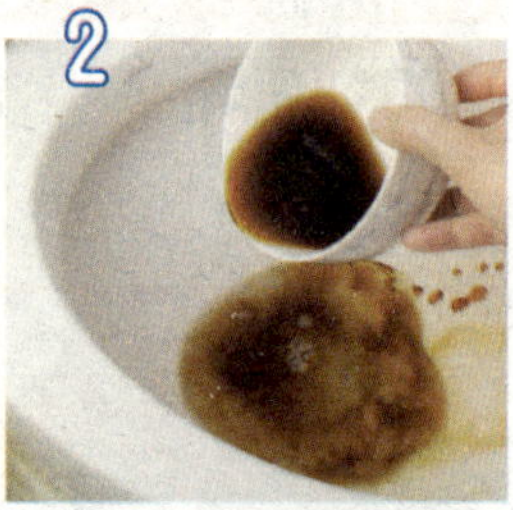

3

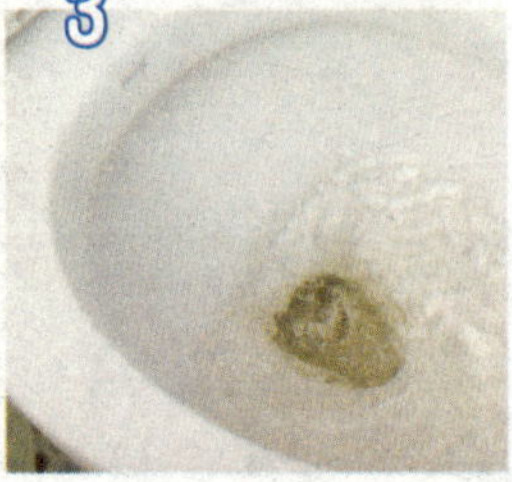

小贴士

对于顽固污渍可用纸巾和醋冲洗

污渍难以去除的时候用醋将厕纸弄湿扔到便器里，再喷洒适量醋水就可以了。第二天厕纸和水一起冲走了，便器就干净了。

轨道拉门

所需时间 4分钟

清除要领：

倒入醋静置一夜

清洁用品：

抹布
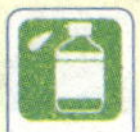
醋水

若浴室的门是拉门式的，用醋每周清洁拉门即可除尘杀菌。拉门轨道常常会被忽视，而这里又最容易滋生细菌。可将醋倒入门轨中，静置一夜，再用清水冲洗干净，便彻底清除污垢和细菌了。

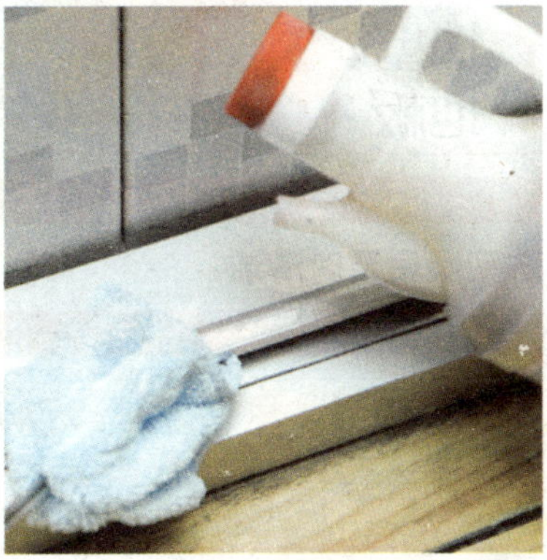

浴巾

所需时间 5分钟

清除要领：

用小苏打消毒

清洁用品：

小苏打

卫生间里的浴巾、毛巾，都经常与皮脂接触，用后又比较潮湿，最容易滋生细菌，所以要经常清洗，用小苏打消毒，然后在充足的阳光下晾晒。为了防止二次污染，浴巾、毛巾要每一两个月换一次。

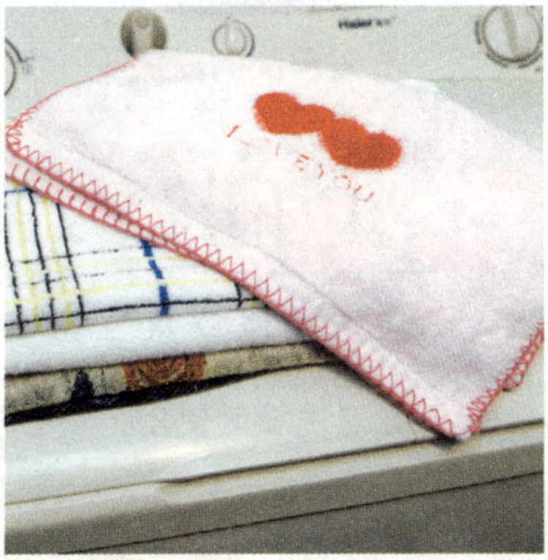

浴缸

所需时间 10分钟

清除要领：

放掉水后马上清洁

清洁用品：

清洁布

小苏打

沐浴后洒上小苏打可以起到清洁、杀菌和消毒的作用，然后用清水冲净即可。

1 用清洁布擦拭

在洗浴之后，将少量小苏打粉末撒到浴缸上，用清洁布擦拭，直到去除污渍。

2 用清水冲洗

用干净的湿抹布擦洗，然后直接用清水冲洗，污垢和异味即可清除。

1

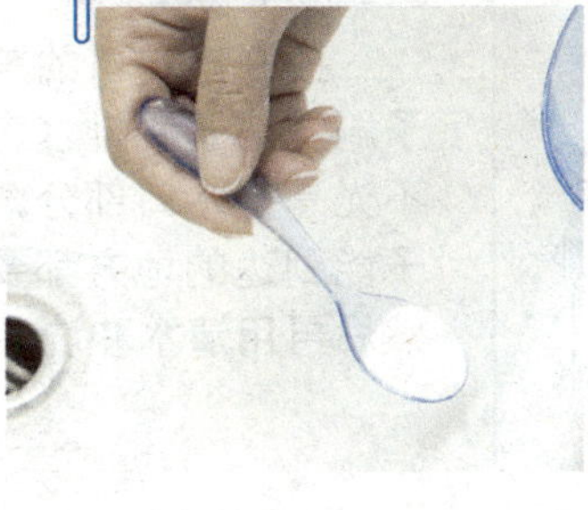

2

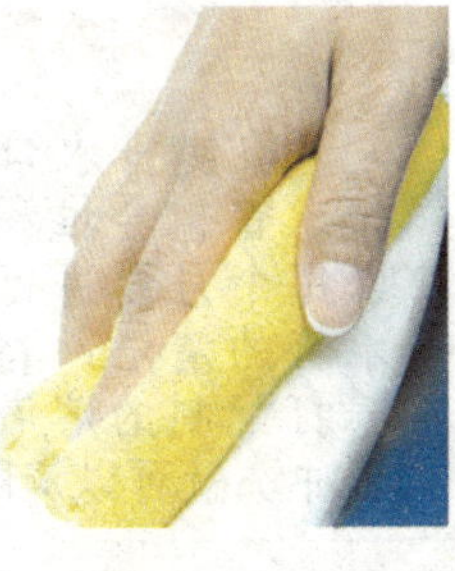

小贴士

·每周用1～2次小苏打擦拭·

碱性的小苏打能去除酸性热水渍，所以有研磨力的小苏打能使浴缸闪闪发光，而且对肌肤安全，可以放心使用。

【墙壁、地板】

所需时间 5分钟

清洗要领：

洗完澡后及时清洁

清洁用品：

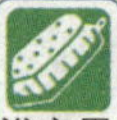
浴室用刷子

清洁布

小贴士

·洗浴用品的摆放·

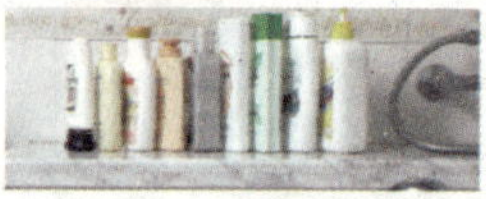

将洗发水收集在一起，其他类别物品放在一起，方便洗澡时使用。

浴室的墙壁和地板上容易堆积肥皂渍和水锈，稍不注意就会产生黑渍，所以每天洗澡后要有顺手清洁的习惯。

1

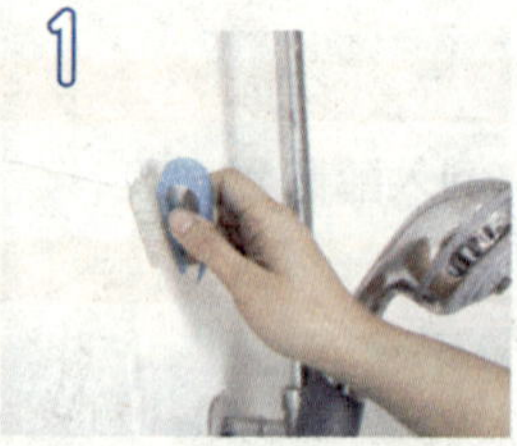

2

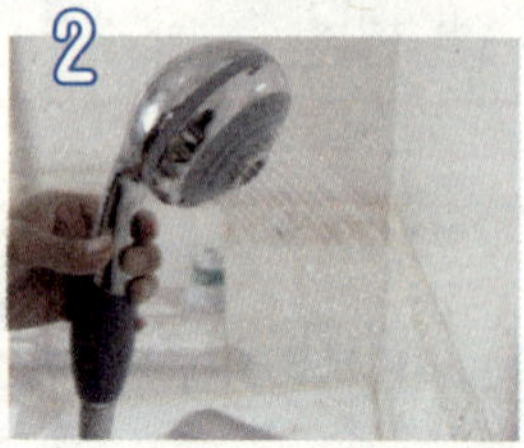

3

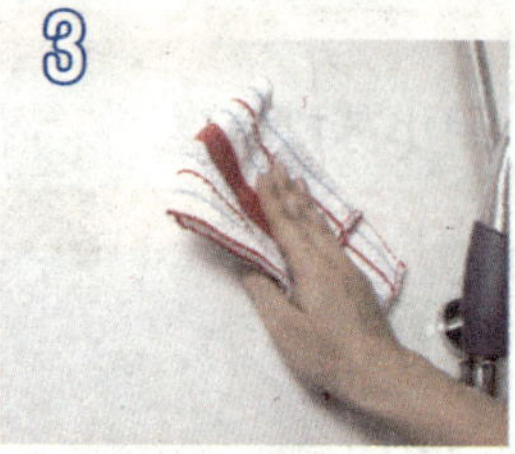

1 用刷子清洗

浴室的地板和墙壁可以用刷子刷洗。花洒处的墙壁和距地面10厘米的墙壁范围内是特别容易产生真菌的地方，因为洗澡的时候容易飞溅肥皂沫，所以要仔细清洁。

2 用喷头冲洗

洗完澡后用喷头清洗浴室的地板和墙壁。

3 用清洁布擦干

用喷头清洗后，要用干布擦干，防止因潮湿而产生真菌。

【排水口】

所需时间 5分钟

清除要领：

仔细清除头发等垃圾

清洁用品：

刷子

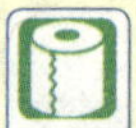
厕纸

小贴士

·每月用醋和小苏打清洗排水管一次·

即使排水口干净了，排水管也会堆积污渍，所以每个月要进行1～2次排水管的清洁。将用醋和小苏打配制的溶液倒入排水管冲洗就可以清除污渍。

浴池的排水口容易堆积头发和热水渍等污渍，洗完澡后要及时清洗，建议尽早清除排水口的垃圾和过滤网上的头发。

1

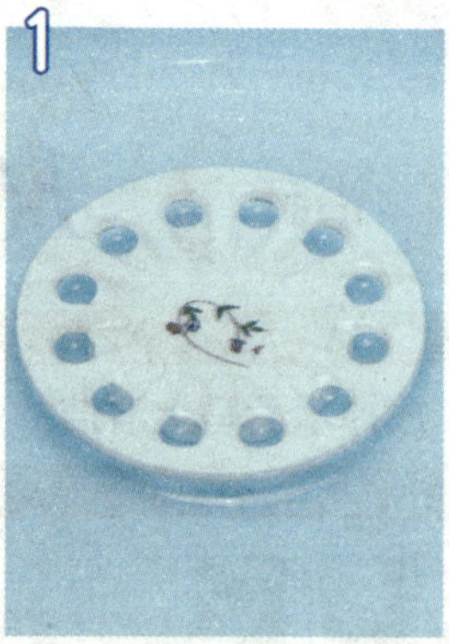

2

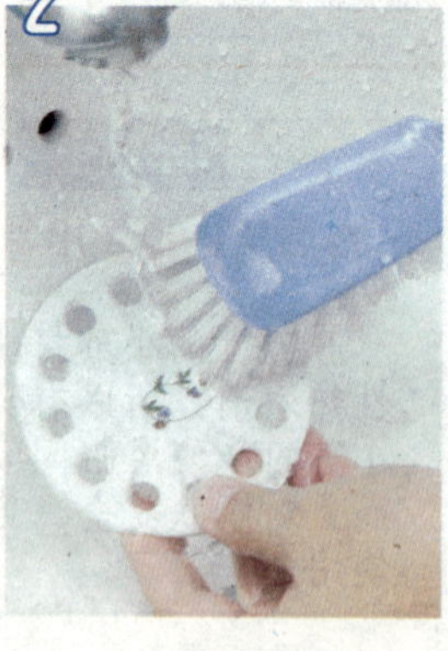

1 清除排水口盖子的垃圾

清除排水口盖子上的头发等垃圾，脏的头发不宜直接用手清除，可以用刷子刷掉或用纸包裹。

2 用刷子刷洗

打开排水口的盖子，用刷子刷洗盖子和排水口的污渍。不光是排水口部分，只要是刷子能到达的地方都要刷干净，然后再用清水冲洗。

【喷头】

所需时间 6分钟

清洗要领：

洗完澡后要及时清洗喷头

清洁用品：

清洁布　棉棒　小苏打

> **小贴士**
>
> **·喷头用醋水冲洗·**
>
> 清洗喷头前，将其泡在1：6的醋水溶液中1小时左右，待白色水垢消失后用牙刷刷洗，再用清水清洗。

喷头容易附着肥皂沫，要时常进行顺手清洁。

特别是注水管容易产生真菌，要用清洁布擦拭。

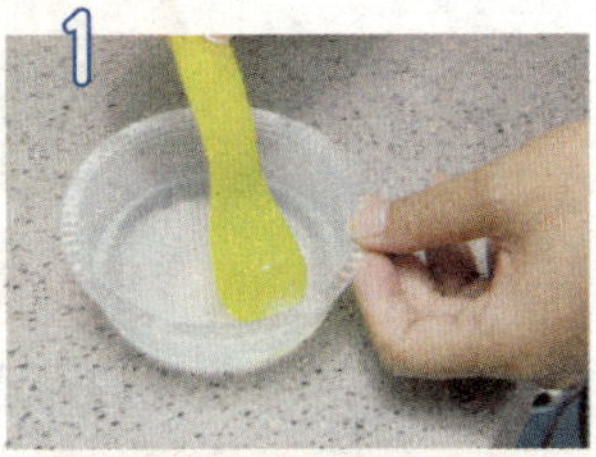

1 配制小苏打溶液

将小苏打粉末配制成小苏打溶液，浓度不用太高。

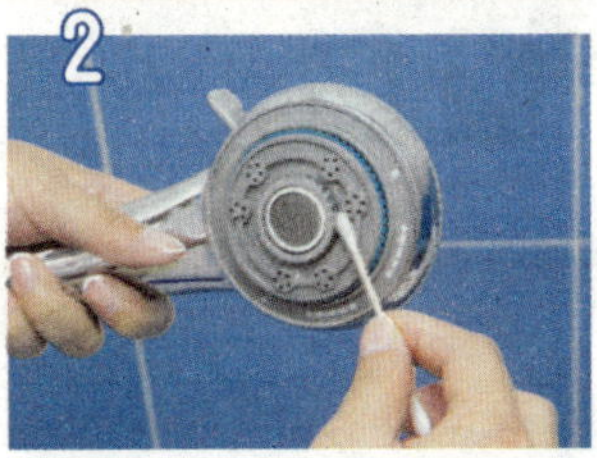

2 用小苏打溶液清洗

用棉棒蘸些小苏打溶液进行清洗，注意要认真仔细。

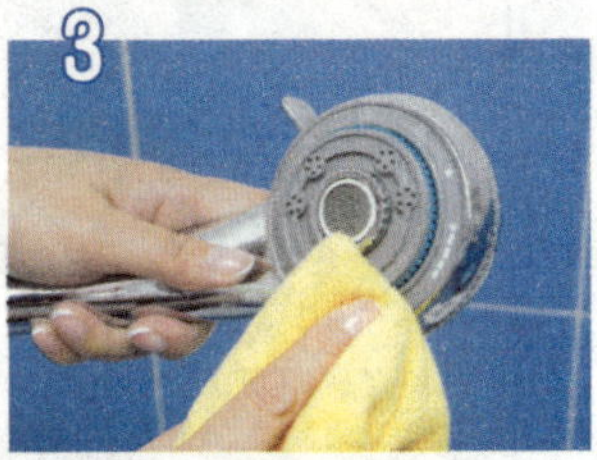

3 最后用干布擦拭

清洗完毕后，用干净的抹布将喷头上的水垢擦拭干净即可。

【洗澡附属品】

所需时间 5分钟

清洗要领：

顽固污渍用醋水清洗

清洁用品：

清洁布　醋水

> **小贴士**
>
> **·黏糊糊的污渍用湿布擦拭·**
>
> 对于那些黏糊糊的污渍可以用湿布擦拭，贴上薄纸后喷洒醋水。放置30分钟后污渍就会去除，再用清洁布擦拭就可以了。顽固的污渍可以用无毒净白剂进行清洗。

洗面池、桶等洗澡附属品，不知不觉就会溅上肥皂沫。为了防止污渍产生，使用后应该马上进行顺手清洁。及时清洗污渍能够有效减少日后带来的麻烦。

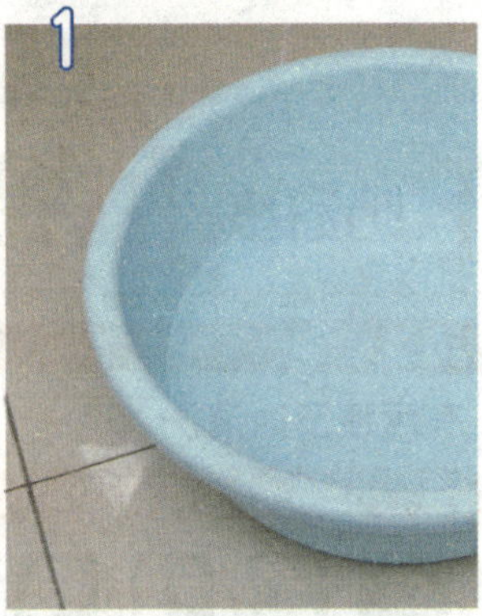

1 用清洁布擦拭

用塑料盆接适量温水，浴后用清洁布蘸温水擦拭就可以了。污渍顽固时可以用醋水擦拭。

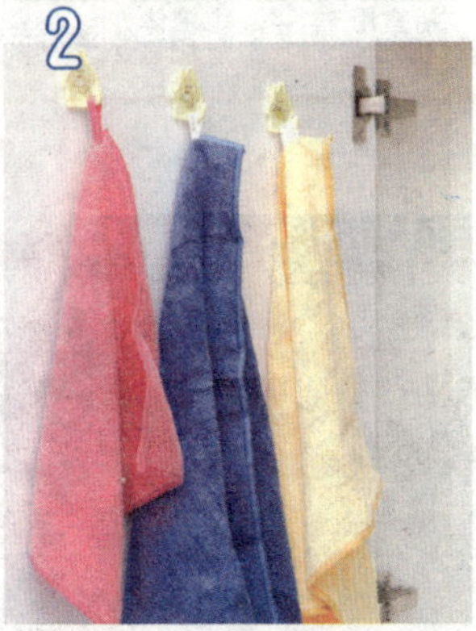

2 将清洁布悬挂晾干

清洁布使用后，用清水洗干净晾干即可。

【浴室门】

所需时间 3分钟

清洗要领：

及时清除泡沫造成的污渍

清洁用品：

旧牙刷
抹布

1 直接冲洗污渍

飞溅的肥皂沫可以直接用喷头冲洗，那样不用使用清洁剂也能清除污渍。

2 难以脱落的污渍用旧牙刷刷洗

用淋浴喷头无法清除的污渍可以用抹布擦拭，玻璃周围的顽固污渍用旧牙刷刷洗。

3 用干布擦拭

用喷头清洗干净后再用干布擦拭，开启换气扇，打开门让其干燥。

1

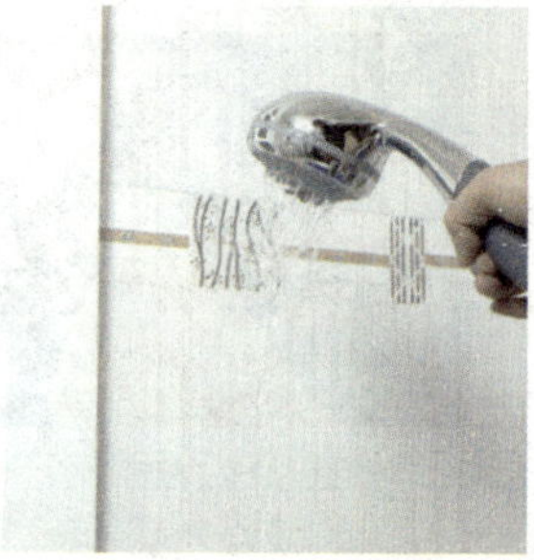

2

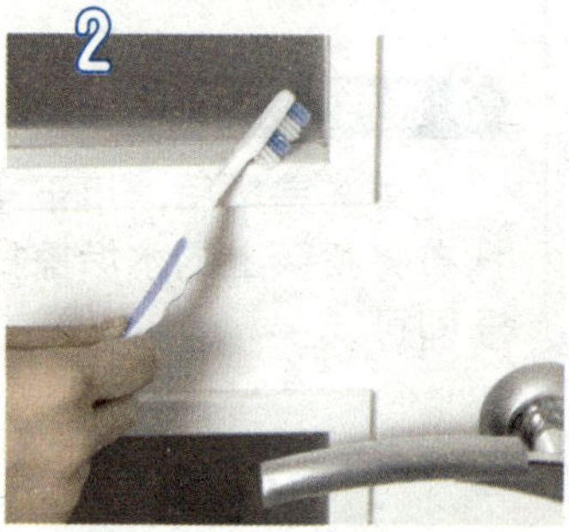

3

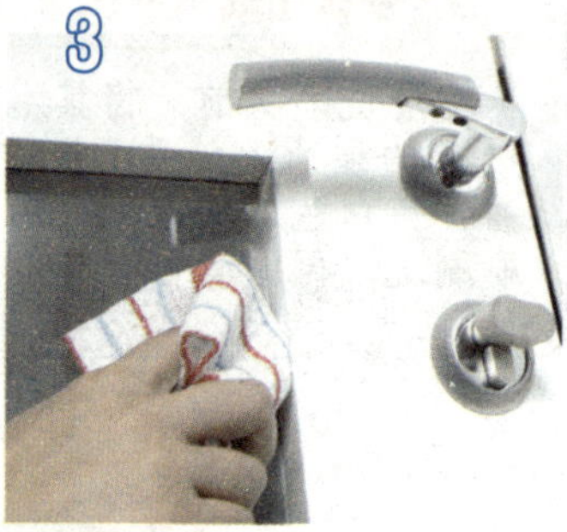

【防滑垫】

所需时间 8分钟

清洗要领：

有污渍及时清洗

清洁用品：

浴室用刷子
旧牙刷
液体肥皂
清洁布

1 蘸取液体肥皂清除

用浴室刷子蘸取液体肥皂来清除黏液和真菌。

2 细小部分用牙刷刷洗

对于缝隙里的污渍要用牙刷仔细刷洗，注意不要忽略各个细小部分的污渍。

3 完成后用干布擦拭

清洗完成后用干布擦拭，能防止产生黏液和真菌。防滑垫不使用的时候就立在墙壁上使其干燥。

1

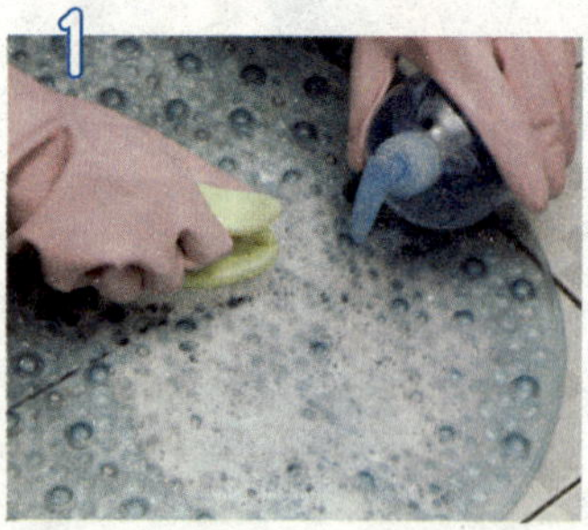

2

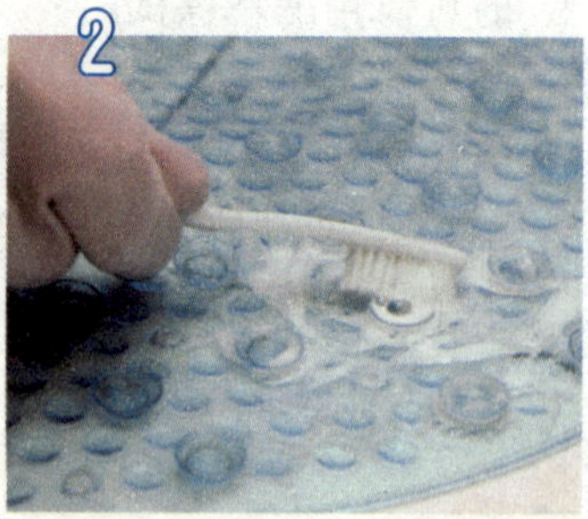

3

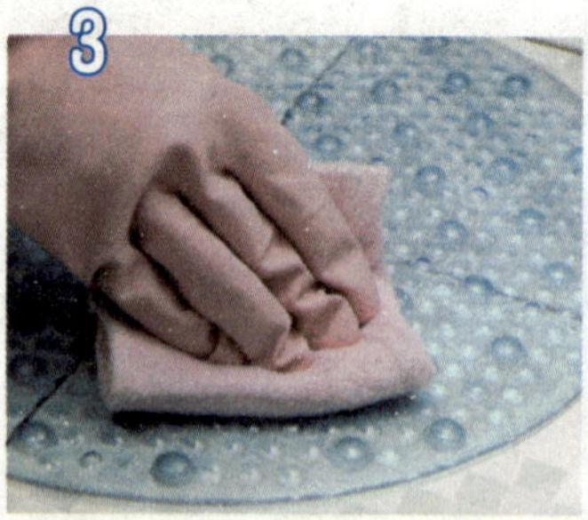

淋浴防水帷幔

所需时间 10分钟

清洗要领：

难以去除的污渍使用无毒净白剂清除

清洁用品：

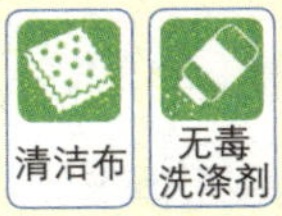

淋浴防水帷幔使用过一段时间后，难免会有滋生菌斑的情况，要经常进行清洁。

1 用清洁布擦拭

淋浴防水帷幔容易积聚黑真菌，用湿清洁布擦拭可去除污渍。

2 顽固的污渍用无毒净白剂

遇到顽固污渍的时候使用无毒净白剂，注意要使用低浓度的无毒净白剂。

3 用干布擦拭

用无毒净白剂清洗后，再用水冲洗，最后用干清洁布擦拭，放在阴凉处风干。

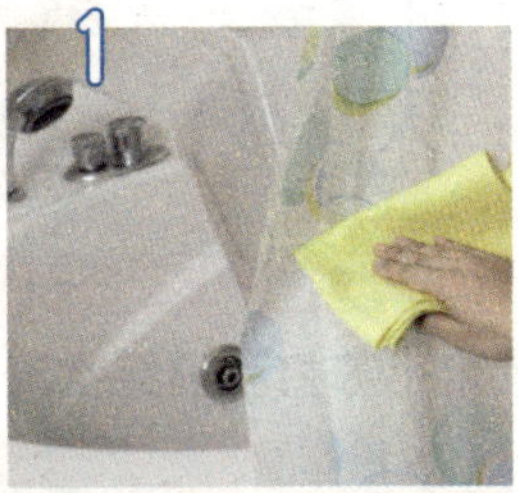

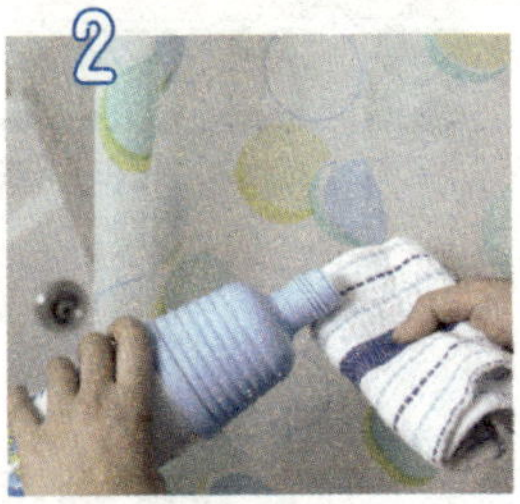

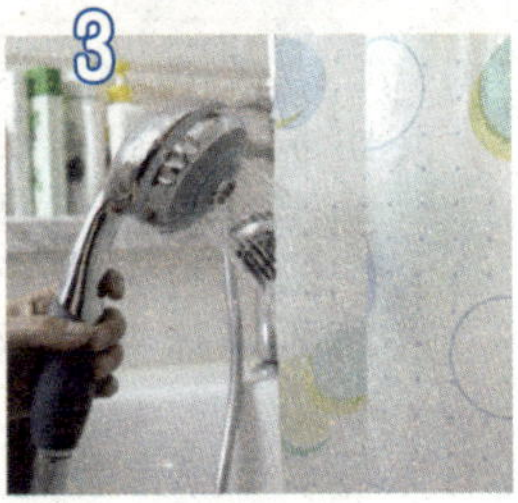

小贴士

·如何去除顽固的污渍·

可以用刷子蘸小苏打刷，因为小苏打的细小颗粒可对污渍产生磨砂效果，然后再用醋擦洗。也可以把淋浴防水帷幔泡在洗衣机里，加入醋静置一夜后再机洗。

脚踏垫

所需时间 15分钟

清洗要领：

难以去除的污渍使用无毒净白剂清除

清洁用品：

每天进进出出的都要踩到脚踏垫，将无毒净白剂洒在脚踏垫上面可以去除脚踏垫异味。

1 用无毒净白剂清洁

将无毒净白剂配制成溶液，然后用浴室用刷子蘸此溶液直接对脚踏垫进行清洗。

2 用干布擦拭和干燥

脚踏垫刷洗后，再用清水冲洗干净，最后用干抹布将水擦净即可。

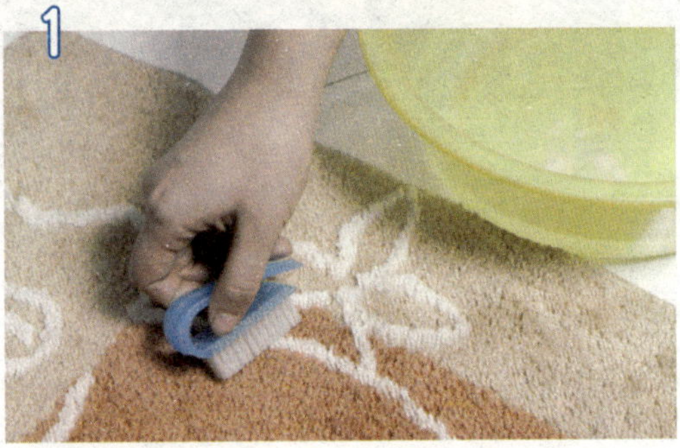

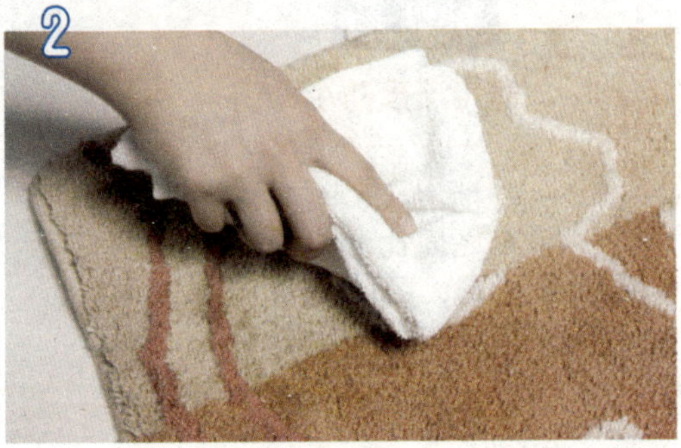

【天花板】

所需时间 20分钟

清洗要领：

用小苏打和醋经常清洁

清洁用品：

小苏打 醋水 拖布 抹布

不光是地板，墙壁、天花板都应该经常清洁，尤其是天花板特别容易产生真菌，每月应该趁着污渍还没有堆积的时候进行。

1 首先用小苏打擦拭

将小苏打溶于水用抹布蘸取擦拭或者用拖布蘸取擦拭，够不到天花板时可以用杆子协助。

2 用醋水擦拭

为了中和污渍用拖布蘸取醋水擦拭，最后用抹布擦干。水分残留是产生真菌的原因，应该让其完全干燥。

1

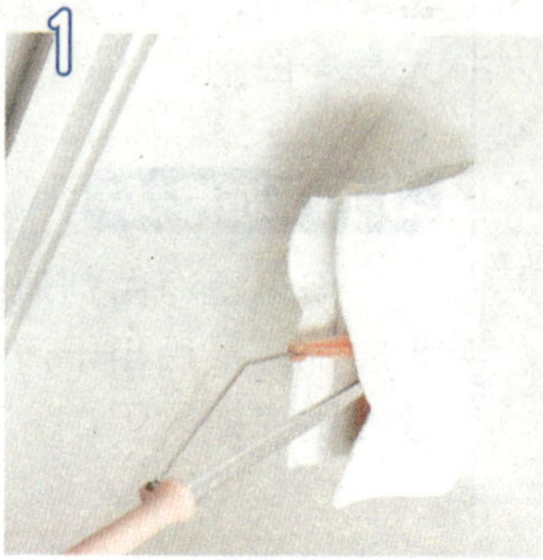

2

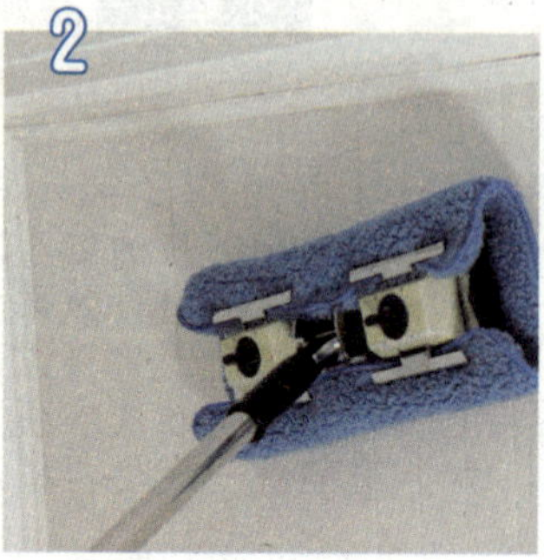

小贴士

·半年清洗一次换气扇·

清洗换气扇时，可以切断电源用圆口刷子的吸尘器吸取换气扇上的灰尘。然后打开盖子，用低浓度的液体肥皂水清洗盖子和扇片。最后用水冲洗再用干布擦干就完成了。

【热水器】

所需时间 30分钟

清洗要领：

用无毒净白剂清洗一次

清洁用品：

无毒洗涤剂

热水器在使用一段时间后，其内部会形成大量水垢，当水垢增厚到一定程度后，不仅延长加热的时间，而且还会发生崩裂，对内胆有一定损害，热水出水量减少，所以要定期清洁，每隔1～2个月用无毒净白剂清洗一次可有效防止水垢堆积。热水器配有排污阀，可根据说明书自行排污，至于没有排污阀的热水器需要请专业人员来清洁。

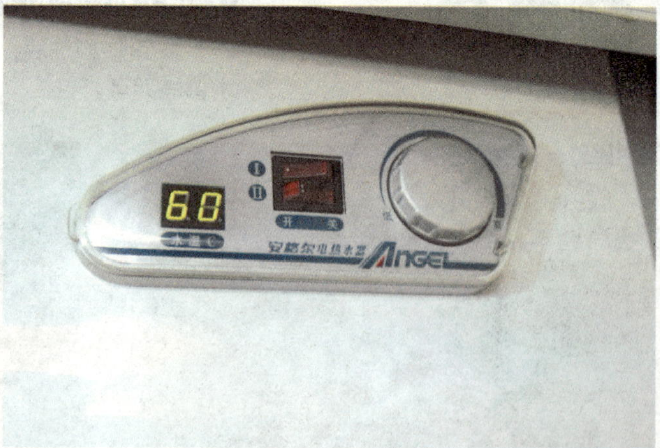

小贴士

·热水器污渍预防小窍门·

一般的热水器温度在60～80℃之间比较合适，温度设置过高，容易结垢，预热时间增长，当然费电。

浴室死角

所需时间 1小时

清洗要领：

定期清扫

清洁用品：

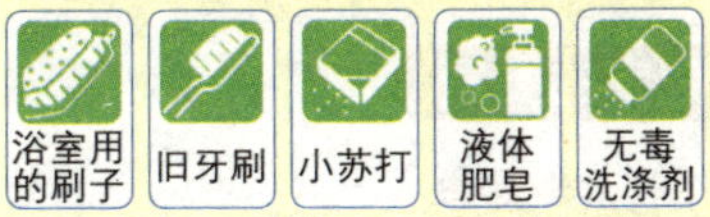
浴室用的刷子
旧牙刷
小苏打
液体肥皂
无毒洗涤剂

潮气较多的浴室容易产生真菌，即使每天进行顺手清洁，在浴缸和地板的缝隙间、墙壁的边缘、天花板的角落等死角也容易产生黑色真菌，所以只有进行定期大清洁才能有效防止这一真菌产生。

白色的瓷砖缝隙产生黑渍，也就是真菌。可以用牙刷清除，对于牢固污渍，用无毒净白剂和肥皂是很有效的。

用淋浴喷头向有真菌的地方喷洒40℃左右的热水，来去除黑渍。向天花板喷热水的时候要特别注意不要弄到头上，可以用拖布蘸取热水擦拭天花板。

1 用小苏打清洗污渍

将小苏打粉末撒在浴室的墙壁和地板上，用浴室专用的刷子蘸取液体肥皂数滴，刷洗一遍即可清除污渍。

1

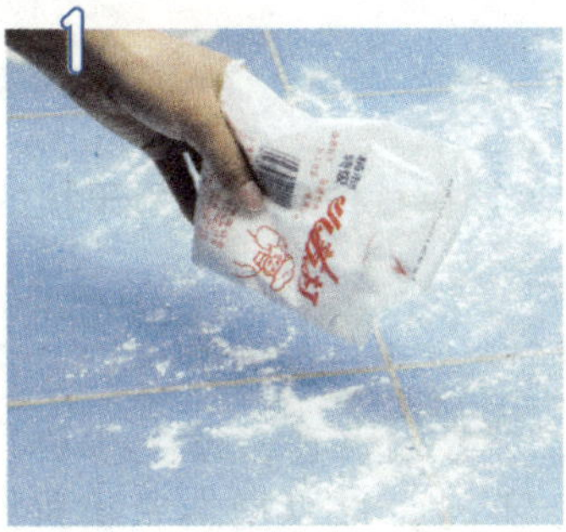

2 黑渍用无毒净白剂和肥皂清除

缝隙的真菌用抹布蘸水擦拭。将小苏打和液体肥皂混合后的膏状物涂抹在有真菌的部分，30分钟后用旧牙刷刷除，刷洗时注意不要用力过大。

2

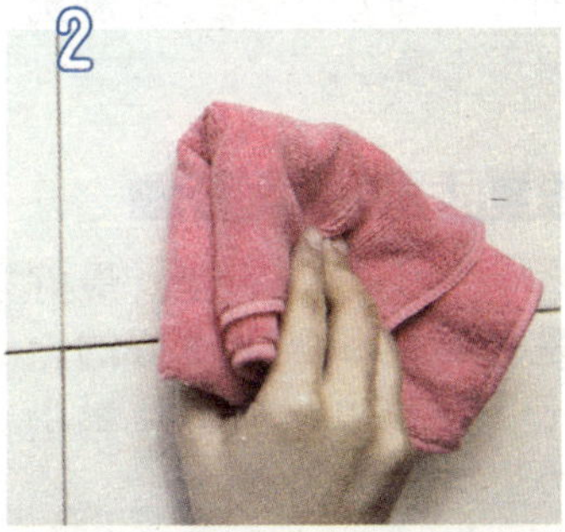

3 用淋浴喷头冲洗

用冷水喷洒后用干布擦拭，为了不残留水分，一定要用干布擦拭。最后在容易产生真菌的地方喷洒些酒精消毒。

3

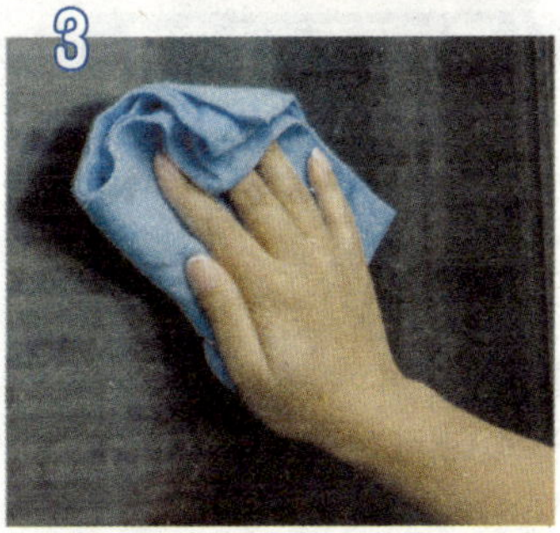

小贴士

·巧用真菌去除剂·

有的污渍用无毒净白剂也无法去除，这时可以使用氯气补足剂配制的真菌去除剂。多数氯气真菌去除剂和氧化性的东西混合都会产生有毒的氯气，很危险。可是用氯气补足剂配合氧化剂混合就不会产生氯气。

浴室的真菌要这样预防

真菌产生的原因有两个。首先是被氧化的时候，其次是有营养的时候。真菌喜欢蛋白质和淀粉，实际上什么样的东西都能给予它营养。洗澡的肥皂泡也能给予真菌营养。在温度20～30℃，湿度70%～95%的环境下最容易产生真菌。

为了避免这种情况，一定要养成经常清扫的习惯，入浴后要通风换气，这样可以有效地抑制真菌。

洗衣机的清洁

洗衣机里容易堆积看不见的污渍，清洗衣物时，容易使衣物被污染，如果定期进行清洁就会没问题。

容易受污染的地方

洗衣机的内槽和外槽污渍最为严重

全自动洗衣机的内槽和外槽之间很难擦拭，经常会附着残留的肥皂沫，容易产生黑渍和真菌。

甩干桶容易堆积污渍，应该认真清洗。

提高清洁效率的要领

用无毒净白剂经常清洁

洗涤槽中容易堆积污渍和真菌，长时间不清除会变得很难清除，可以经常用无毒净白剂进行清洁。

推荐用品

在洗衣机旁常备清洁布

发现污渍的时候要马上清除，另外擦拭洗衣机和甩干机的时候，建议使用清洁洗衣机的专用清洁布。

洗衣机的内侧

所需时间 15 分钟

清除要领：

洗涤后用小苏打去除污渍

清洁用品：

手套　小苏打

戴上手套，蘸上少许小苏打，可以把洗衣机里的每个细小的地方都清洗得干干净净。

1 用手套蘸小苏打

先找一个手套，最好是软布料和吸水性好的，把手套戴上，蘸取适量小苏打粉末。

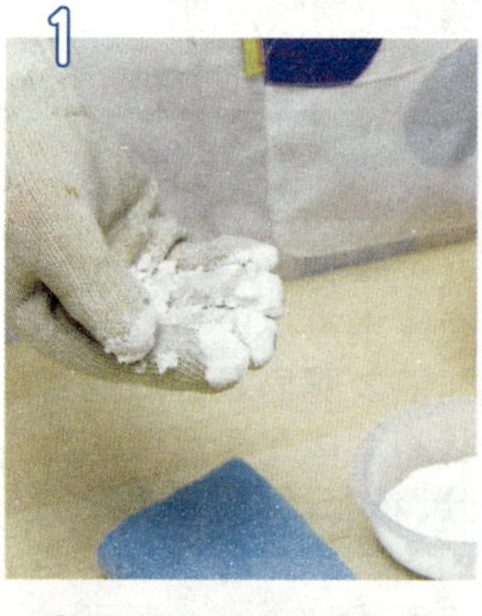

2 戴着手套清洗内槽

找一个盆子，将盆子里倒满水，将蘸有小苏打的手套再蘸些水，然后对洗衣机的内槽进行清洗，最后用清水将洗衣机冲洗干净就可以了。

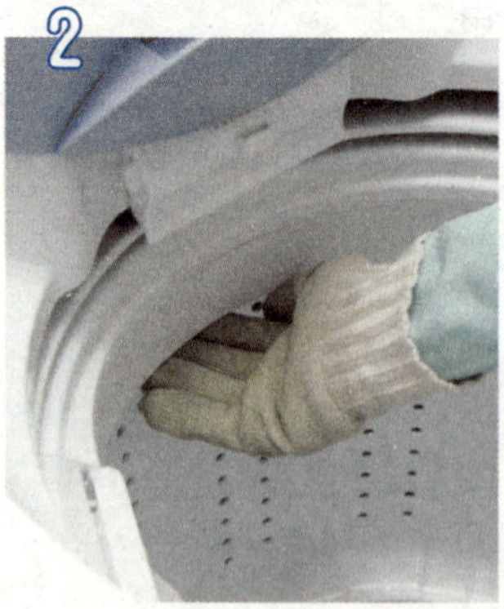

小贴士

·洗完衣服后打开盖子·

洗涤结束后，从洗涤槽里取出衣服，然后打开盖子让其自然干燥。

洗涤槽的真菌

所需时间 30分钟

清洗要领：

定期清洁，防止真菌滋生

清洁用品：

无毒洗涤剂

真菌喜欢温度高、营养丰富的地方。洗涤槽里面附着洗衣后残留的肥皂沫，能使真菌繁殖，特别是洗涤槽里面的污渍不能直接被清除，因此容易滋生真菌。

洗涤槽的里面有看不见的黑菌和肥皂沫。使用无毒净白剂清洁，将无毒净白剂溶液在洗涤槽中放置一晚，第二天再进行清洁。

1 将热水注入高水位处

将热水注入洗涤槽的高水位处。这个时候要按照说明书确认洗衣机的耐热温度，注意不要过热。（一般50℃左右）

2 放入无毒净白剂

在洗涤槽中放入无毒净白剂500～800克溶解于热水中。让洗衣机旋转3分钟，混匀。无毒净白剂的量可根据洗衣机的容量调节。

3 旋转后放置一晚

旋转3分钟之后放置一晚，这时可将附着污渍的浴室小物等放入洗涤槽，一举两得。

4 第二天排水和脱水

第二天，让洗衣机旋转3分钟后排水和脱水，注入干净的水。此过程重复两次后，洗涤槽中就没有残留的污渍了。

1

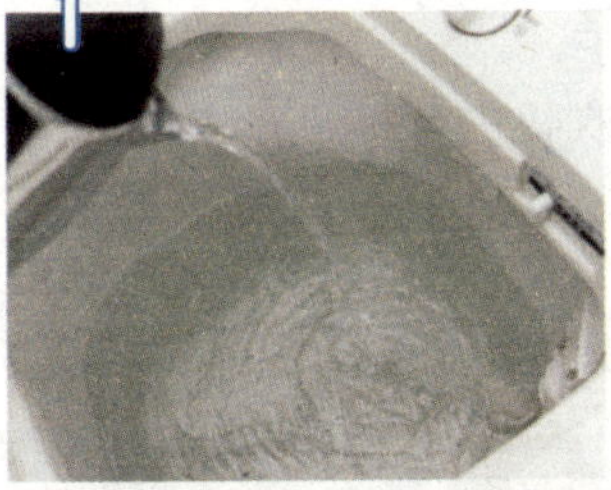

2

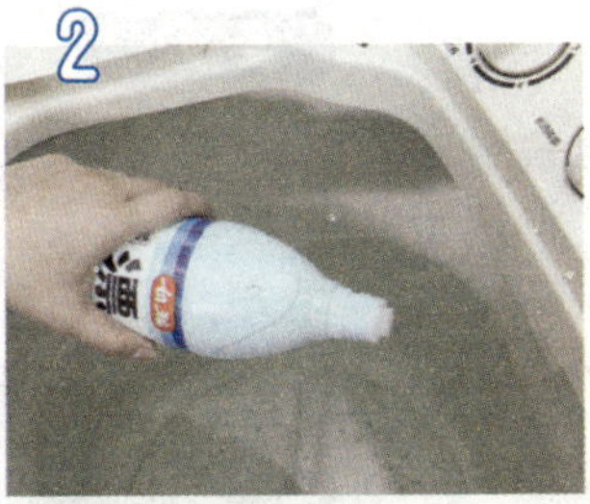

3

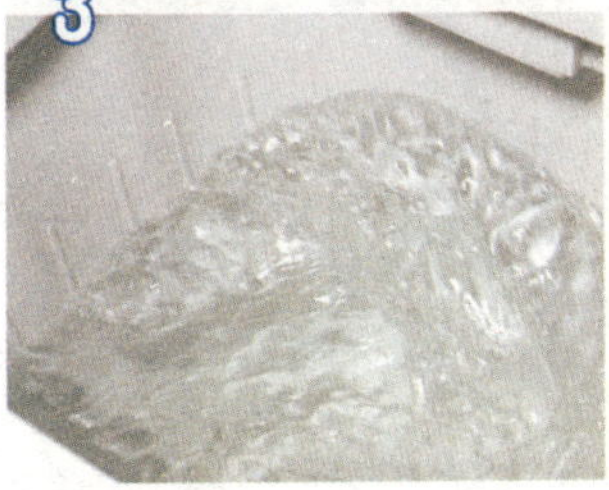

4

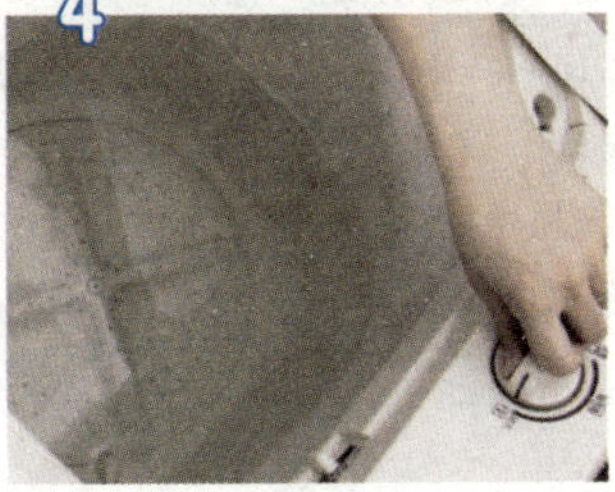

小贴士

·使用醋清除污渍·

想让洗涤槽干净，如果时间有限，可直接将醋倒入洗涤槽内旋转，既可以有效去除污渍，又有除菌的效果。

洗衣机的清洁窍门

洗衣机的使用条件比较严格，应在湿气小、通风好的地方使用。洗衣机内外的污垢，可以用湿布蘸些洗涤剂擦洗干净。洗衣机的清洁与保养还应注意下列几点：应经常注意洗衣机机身的清洁，尽量避免磕碰划伤；洗衣机使用了很多塑料配件，不能用汽油和强碱清洗，也不要接触有机溶剂和发油等化学药品，否则会使塑料件变色或变形；塑料表面可用干布涂以牙膏或抛光膏擦洗，保持光洁；最后洗衣机每次使用后，一定要排尽管中剩余的水，否则将影响排水管的使用寿命。

洗涤小物品

所需时间 30分钟

清洗要领：

2～3个月清洁一次

清洁用品：

液体肥皂　旧牙刷

塑料制品的洗涤小物品，使用的时候容易产生污渍。因为细小的部分光擦拭是不能清除的，污渍严重的时候用低浓度液体肥皂溶液浸泡。

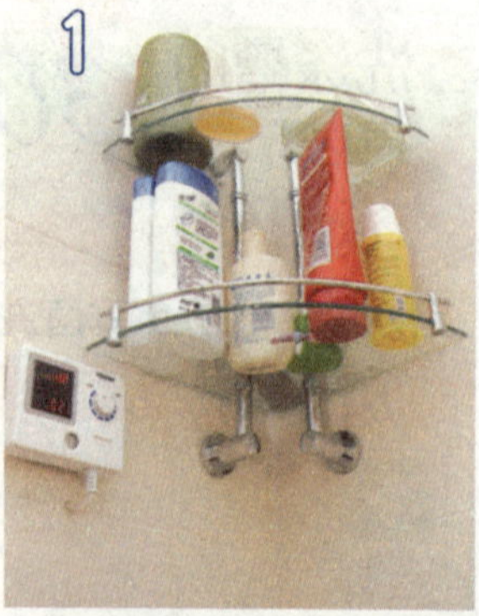

1 用液体肥皂溶液浸泡

将洗涤用的小物品归集到一起，放入到浅筐里倒入肥皂溶液浸泡30分钟，残留的污渍用旧牙刷擦拭，完成后用水清洗。

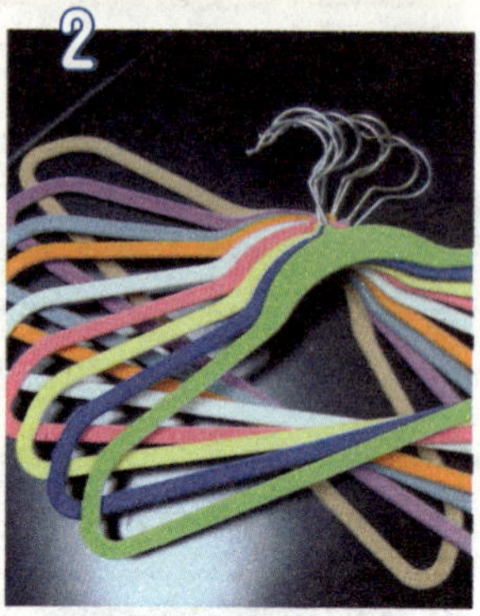

2 晾衣架在浴缸中清洗

晾衣架可放到浴缸中清洗，那样比较方便，注意不要划伤浴缸。

Tips 保养洗衣机的三个要领

洗衣机的保养很重要，不光是洗涤槽，机体的外侧也要时常擦拭，另外，给水过滤器也应该好好保养。

要领1　使用后马上清洁

洗衣机即使使用一次，内部也会有污渍堆积，洗涤结束后拿掉过滤器，清洗干净后再插入过滤器。

要领2　检查排水过滤器

如果洗衣机中不知不觉就有水出来，那就应该检查排水过滤器。排水过滤器的真菌等垃圾，用旧牙刷擦拭，使污渍脱落。

排水过滤器清洁的时候一定要参照说明书，若突然拿掉排水过滤器，水就会飞溅。

要领3　排水管和外侧要定期进行清洁

排水管和洗衣机的外侧要时常用湿布擦拭。特别是排水管，它是直接接触水的地方，容易产生真菌，可以用清洁布蘸取少量的液体肥皂擦拭。

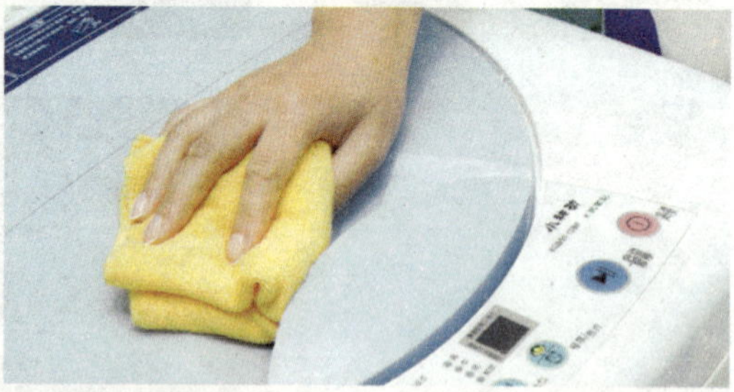

巧用收纳物品减少浴室污渍

每天清洁容易产生污渍的浴室很麻烦，为了避免浪费不必要的时间，下面介绍一下利用收纳物品来减少污渍。

巧设支架

为了让洗手间的地板容易清洁，尽量不要放置多余的东西，所以应该使用支架。在座便器上边，不能碰到头的地方设置一个支架，放置清洁布和刷子等清洁工具，会很方便。

充分利用洗衣机

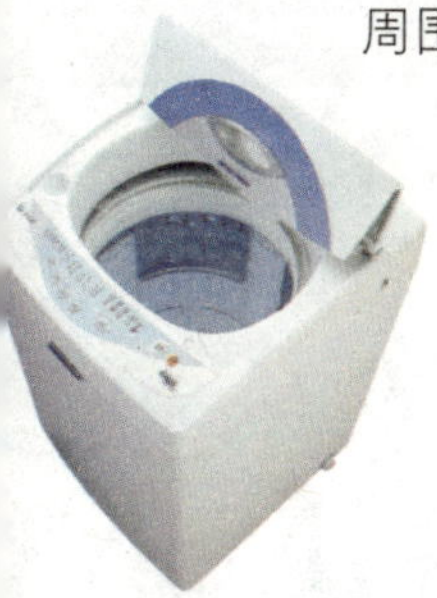

将洗衣机放置在洗面池周围，因为浴室里的东西很多，即使用收纳盒还是会放不下，应该有效利用洗衣机上边的空间。

利用可以折叠的收纳箱

在洗面池窄的情况下，没有地方放置收纳箱，这个时候利用有滚轮的可以折叠的收纳箱就很方便了。

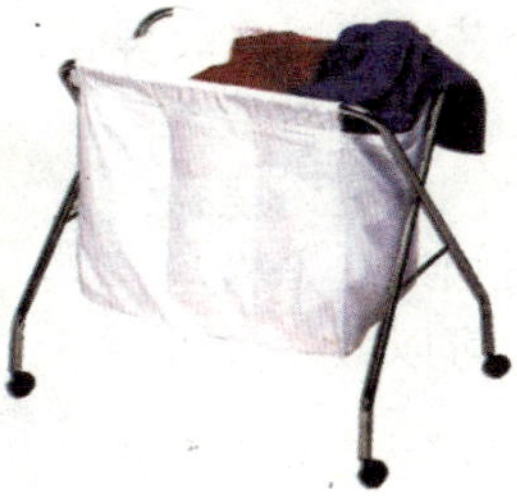

用收纳盒减少洗面池的污渍

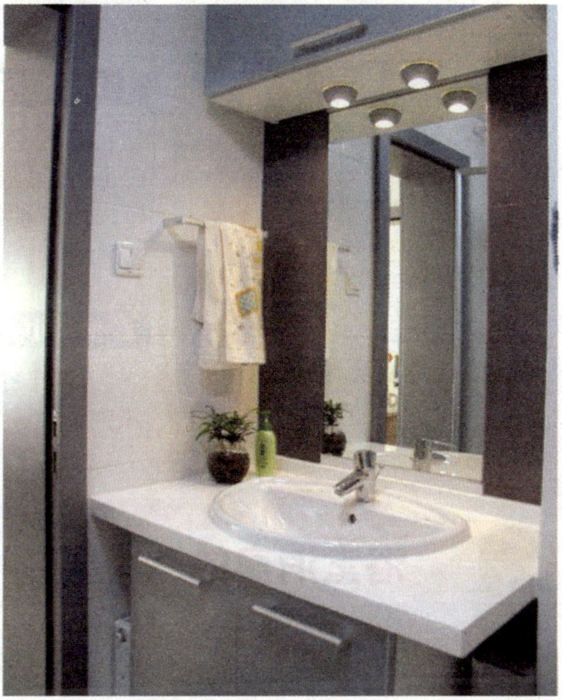

因为洗面池附近的小物品很多，容易杂乱无章，应该将它们整理后放入收纳盒中，这样就方便清洁了。

整理时首先将化妆用品、洗发用品和毛巾分类，将它们放在空盒子里再放入洗面池下面的柜子里，这样就容易清洁了。

使用化妆品时偶尔会有液体流出，所以使用后应检查，擦拭干净后再放入盒子里。

放置不锈钢架子

浴室用的洗发水、沐浴露、澡巾等收集到不锈钢的架子上比较好。不锈钢制品不容易产生黏液，擦拭起来也比较容易。

【浴室异味】

所需时间 1分钟

清洗要领：

用散发香气的物品消除异味

清洁用品：

醋水

浴室若稍微不注意就会产生异味，会使心情很不愉快，其实日常生活中的一些小物品，如蔬菜水果甚至调味品都可以成为消除卫生间异味的物品。如干燥的花、叶等都是很好的储存香气的物品，调味料也是不错的除臭剂，如醋、香叶、桂皮等都能散发出宜人的香味。将柠檬皮或泡过的干茶叶放在浴室里，异味也会很快消失。

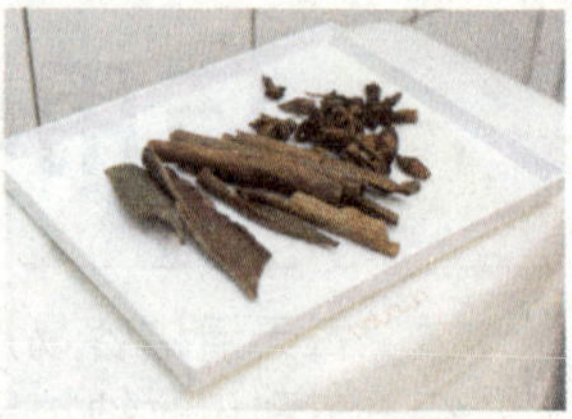

小贴士

·巧止冲厕臭味·

楼上住户冲厕，自家也会跟着出现臭味时，则可能是厕兜通往屋外的管道破裂了，需要将一块铁纱网包住破裂处，再用水泥涂上，待干后，情况就会有所好转。

1 用绿色蔬果除臭

将绿色植物和水果放在卫生间里，如苹果、梨等，这样能散发香味，环保又健康。

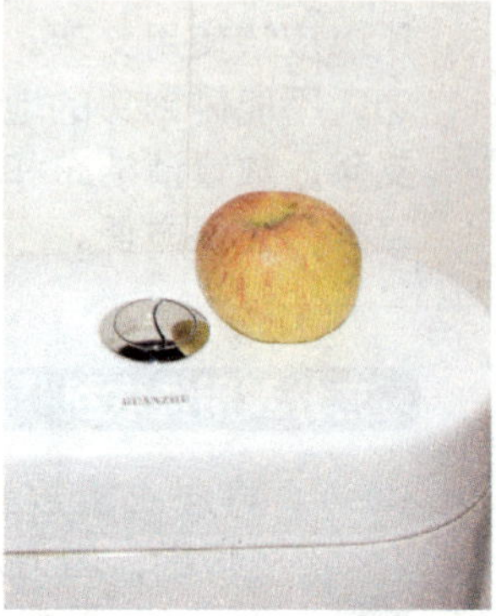

2 使用小香贴

使用各种小香贴或除味剂。

Tips 浴室消臭的三个要领

浴室的异味主要是排泄物的氨气。每次使用后应立刻进行顺手清洁，可以预防异味的产生。有时排泄物也会迸溅到马桶垫上，这也是异味产生的原因，所以要仔细的清洗马桶垫。

想使异味完全消失的方法就是使用消臭剂，醋、小苏打和精油都可以用作消臭剂。

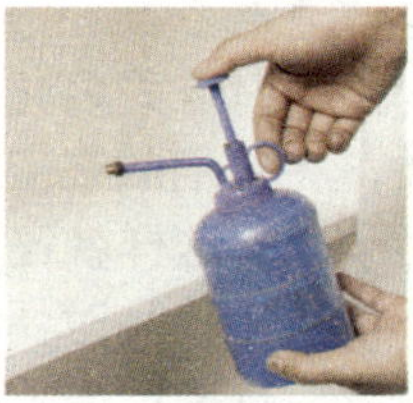

要领1 使用后马上喷洒醋水

醋不光有去除污渍的作用还有除菌消臭的功效。冲水后往便器里喷洒醋水不仅可以除去污渍还可以消除异味。

要领2 用精油芳香剂除臭

喷洒精油芳香剂不仅散发香气还有除菌效果。可以根据喜好选择薄荷、桉树、柠檬、薰衣草等精油，喷洒一下即可轻松消除异味。

要领3 将小苏打放置在角落里

市场上的消臭剂多为覆盖臭味的香味，而小苏打可以吸收异味，从根本上去除异味。将小苏打放入玻璃瓶中，放在浴室角落里，再加入几滴喜欢的精油，可以散发令人舒适的香气。

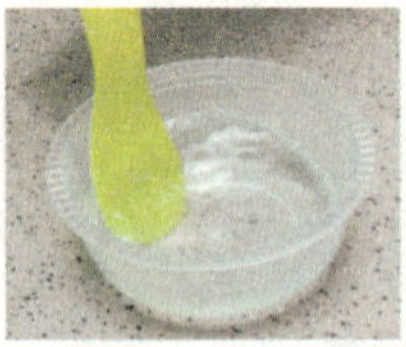

Part 3

厨房的无毒清洁

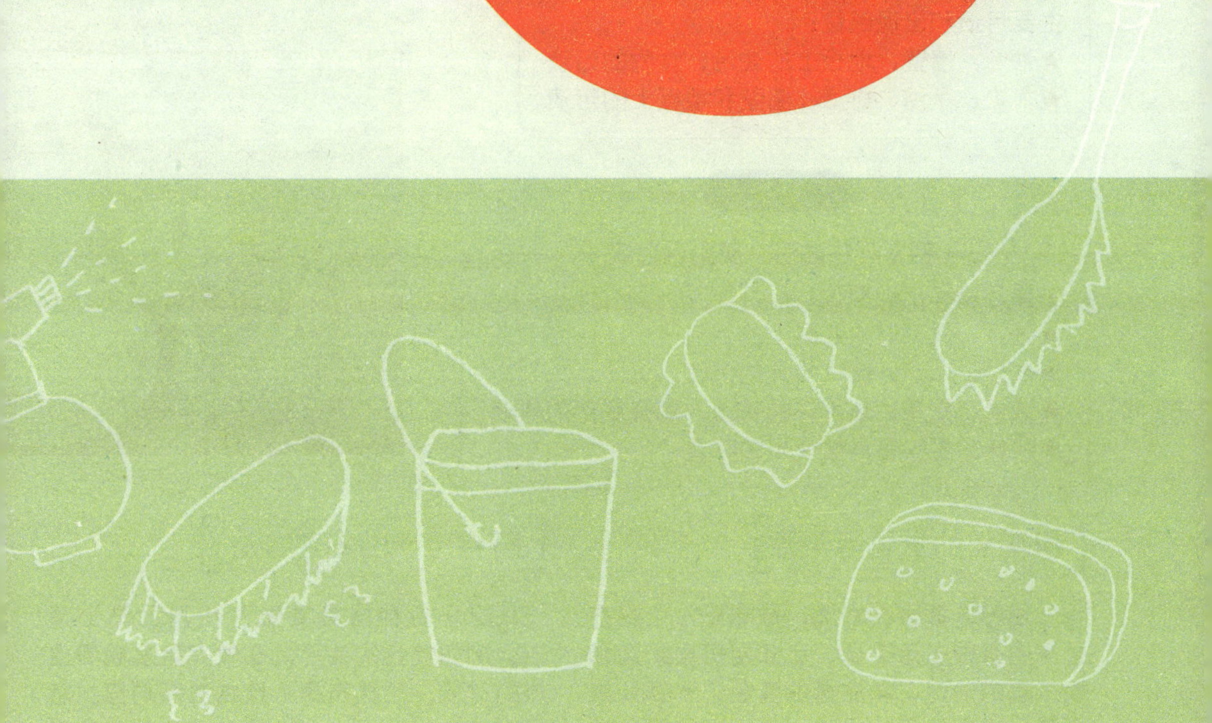

厨房清洁的基本事项

厨房每天都需要清洁，但反复收拾的厨房总是在不知不觉间堆积着灰尘。

主要污渍和出现部位

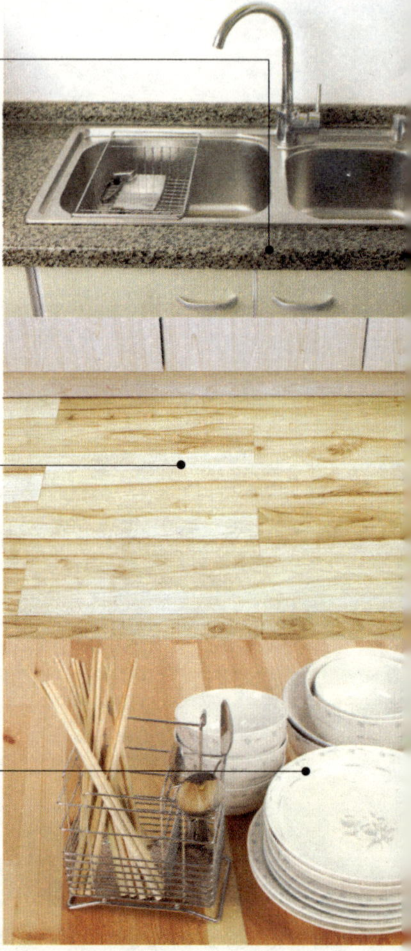

洗涤槽

因为常沾水，容易产生水垢和真菌

主要污渍和出现部位：

★灰尘、水垢：洗涤槽、水龙头周围的灰尘和污渍

★真菌、黑渍：洗涤槽、水龙头的污渍

★斑点：不锈钢的洗涤槽上附着的斑点

★汤渍：导致排水口的异味

墙壁、地板

容易产生油污和手渍

主要污渍和出现部位：

★油污：墙壁、地板上的油污、食物的污渍

★灰尘、手渍、斑点：墙壁和地板上的污渍

餐具

容易产生油污、灰尘等污渍

主要污渍和出现部位：

★油污：做菜时的器具上的污渍

★灰尘、水渍：玻璃器具的污渍

★茶渍、黑渍：热水杯的茶渍、陶瓷底部的黑渍

★异味：塑料餐具散发出的味道

厨房里的主要污染源

油污、真菌、水渍、异味等污染物在厨房中有很多污染源，比如厨房里炉灶和换气扇的油污、洗涤槽的真菌、水锈和黑渍等，还有垃圾的异味，每天保持厨房的清洁很重要。

厨房污渍的处理方法

厨房各种器具要做到使用后马上清洁。例如灶台的油污，在做完饭后趁着温热的时候，用抹布蘸上植物洗涤剂擦拭就可以清除干净了。洗涤槽在清洗餐具的时候也可以一起清洗。

料理台

各种各样的油污

主要污渍和出现部位：

★油污：料理台、橱柜、吊棚的污渍

★真菌、黑渍：料理台、食物的污渍

★灰尘、手渍：料理台、橱柜、吊棚的污渍

吸油烟机

容易形成固态油污

主要污渍和出现部位：

★油污：吸油烟机黏糊糊的污渍

★灰尘：吸油烟机上积落的灰尘

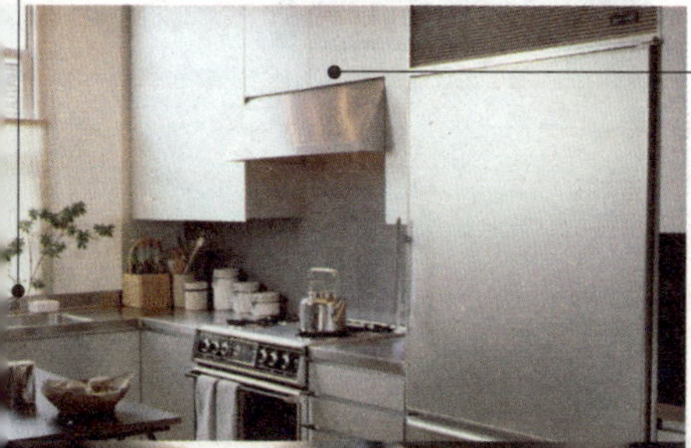

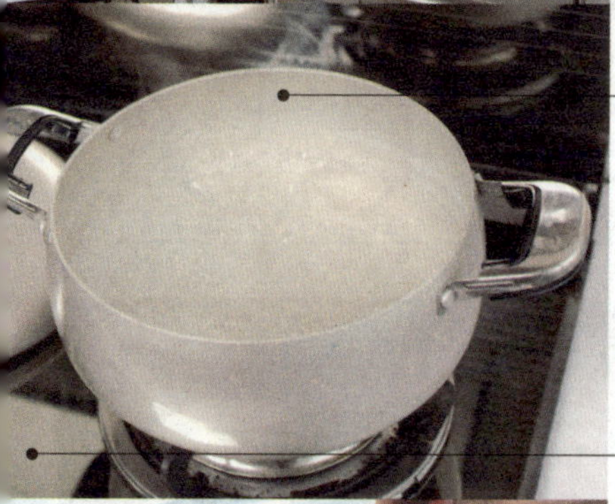

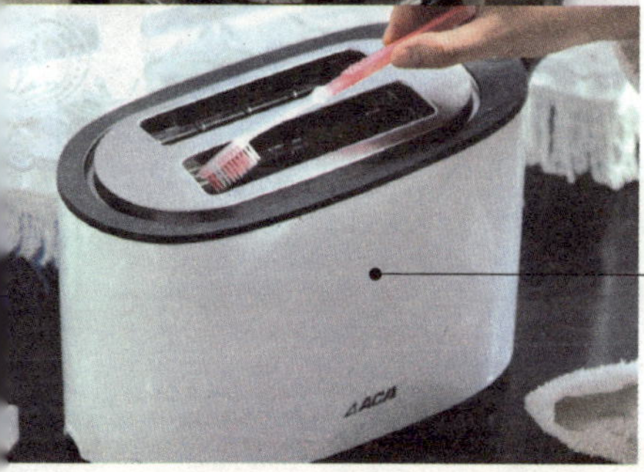

烹饪工具

容易形成焦煳和真菌

主要污渍和出现部位：

★油污、焦煳：平底锅、水壶的污渍

★真菌：菜板、清洁布上的真菌

★斑点：铜锅生锈而产生斑点

燃气灶

小心形成永久性油污

主要污渍和出现部位：

★油污：燃气灶、点火把手、周围的墙壁、窗户的污渍

★焦煳：器具里粘因烧焦而产生的污渍

厨房的家电

内外都易产生污渍

主要污渍和出现部位：

★油污：厨房家电的油污

★焦煳：电磁炉、烤面包机的污渍

★水渍：水壶、咖啡壶里的污渍

★灰尘、手渍：家电上的污渍

[厨房污渍的清除策略]

首先分清厨房各器具的污渍类型，然后有效利用各种清洁工具和清洁剂，尽量不花费太多的时间，让打扫厨房变成轻松愉快的一件事。

餐具

喜欢享用美食但讨厌清洗餐具的人有很多。厨房餐具若没有正确的清洗方法，的确会给人们带来很多麻烦，下面教您如何轻松清洗餐具。

污渍的种类有哪些

油污、水渍、灰尘

餐具上的污渍主要是食物残留的油分，附着油污的餐具增加了清洗难度。另外还有咖啡杯、茶杯上的污渍以及玻璃杯上附着的灰尘等。

有效的清洁方法是什么

一般都用醋或小苏打清洗，较轻的污渍直接用清水洗就可以了。

清洗餐具时，最好选用对身体和环境都无害的醋或小苏打，不要太依赖洗涤剂，有时候用清水洗杯子也很干净。

例如用小苏打清洁玻璃器具上的灰尘，用醋擦拭不锈钢器具效果都好。小苏打和醋不光用于餐具的清洁，还被广泛用于厨房内各处的清洁。

清洗餐具的具体方法

1.首先清除主要污渍

要提高清洗餐具的效率首先应该去除油污和剩余的残渣，用抹布清洗。

抹布是最合适的擦拭工具，使用起来很方便，事先清除明显的污渍可有效地节约水的用量，处理完之后再将餐具放到洗涤槽里统一清洗。

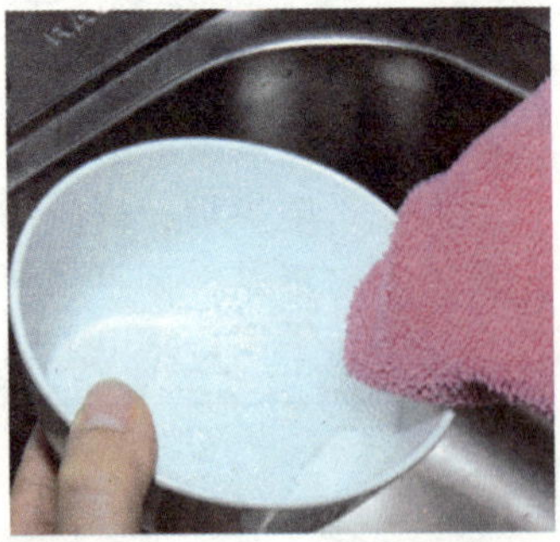

清洗餐具工具

· 清洁布 ·

· 碎布 ·

（旧的T恤和衬衫剪成10～15厘米的方形）

· 柔软的面纸或水果皮 ·

也可以用橘子皮或者是泡过水后茶叶等擦拭。

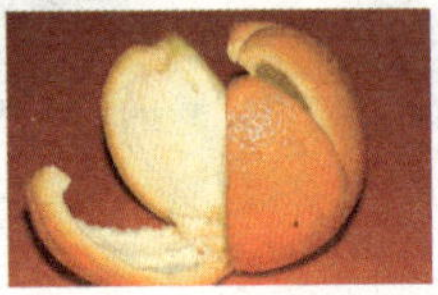

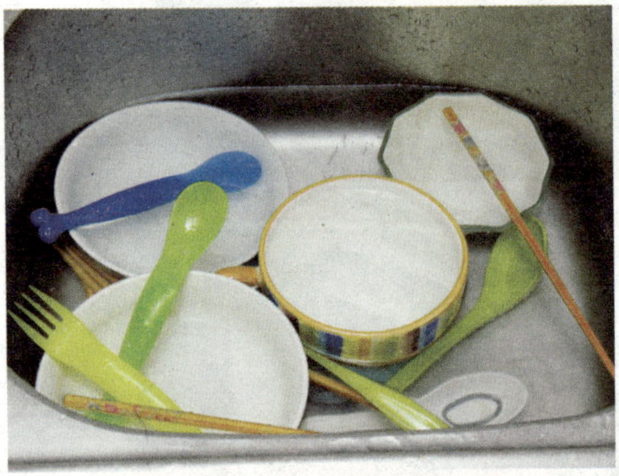

未能及时清洗的餐具要先用水浸泡

使用餐具后应该马上清洗，可是如果不能及时清洗，就先用水浸泡着，防止污渍变干后不易脱落，用水泡后的餐具，污渍就很容易清洗了。

2.选择较粗糙的海绵

低浓度无毒净白剂就有很强的清洗力，而且很容易起泡沫，选择比较粗糙的海绵配合使用，效果更好。

清洗餐具的基本用品

· 小苏打 ·

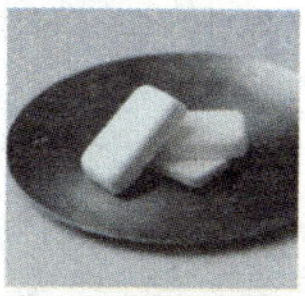

有固态和液态两种，比较方便使用的是液态小苏打。

· 植物泡沫洗涤剂 ·

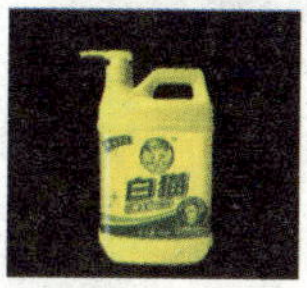

植物液体洗涤剂很容易起泡泡，用起来很方便。

· 粗糙的海绵 ·

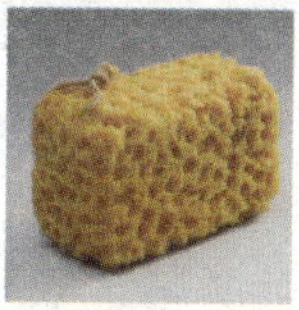

含有较多空隙的海绵，容易起泡泡。

3.清洗餐具的顺序

首先清洗污渍少，容易清洗的餐具。玻璃杯、碗和筷子等要和有油污的餐具完全分开。可将玻璃杯直接放在水槽里清洗，然后清洗汤碗，最后清洗有油污的容器。海绵在清洗过程中是必要的，它有很强的洗涤力，清洗时容易起泡沫。

选择合适的洗涤剂

虽然合成洗涤剂仍无法被植物清洁剂所取代，用合成洗涤剂清洗后，容器很光滑，但是那是合成洗涤剂残留的薄膜，即使2～3周后也很难洗净，所以应该使用具有研磨力的植物清洁剂。

清洗顺序

1. 污渍少且容易碎的玻璃制品
2. 用清水就可以洗的木制筷子和碗
3. 没有油污的餐具
4. 有油污的餐具

4.最后用清水冲洗餐具

用海绵清洗餐具，先将擦拭过地带着泡沫的餐具放在洗涤槽边上，即使重叠在一起也没有关系，最后用清水一个一个冲洗，这样就不会有污渍附着了。

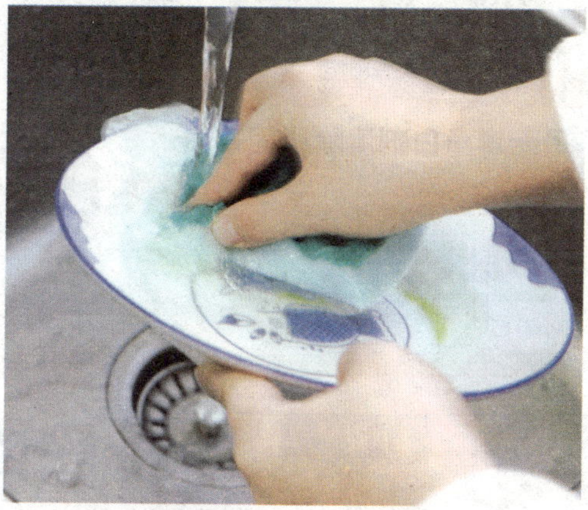

用植物清洁剂清洗餐具

使用洗碗机的时候，可以不用清洁布了，如果需要使用洗涤剂，最好使用植物清洁剂。

玻璃杯

所需时间 3分钟

清除要领：

清洗完毕后再用热水冲洗

清洁用品：

小贴士

·刻花玻璃器皿用醋清洗·

刻花玻璃如果暗淡无光泽就用含醋的抹布清洗，洗完后自然风干，杯子的底部里可用棉棒蘸醋清洗。

很多人认为清洗玻璃杯很麻烦，即使用洗涤剂洗干净了，风干后玻璃杯表面仍不光亮。为了避免这种情况，清洗后用40℃左右的热水冲洗下，问题就解决了，还可以用小苏打洗涤，效果也不错。

1 蘸小苏打擦拭

清洁布用水蘸湿之后蘸小苏打膏擦拭玻璃杯。

2 用热水冲洗

洗完后用热水冲洗再用棉棒擦拭杯子的底部外表，然后自然风干就可以了。

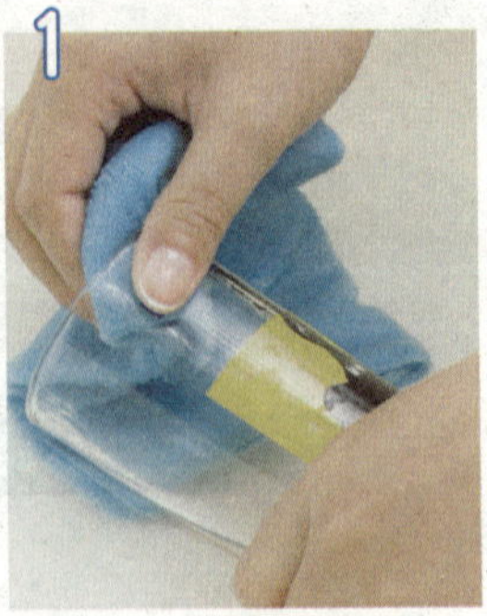

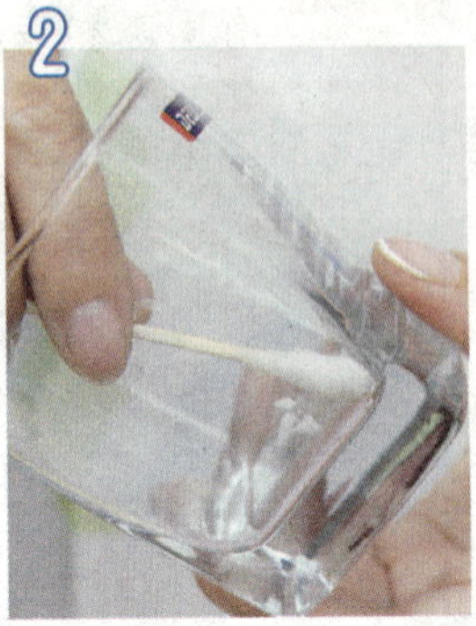

茶杯

所需时间 30分钟

清除要领：

用无毒净白剂清除顽固茶渍

清洁用品：

小贴士

·粗盐可以去除茶渍·

将茶杯用热水沾湿，用手指取适量粗盐放在茶渍处搓洗，然后用清水冲洗即可。

茶渍和咖啡渍属于较轻的污渍，用海绵蘸取小苏打擦拭就可以去除。若是较重的污渍可按下列方法处理。

1 将器具浸泡在兑入无毒净白剂的热水中

在清洗篮里放入低浓度无毒净白剂溶液，再加些热水，将器具浸泡在里面。

2 30分钟后用水冲洗

放入30分钟后用水冲洗即可，清洗篮上的污渍也会一同除掉，一举两得。

3 残留的污渍用小苏打清除

最后残留的污渍用旧牙刷蘸小苏打清除就可以了。

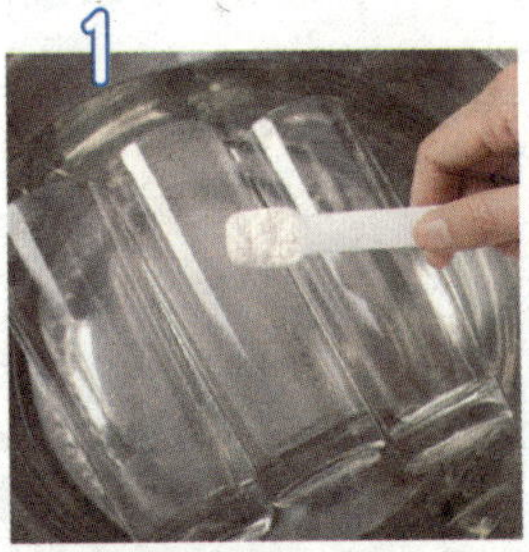

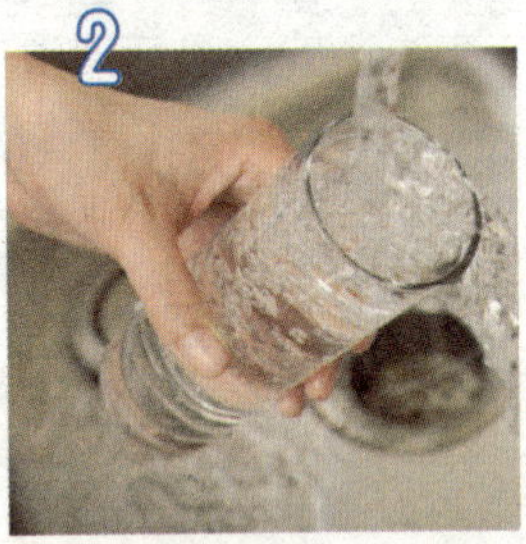

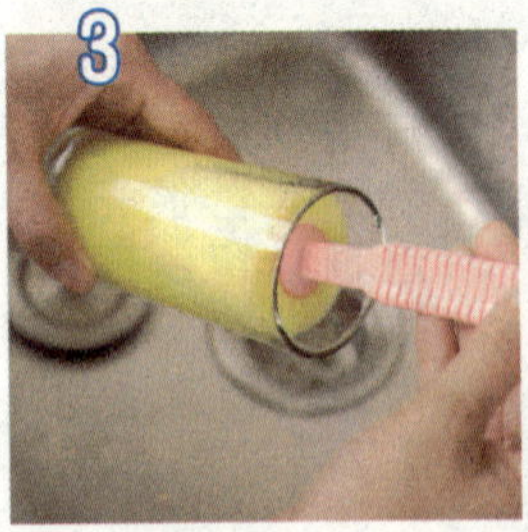

筷子和筷子盒

所需时间 10分钟

清除要领：

用小苏打去除筷子上的污渍

清洁用品：

小苏打

筷子和筷子盒用小苏打清洗很容易就会干净。小苏打的摩擦力很温和，所以不用担心会擦伤筷子表面。

1 筷子

筷子经常是油腻腻的，洗筷子时在水中放些小苏打就会省事儿得多。

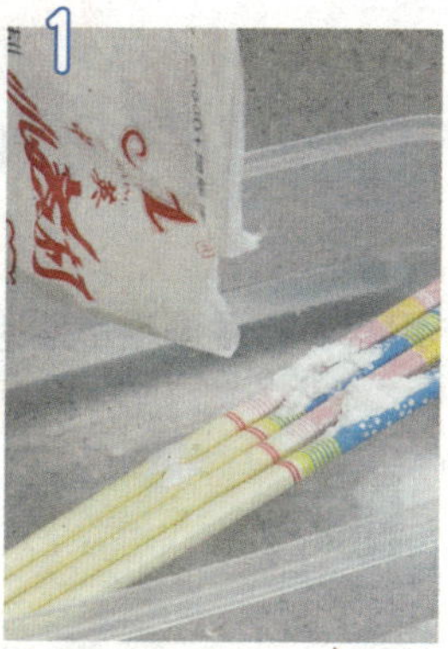

2 筷子盒

筷子盒也需要经常清洗。将小苏打粉末往筷子盒里倒一些，再向里面倒些温水，等待10分钟，用手清洗一下后，将水倒掉，最后用清水冲洗干净就可以了。

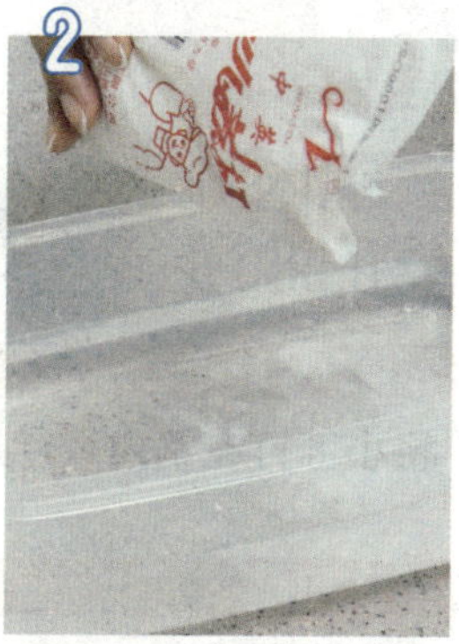

小贴士

·用醋除去水锈·

不锈钢的刀和叉子上的污渍主要是水锈，用小苏打摩擦之后，用布蘸着醋擦拭就会闪闪发光。

小器皿的清洁

所需时间 10分钟

清除要领：

用小苏打进行清洗

清洁用品：

小苏打

许多女性喜欢购买一些非常漂亮的小器皿，让生活变得更加充满情趣，可是时间长了，这些小器皿就会沾满厨房的油烟污渍而变得发黏。

1 将小器皿浸泡在小苏打溶液里

在1升热水中放入4大勺小苏打，兑成溶液后，将小器皿放入小苏打溶液中浸泡。

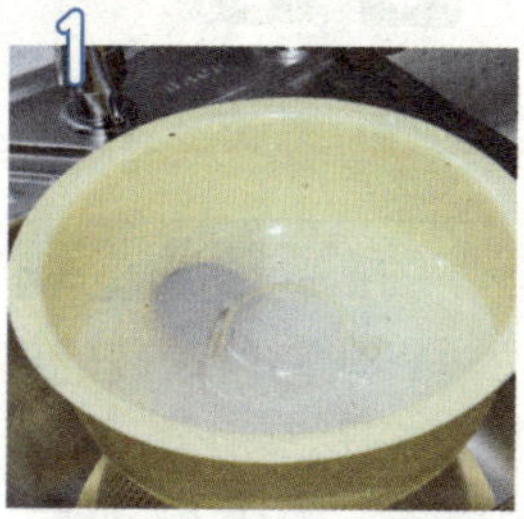

2 用清水冲洗晾干

放置一会儿后，再用清水冲净。

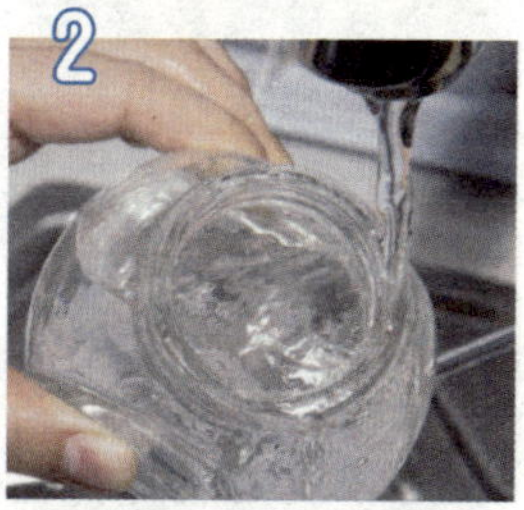

3 晾干即可

有盖子的打开盖子，将它晾干就会干净如新了。

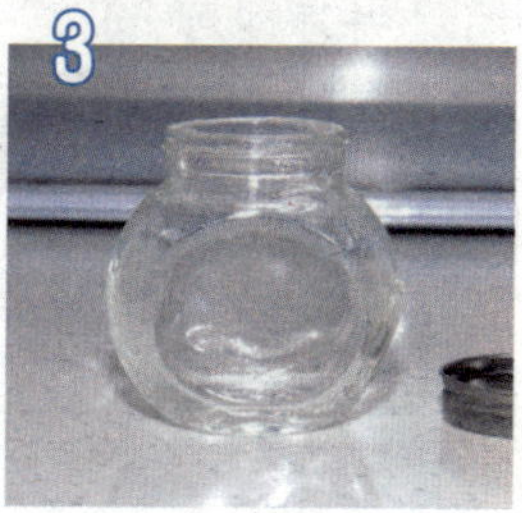

小贴士

·用青菜碎片去除异味·

青菜碎片有除臭的作用。容器中放入卷心菜外侧粗糙的叶片，半天或者一天就可以消除异味。

【茶壶】

所需时间 30分钟

清除要领：

用小苏打浸湿毛巾清除顽固茶渍

清洁用品：

小苏打

如果茶壶用久了，茶壶表面就会变成咖啡色或黑色，很难清洁干净。可用少许小苏打加水将毛巾浸透铺在壶上半小时，再用清洁剂清洗即可。

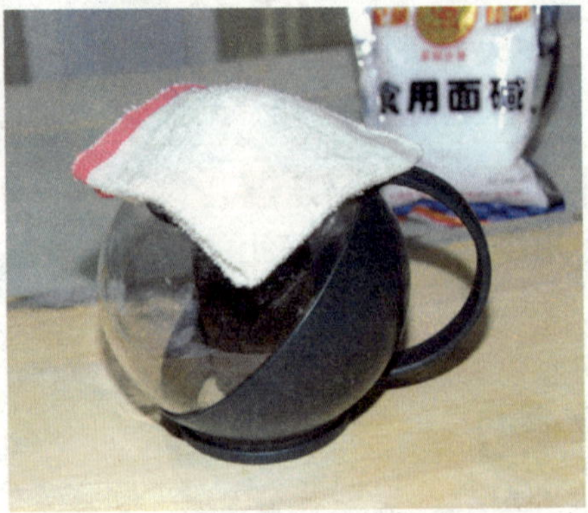

【锅内侧的油污】

所需时间 8分钟

清除要领：

将小苏打在锅内煮沸后再清洗

清洁用品：

小苏打 海绵

锅内黏糊糊的污渍时间越长越难去除，应该早点清除掉，在水里加入小苏打煮沸就可以清除油腻污渍。

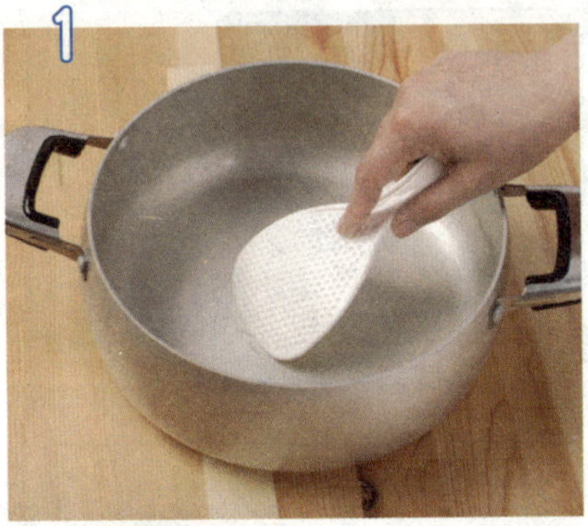

1 用水泡一会

将食物残渣用橡胶铲子清除，然后用水泡一会儿。

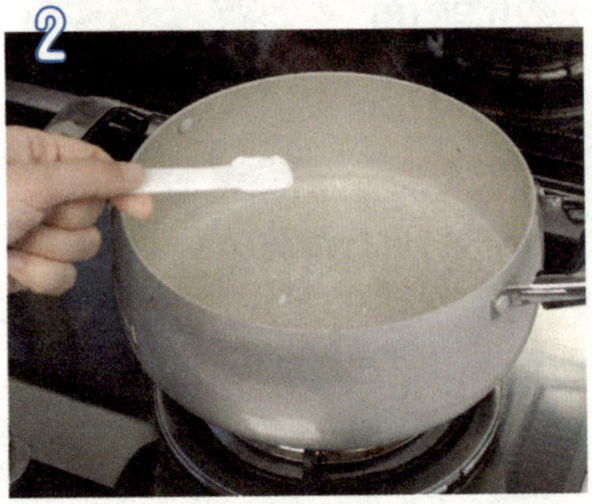

2 将小苏打煮沸

取半勺小苏打放在锅里，然后加水煮沸。

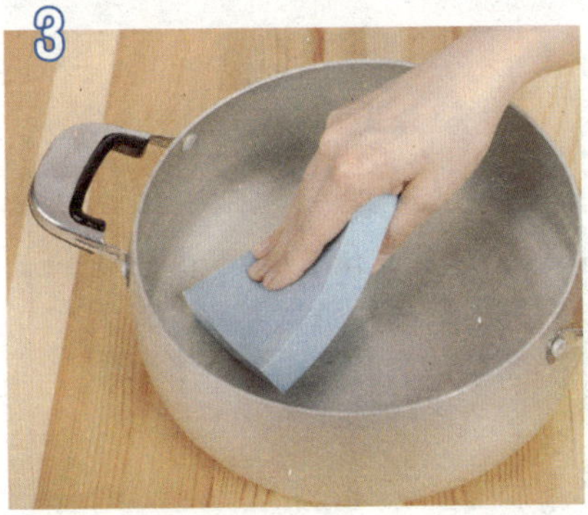

3 用海绵清洗

将锅里的脏水倒掉，用海绵蘸取小苏打清洗，最后用水冲洗干净就可以了。

小贴士

·塑料碗碟的清洗·

盛菜的器皿一般用瓷器碗碟较好，不过洗时较滑，容易打碎。有的家庭也常用不易碎的塑料碗碟。清洗塑料碗碟时，不能用去污粉擦洗，同时也不能像处理瓷器碗碟那样放在炉火烧煮，可用湿布蘸取洗洁精擦拭，然后用水冲净即可。

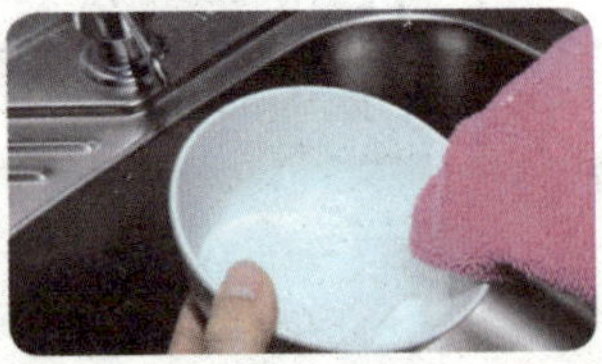

【锅外侧的焦糊】

所需时间 15分钟

清除要领：

用醋和小苏打混合溶液中和污渍

清洁用品：

小贴士

黏糊糊的污渍可以用湿布清除

污渍很严重的时候用湿布蘸取小苏打和醋水擦拭，将污渍分解后，就会很容易去除了。

趁锅温热的时候用海绵去除污渍是很容易的，剩下难处理的焦糊就用醋和小苏打，中和污渍。

1 制作小苏打溶液

用一个小容器将小苏打粉末配制成溶液。

2 用牙刷刷洗表面

拿一个旧牙刷蘸取小苏打溶液，并对锅的表面进行刷洗。

3 用抹布擦拭

用水将锅冲干净，最后用一块干净的抹布将锅擦干。

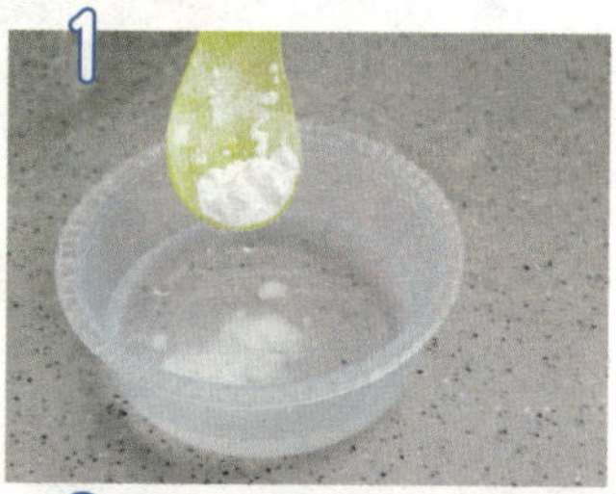

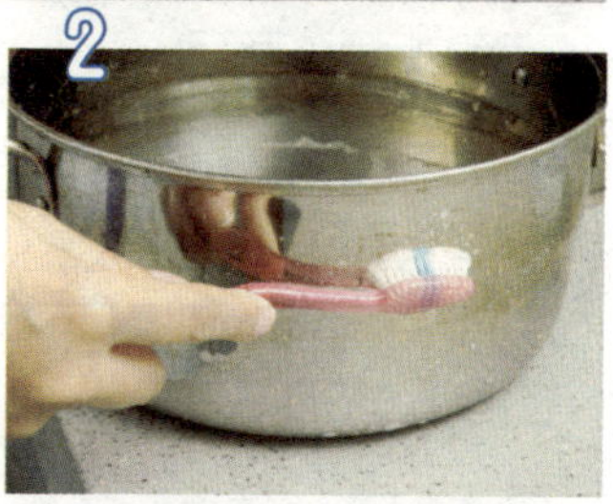

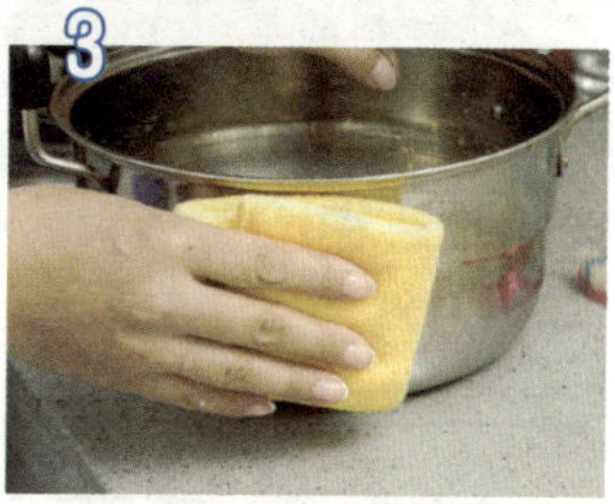

Tips

根据锅的材质选择处理方法

锅有不锈钢、铝、铁、铜、陶等各种材料制成的，一般情况下，用小苏打和海绵就可以清洗干净。

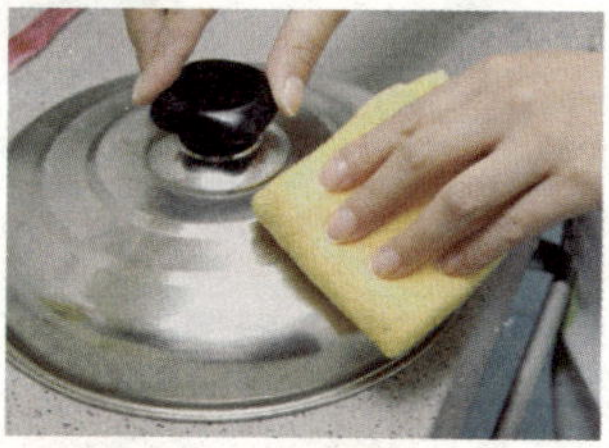

铁制锅

清洗完成后要擦干

因为铁锅很容易生锈，清洗后为防止生锈，首先让锅变干，然后在锅中涂上一层色拉油。不用的时候放置干燥的茶包，可以防锈。

砂锅

注意不要用水浸泡

砂锅不要浸泡在水中，否则容易产生裂痕，所以要用流水冲洗。另外要擦干锅底的水分，若锅底潮湿时用火烧会产生裂纹。

搪瓷锅

热的时候不要放在洗涤槽里

容易产生划痕，最好用海绵清洗，因为不能抵抗温度的急骤变化，所以热的时候不能放置在洗涤槽中。

铜锅

容易生锈，可用醋擦拭

铜锅会产生铜锈，是种很独特的绿色真菌，用抹布蘸上醋水擦拭会很干净，然后用水清洗，充分干燥，另外，锅的内侧容易产生焦油，注意平时用火的大小。

平底锅

所需时间 2分钟

清洗要领：

烹饪结束后马上清洗

清洁用品：

海绵　小苏打　旧牙刷

为了不使锅底划伤，建议使用海绵清洗。由于平底锅的材质很特殊，清洗时，注意不要划伤表面。

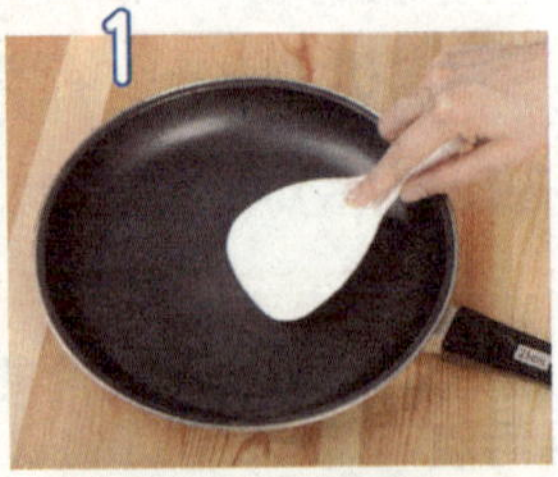

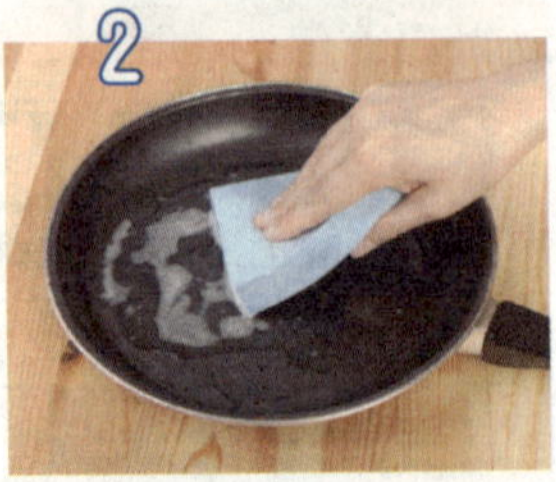

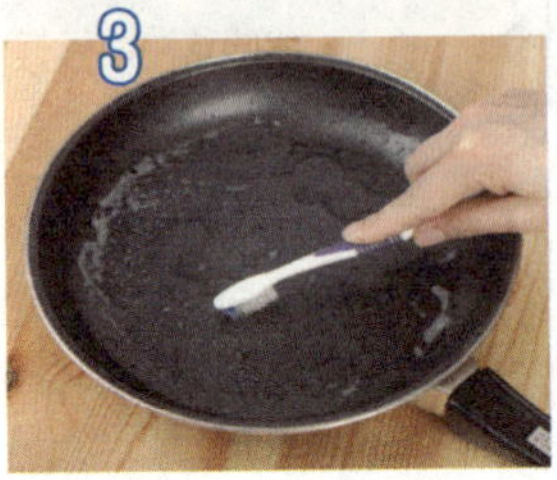

1 用橡胶铲子初步处理

趁着平底锅温热的时候用橡胶铲子去掉污渍。

2 用热水和海绵清洗

用海绵蘸取小苏打擦洗，若过于用力清洗会划伤表面，所以要注意。

3 用旧牙刷清除余垢

剩余的污垢用旧牙刷蘸着小苏打溶液清洗，清洗完后用清水冲洗，最后擦拭干即可。

小贴士

·铁制平底锅的清洁·

铁制的平底锅能吸油，所以清洗时不使用洗涤剂也可以。首先用橡胶铲子清除脏物，然后用热水清洗污渍，最后把水擦拭干净，使表面的水完全蒸发。

砂锅

所需时间 15分钟

清洗要领：

将小苏打煮沸后清洗

清洁用品：

小苏打　海绵

1 煮沸小苏打

在砂锅里放入水，然后加入3匙左右的小苏打，将水煮沸。

2 用海绵刷洗

用海绵将砂锅内部好好地刷洗一下，这样残留的污迹就很容易清除了。

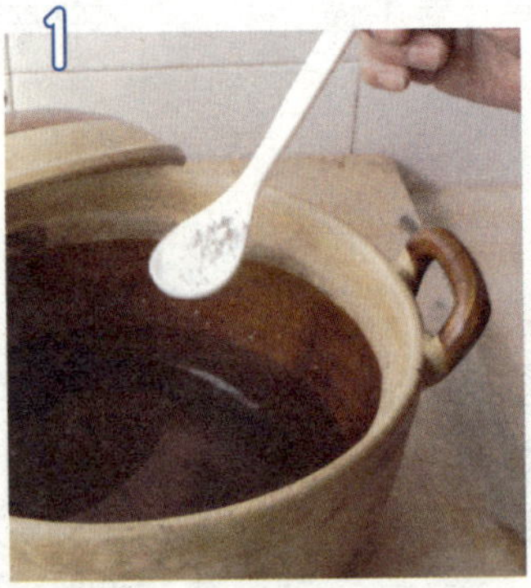

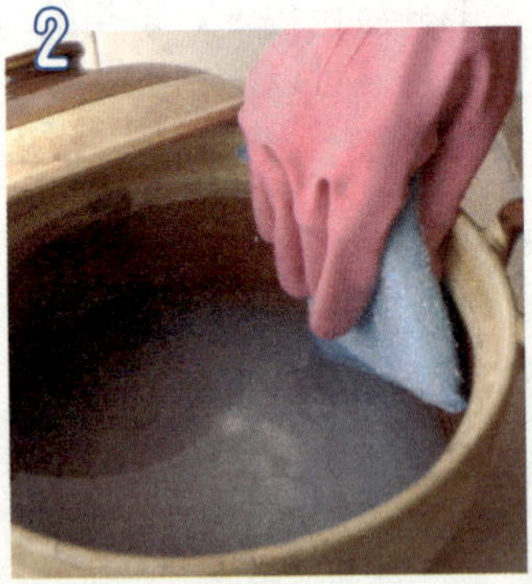

小贴士

·砂锅清洗小妙招·

砂锅的锅底特别容易变黑，可将水中加入小苏打和醋，用浸泡过小苏打醋水的湿布擦洗锅面，不能用刷子刷，否则容易损坏砂锅。

玻璃锅

所需时间 3分钟

清洗要领：

用温水清洗

清洁用品：

小苏打 清洁布

用玻璃锅做饭时，应将锅的外侧水分擦干后再放置火炉上。清洗玻璃锅时，不可用热水突然冲洗，应用温水清洗。用清洁布蘸着小苏打擦拭，然后用清水冲洗干净即可。

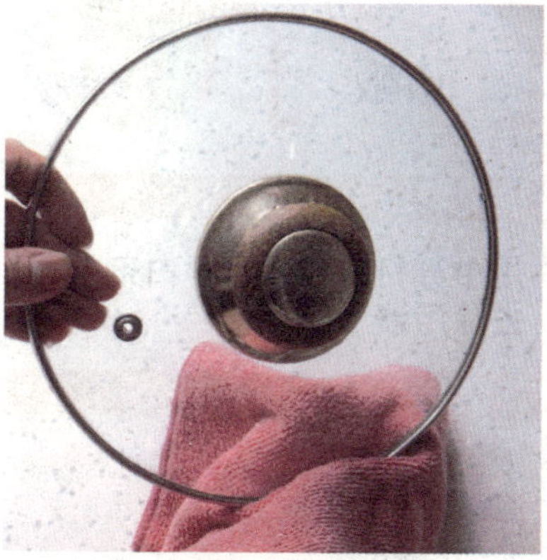

热水瓶

所需时间 20分钟

清洗要领：

用小苏打水浸泡去除异味

清洁用品：

小苏打

热水瓶因为长期使用会出现异味。先往水瓶中倒入一半以上的热水，然后将小苏打粉溶入其中。浸泡15分钟后，异味就会消除。

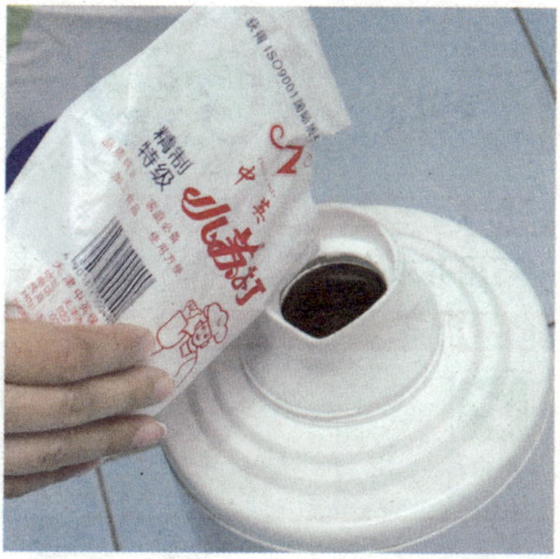

碗

所需时间 5分钟

清洗要领：

用小苏打溶液去除油污

清洁用品：

小苏打

碗上的油污是最多的，日常清洗很麻烦。用一盆温水将小苏打粉末溶在里面，然后将碗放在水里面浸泡5分钟左右，用手直接清洗，最后用清水冲洗干净就可以了。

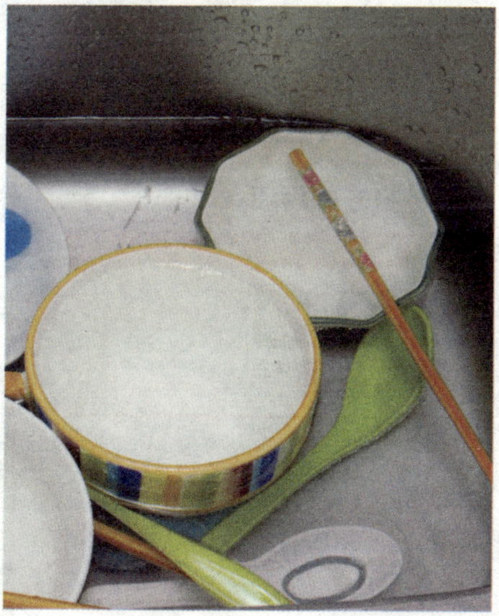

砧板

所需时间 3分钟

清洗要领：

用小苏打粉和无毒净白剂去除污渍

清洁用品：

小苏打　无毒洗涤剂

砧板经常使用会变得又脏又黑。将小苏打粉和无毒净白剂一起溶入热水中，倒在砧板上面，静置一会儿后用清水冲洗就可以了。

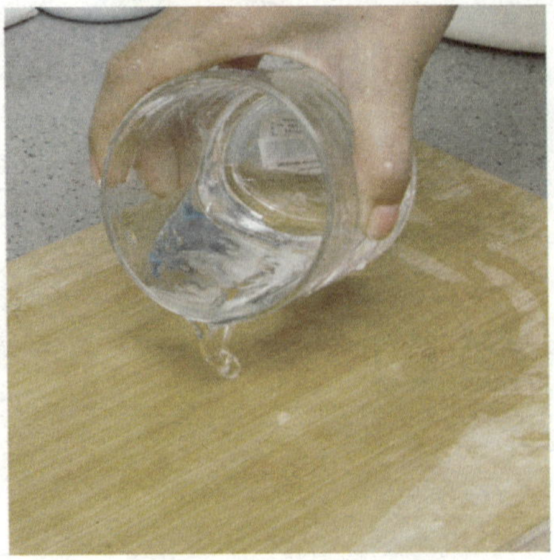

餐盘

所需时间 3分钟

清洗要领：

巧用芥末去腥

清洁用品：

芥末

盛鱼或虾的餐具，洗净后往往还会带些腥味。在刷洗盛过鱼的餐具前，先用芥末擦拭一下，然后再洗干净，即可去除鱼腥味。

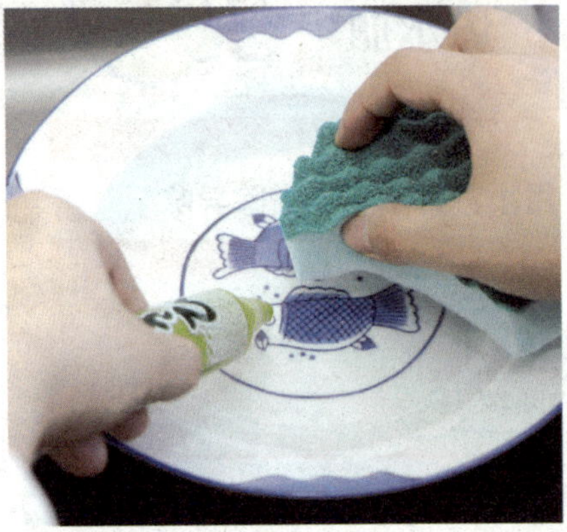

洗碗盆

所需时间 5分钟

清洗要领：

用小苏打去除污渍

清洁用品：

小苏打　无毒净白剂　清洁布

1 用清洁布蘸取小苏打擦拭

洗碗盆边沾上的污渍很难用水洗净，可用干净的清洁布加少许小苏打擦拭。

2 用无毒净白剂洗涤

对于那些顽固的污渍可用无毒净白剂溶液洗涤，也能防止污渍形成。

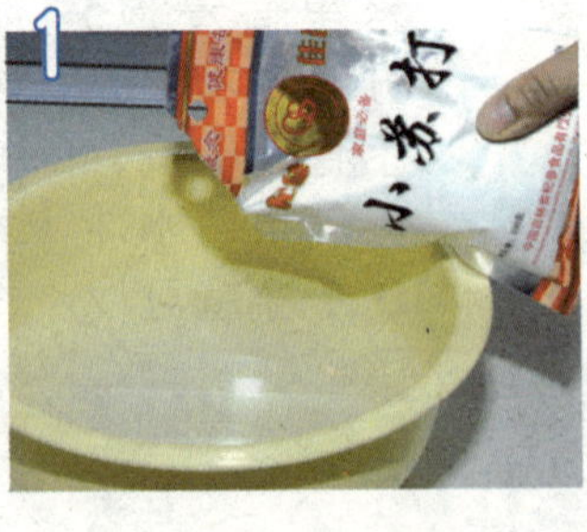

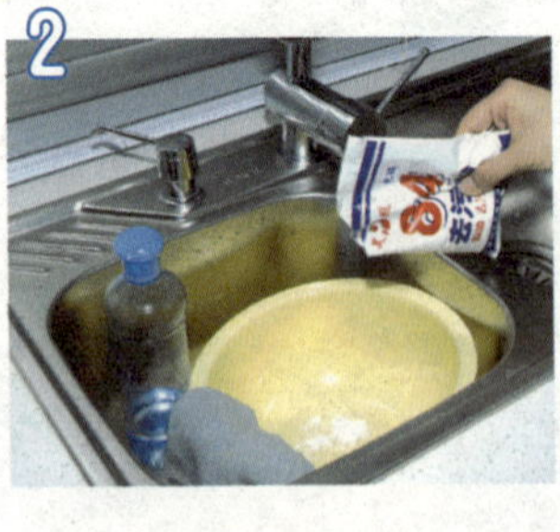

【抹布】

所需时间 5分钟

清洗要领：

用无毒净白剂去除顽固污渍

清洁用品：

小苏打　无毒净白剂　酒精

小贴士

·抹布消毒3法·

（1）用微波炉加热1分钟，可杀死大部分的细菌。
（2）沸水煮40分钟。
（3）消毒液浸泡20～30分钟。

1 用小苏打清洗

每天用完厨房之后将抹布蘸取小苏打清洗，然然后用清水冲洗，即可去除污渍。

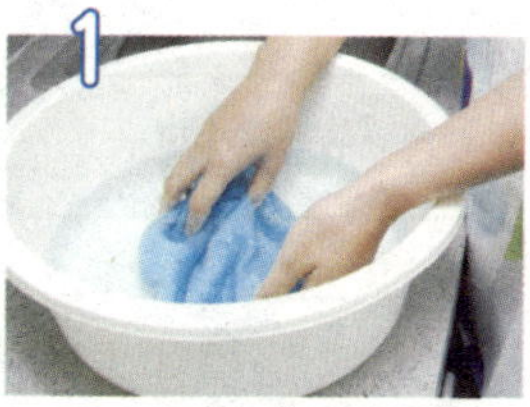

2 顽固污渍用无毒净白剂

用小苏打不能清除的污渍要用一定浓度的无毒净白剂洗涤，清洗干净后晾干。

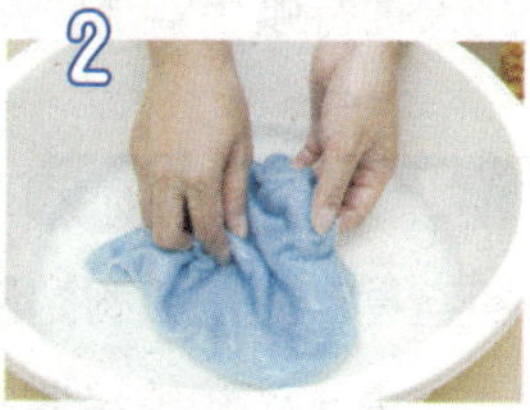

3 用酒精消毒

清洗完后，将抹布用酒精喷洒，可以消毒。

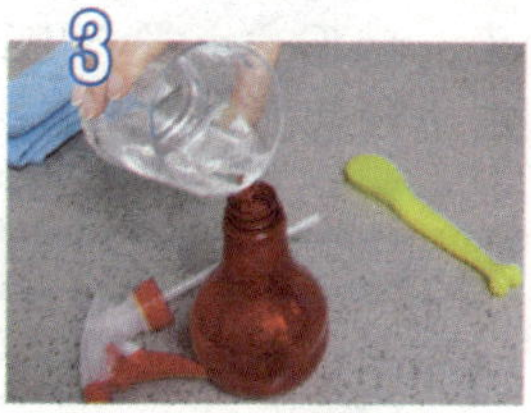

【削皮刀】

所需时间 3分钟

清洗要领：

用小苏打溶液浸泡

清洁用品：

小苏打　旧牙刷

削皮刀的棱角很多，而且又很锋利，不易清洗。如果将它泡到溶入小苏打的温水中，静待一小会儿用牙刷一刷就干净了。

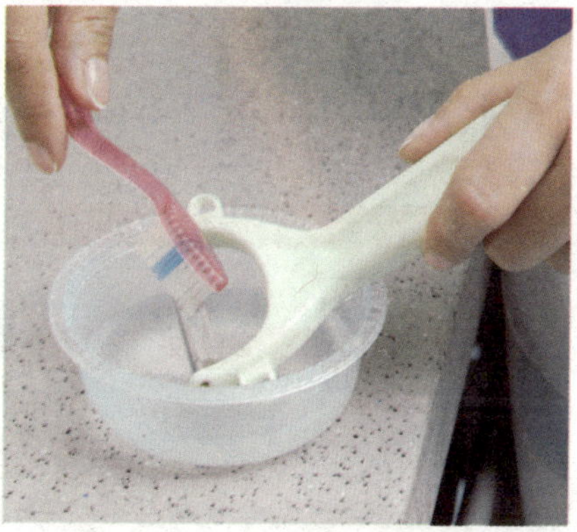

【磨泥板】

所需时间 3分钟

清洗要领：

用牙刷蘸小苏打溶液去除污渍

清洁用品：

小苏打　旧牙刷

磨泥板的小孔中总是卡着一些食物残渣。将小苏打粉末配制成溶液，用牙刷蘸点小苏打溶液对磨泥板进行刷洗，再用清水冲洗干净就可以了。

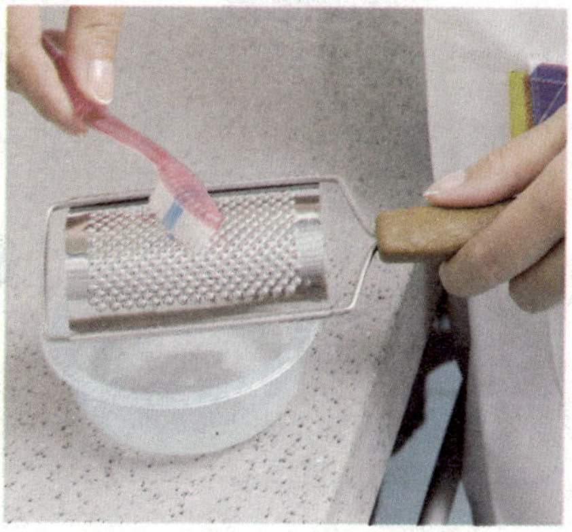

洗涤槽

洗涤槽如果干净，厨房就会给人很干净的感觉。使用频率很高的洗涤槽需要每天进行顺手清洁，用清洁布蘸上醋清洁起来会很容易。

容易出现的污渍

很容易产生黑渍和黏液

由于洗涤槽经常被使用，很容易被污染，稍不注意就会出现黑渍和黏液，排水口堆积着的垃圾不及时清除会产生异味。

提高清洁效率的要领

及时清除垃圾

只要坚持晚饭后做清洁就可以。为了不让更多的污渍堆积到洗涤槽中，要将垃圾及时清除。

推荐的工具和放置地方

清洁布和旧牙刷放置在洗涤槽旁边

洗涤槽的清洁过程中清洁布和旧牙刷是不可或缺的，这些应该放置在洗涤槽的旁边，另外醋水和小苏打也是清洗洗涤槽的必需品，应放在方便拿取的地方。

水龙头

所需时间 5分钟

清除要领：

每天清洁一次

清洁用品：

清洁布

小贴士

丢弃的蔬菜碎片可以用来清洁

洗涤槽清洁的时候可以利用蔬菜的碎片。如芹菜根、水果皮等，其中萝卜是最合适去除洗涤槽污渍的。

最好的办法是使用后马上清洁，将洗涤槽全部擦拭干净后，可以顺便将水龙头也擦拭一遍。

1 用清洁布擦拭洗涤槽

用拧干的清洁布擦拭洗涤槽和水龙头，不锈钢的水龙头用牙刷蘸小苏打擦拭。

2 用清水冲洗

洗涤槽和水龙头附近的污渍用干净的水冲洗，再用湿抹布擦拭。

3 用干布擦干

用干的清洁布擦拭水龙头，如果有闲余的时间，最好擦干洗涤槽里全部的水渍。

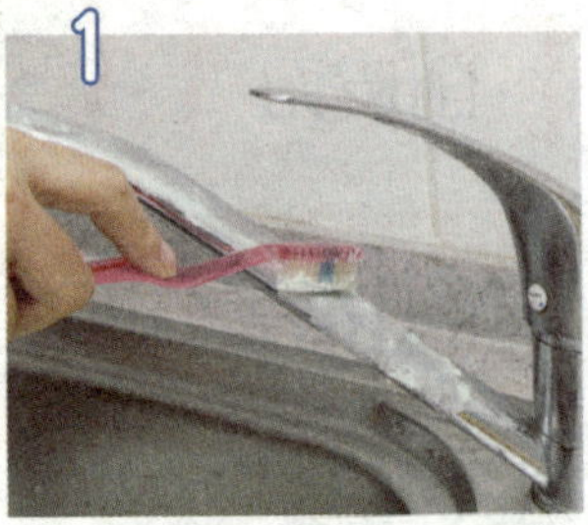
1

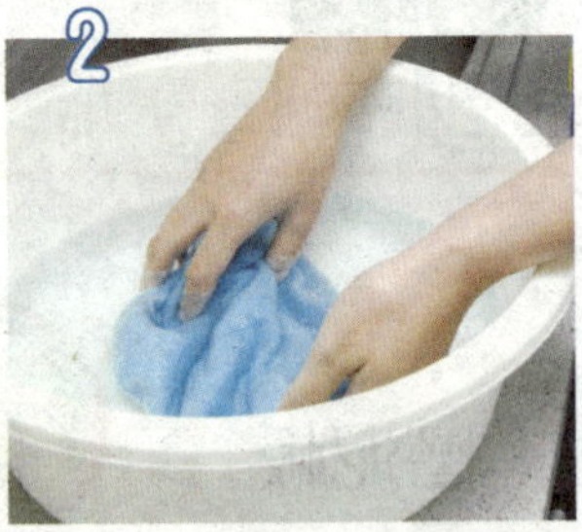
2

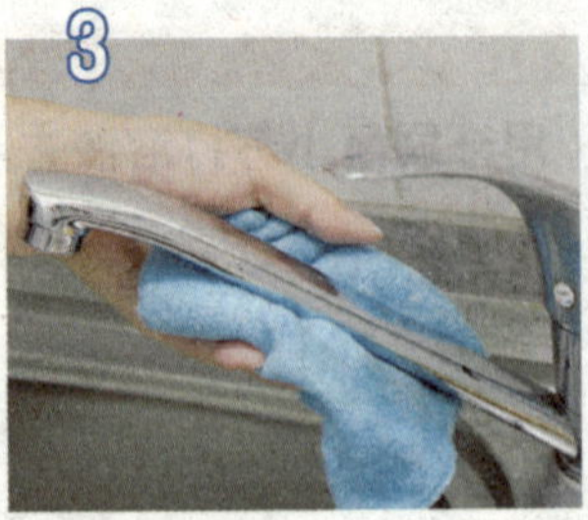
3

【水槽】

所需时间 10分钟

清除要领：

用小苏打粉去除污渍和异味

清洁用品：

小苏打的研磨力加上醋的除菌效果会使水槽闪闪发光。

1 撒上小苏打

撒上小苏打粉，用牙刷蘸些小苏打粉仔细刷洗，就连缝隙也会变得很干净。

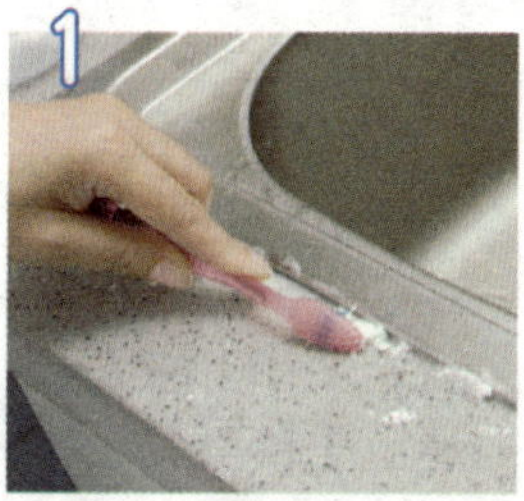

2 清洗水槽滤网

将少量的小苏打粉撒到滤网上，然后用少量水泡一下，用刷子洗刷一遍即可去污渍。

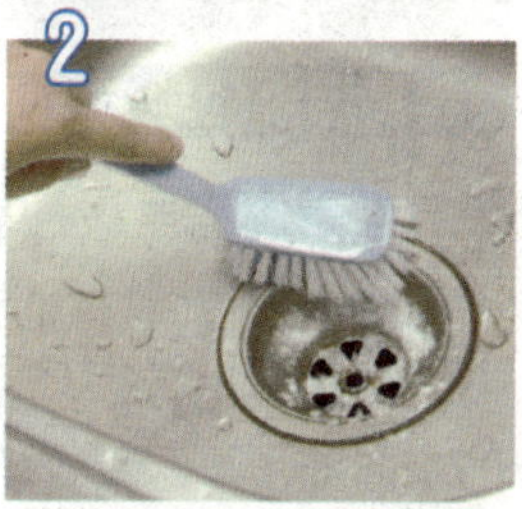

3 水槽滤杯

将滤杯泡在热水和小苏打的溶液中，等待一会儿用刷子洗刷，即可轻松刷去污垢并清除异味。

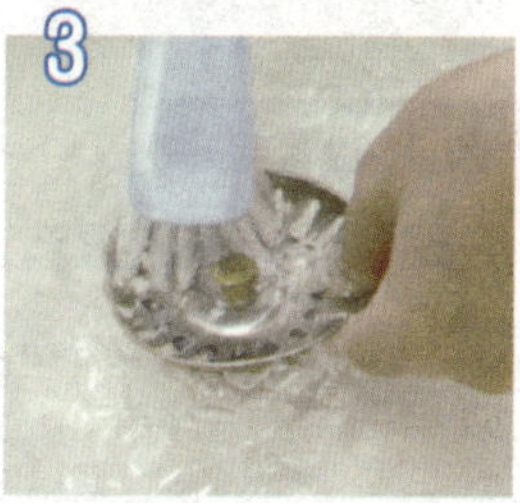

小贴士

如何去除不锈钢水槽的真菌

酱油是产生真菌的原因之一。如若是很轻的真菌用旧牙刷蘸取牙膏或者小苏打清洗就可以，如果只是灰尘，用小苏打和醋清洗就可以。

【排水管】

所需时间 15分钟

清除要领：

定期清洁有效去除垃圾

清洁用品：

排水管内也容易堆积垃圾，时间久了排水口处会产生黏液和异味。即使用热水冲洗也有不能清除的垃圾，这个时候就要用到小苏打和醋。

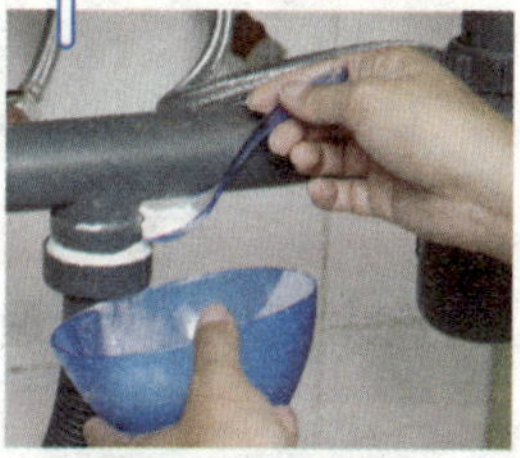

1 垃圾用小苏打清除

从有垃圾的地方（过滤网）清理出垃圾，再用海绵蘸小苏打清洗，在排水口撒上小苏打之后再清洗就会很干净。

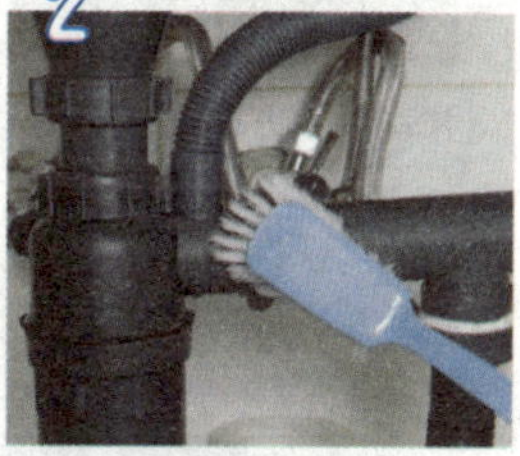

2 用旧牙刷清洗

很细小的部分用刷子清洗。

3 最后用醋水喷洒

去除污渍后用醋水喷洒，这样就完成了全部清洁。

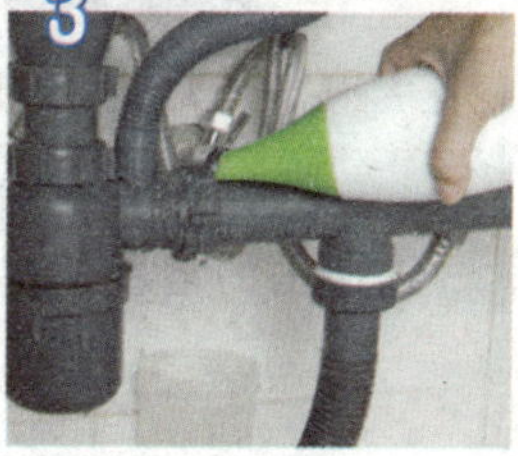

小贴士

·清洁后喷洒酒精·

清洁完排水口的垃圾后喷洒酒精可以防止黏液的产生。

燃气灶

燃气灶周围的污渍大部分都是油污，因为油污是难于清除的污渍，所以使用后进行经常清洁是很有必要的，另外黏糊糊的油污，用小苏打和醋中和，就会很容易去除。

容易污染的地方

燃气灶是厨房里最容易受污染的地方

燃气灶周围有油污和开水溢出来的污渍，底座等也有很多油污，而且都是黏糊糊的顽固油污，大规模的重点清洁很困难，所以要定期进行顺手清洁。

提高清洁效率的要领

使用后马上擦拭

要养成时常擦拭的习惯，这样就不会堆积污渍了，污渍一旦变成顽固污渍就会难清除，趁温热的时候用热水擦拭，清洗起来就会容易很多。

推荐的工具

在燃气灶周围放置清洁布、小苏打和醋等清洁用品

燃气灶的清洁基本是用清洁布蘸取小苏打和醋擦拭，炉架和托盘的细小部分污渍可以用旧牙刷去除。

炉灶

所需时间 15分钟

清除要领：

趁有余温时及时清理

清洁用品：

烹饪结束后要擦拭炉灶周围的污渍，灶台温热的时候容易清除污渍。

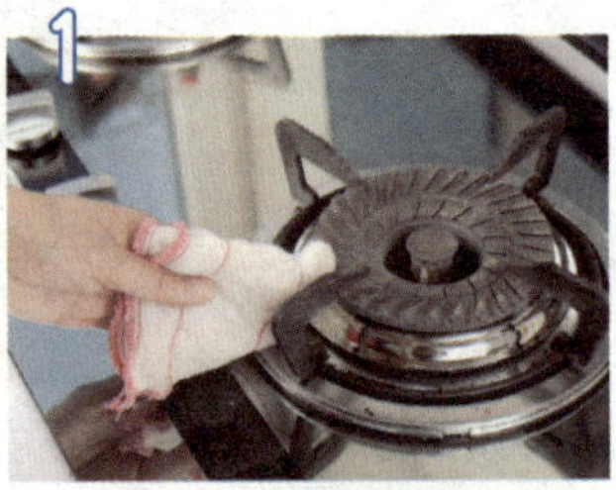

1 趁有余温的时候擦拭

在炉灶关火后，将清洁布弄湿，擦拭炉灶的表面和炉架。

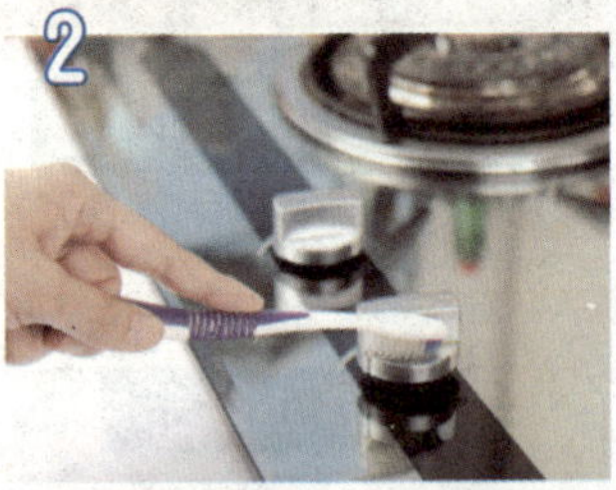

2 顽固污渍要用小苏打清洁

遇到焦油等难去除的污渍要用湿的清洁布蘸取小苏打来擦拭，至于很细小的部分可以用牙刷清除。

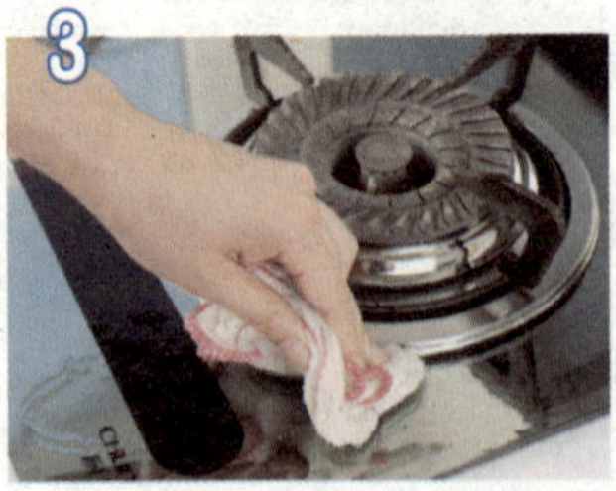

3 完成后用清水擦拭

用小苏打擦拭后不要忘记用清水擦拭一遍。

小贴士

·擦拭炉灶附近的墙壁·

擦拭炉灶的时候也要连周围的墙壁一起擦拭。

燃气炉架

所需时间 15分钟

清除要领：

先用小刀刮掉顽固污渍

清洁用品：

清洁布　小苏打

炉架总是沉积很多顽固的污垢。

1 用小刀刮掉污垢

将炉架上的顽固污垢先用小刀刮掉。

2 用小苏打水浸泡炉架

在盆中放入小苏打粉末，注入水，用手将小苏打溶液搅匀，将燃气炉炉架浸泡在小苏打溶液中。

3 擦干炉架

浸泡几分钟，待炉架污垢溶解后，用清洁布擦干炉架即可。

1
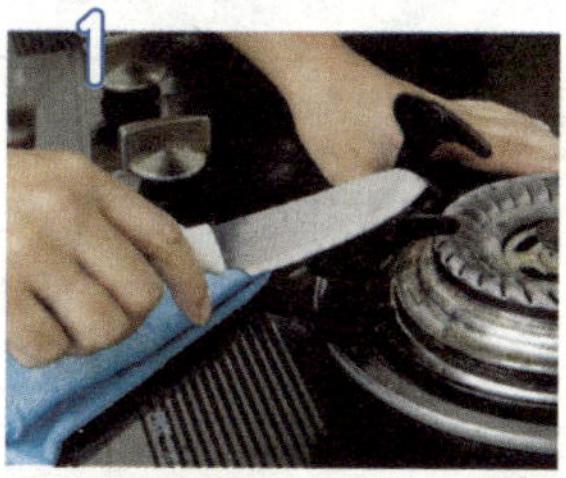

2
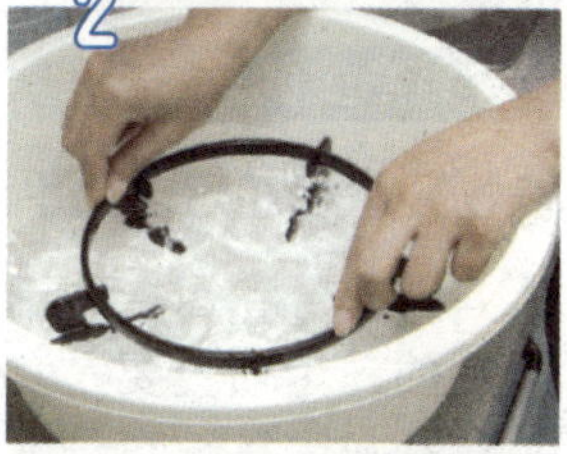

3
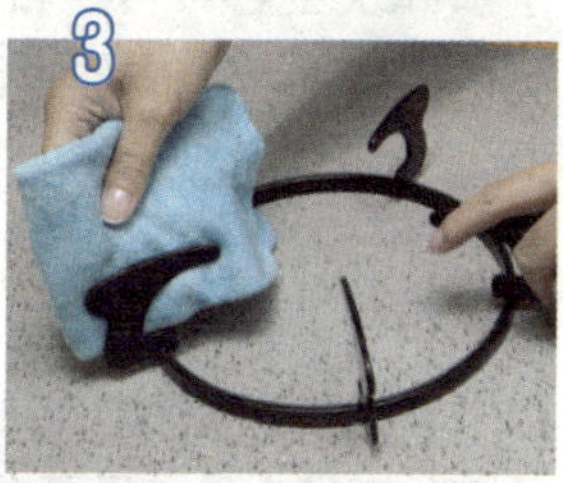

炉嘴

所需时间 10分钟

清除要领：

用牙刷蘸小苏打溶液清洗

清洁用品：

小苏打　旧牙刷

炉嘴是很难清洗的。用牙刷蘸小苏打溶液少许，仔细刷洗炉嘴。若难于清除时重复多刷几次，即可光亮如新。

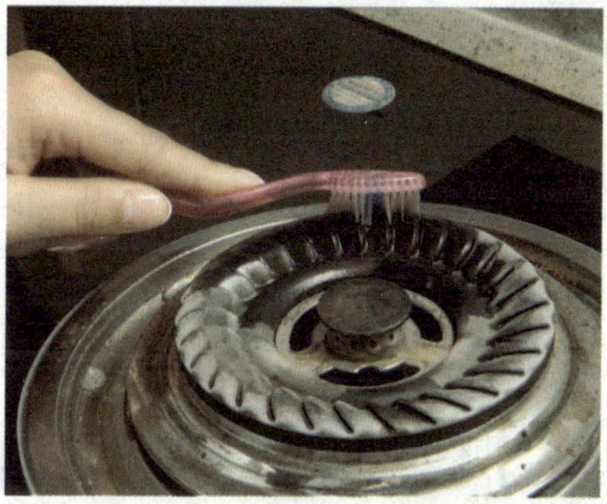

燃气炉开关

所需时间 5分钟

清除要领：

用完后及时清洁

清洁用品：

清洁布　小苏打

做菜时油难免会溅到燃气炉开关上，所以积聚了很多油垢。可将干净清洁布浸放在小苏打溶液中，在每次煮完菜后用抹布擦洗一下燃气炉开关就会保持干净了。

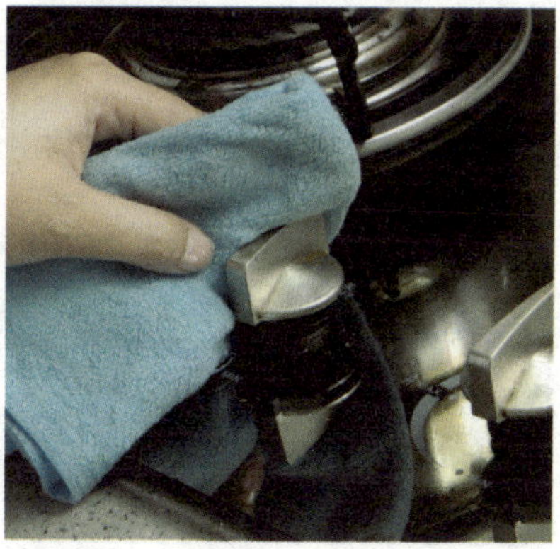

料理台周围

料理台使用后应该马上清洁，平时用湿的抹布擦拭就可以了，还要注意吊棚和橱柜的清洁。

容易产生的污渍

食物残渣和油污以及手渍等污渍最为严重

料理台和橱柜的污渍是在不知不觉中产生的，污渍主要是食物残渣和油污以及手渍和灰尘等。料理台因为要直接接触食物，所以保持清洁很重要。

提高清洁效率的要领

用抹布擦拭

先用湿抹布擦拭，再用干布擦拭就完成了。用醋水喷洒擦拭，不仅能清除污渍，还能去除杂菌。

推荐的用品

清洁布和酒精

在料理台的旁边放置一块清洁布是很重要的。另外对料理台、橱柜和吊棚有除菌、消毒作用的酒精也是必须要准备的。

【料理台】

所需时间 5分钟

清除要领：

烹饪结束后及时清除污渍

清洁用品：

清洁布　小苏打　旧牙刷

要养成烹饪结束后先用湿清洁布擦拭，再用干布擦干的习惯。如果有黑渍和真菌，可将小苏打和水兑成膏状用旧牙刷清洗。

1 撒小苏打粉末

取几勺小苏打粉末，撒到料理台台面上。

2 喷洒少许水

在料理台台面上喷洒少许水。

3 用干抹布擦净

待几分钟后，用干抹布擦干，即可变得干净如新了。

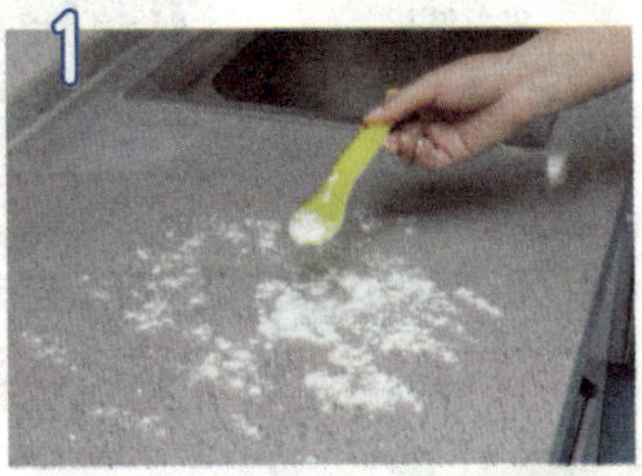

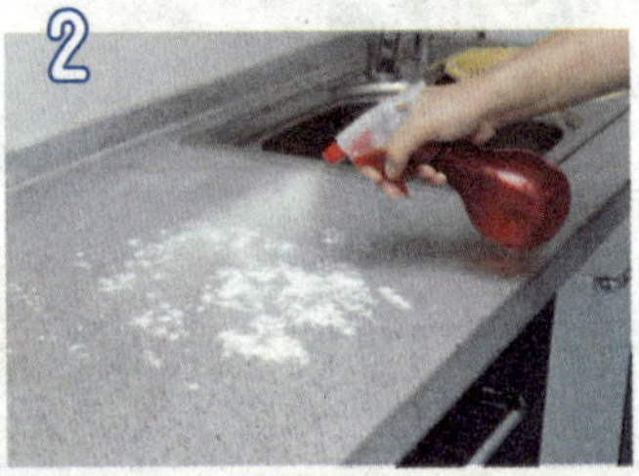

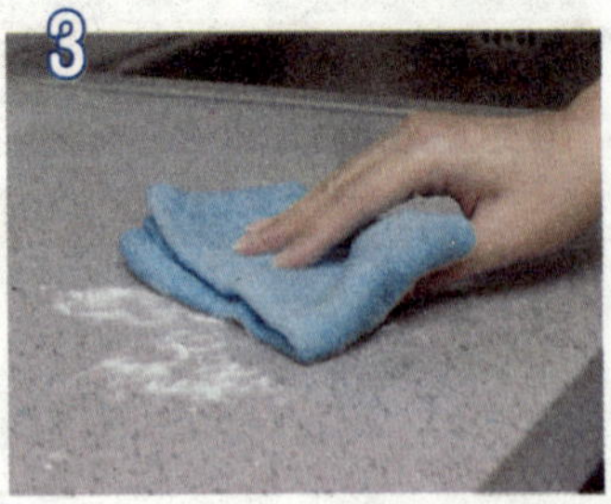

小贴士

·用醋和酒精消毒·

料理台直接接触食物，所以消毒很重要，清洗后最好用醋水和酒精喷洒，然后用湿布擦干即可。

菜刀

所需时间 5分钟

清洗要领：

用苏打水浸泡

清洁用品：

小苏打

菜刀使用久了易生锈，这里介绍两种清洁的方法。

方法一：放在苏打水中浸泡可以使刀锈去除。

方法二：菜刀生锈了，可用萝卜擦洗，刀锈会立刻消除。

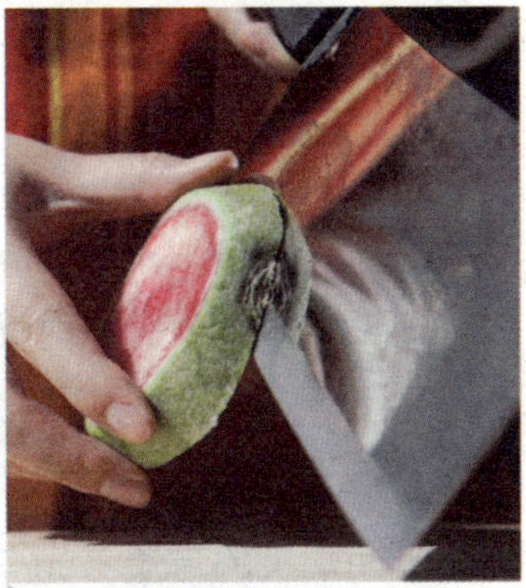

刀叉

所需时间 30分钟

清洗要领：

用苏打水浸泡

清洁用品：

小苏打

刀叉之类的小餐具，要一一擦拭的话很费事，其实可用小苏打溶液。将一勺苏打粉倒入沸水中调成小苏打溶液，再把刀叉等小餐具全浸入小苏打溶液中，浸泡30分钟。接着再用清水洗净，即可轻易去除变黑的污垢。

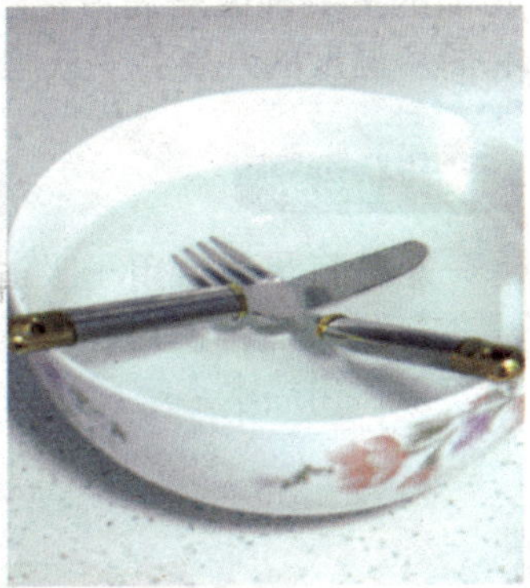

橱柜

所需时间 30分钟

清除要领：

根据季节进行定期的清洁

清洁用品：

报纸 吸尘器 液体肥皂 清洁布 酒精

橱柜里会有湿气和异味，要根据季节来进行定期清洁。

1 重新摆放橱柜里的物品

把报纸铺在地板上，将橱柜里的物品放在上面，这样就不用担心液体洒在地板上了。

1

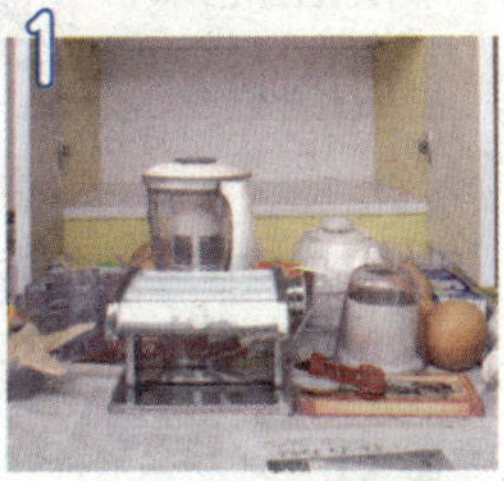

2 用吸尘器清洁

用吸尘器吸取灰尘，然后用湿清洁布擦拭，注意如果污渍严重的话用液体肥皂来清洗。

2

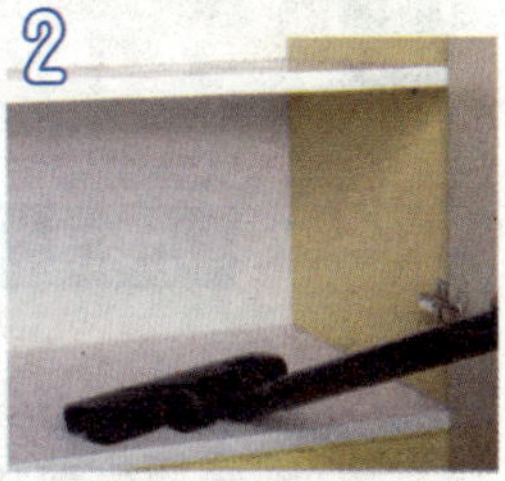

3 清洁完用酒精喷洒

用湿布擦拭后再用干布擦拭，然后用酒精喷洒一次，打开门让柜内干燥，再擦拭调味料瓶等。

3

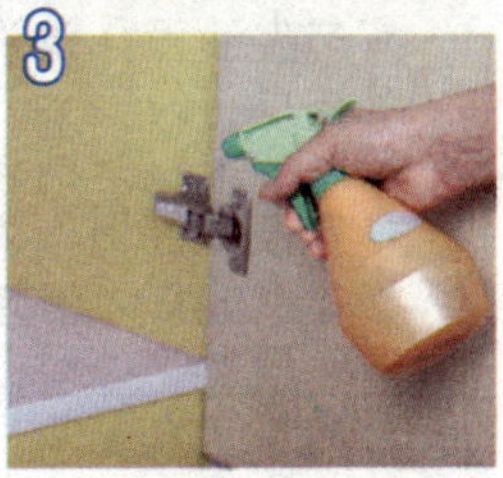

小贴士

·用酒精消毒·

酒精具有消毒和杀菌的功效，还能很好地去除油污，而且是速干性的，很适合各种柜内的消毒。

吸油烟机

吸油烟机一放置不管就会产生油烟，时间久了还会产生异味和顽固的污渍。为了避免这种情况，平时就要经常清洁，还要定期的拆卸零部件进行深层清洁。

容易污染的地方

吸油烟机的污渍不光有看得见的，还有在吸油烟机里堆积着的看不见的污渍。污渍的主要种类是油污，随着空气的氧化和厨房温度的升高会变成顽固的污渍。

提高清洁效率的要领

吸油烟机是很难清洗的，顺手清洁是用清洗布蘸取小苏打来清除明显的污渍，还要根据污渍的轻重，3～4个月将零部件全部拆卸下来重点清洗一次。

推荐的用品

小苏打最适合用于吸油烟机的清洁，对于较轻的污渍用清洁布擦拭。清除油污时用小苏打最合适，使用起来还方便。对于那些黏糊糊的油污，用无毒净白剂和液体肥皂水就可以，用热水溶解后效果更佳。

吸油烟机的风扇

所需时间 20分钟

清洗要领：

用小苏打溶液溶解油污

清洁用品：

小苏打

小贴士

·先用纸巾擦拭表面油污·

吸油烟机的风扇上容易产生油污，清洗之前先用纸巾将表面油污擦掉，再用小苏打溶液清洗，会节省很多时间，同时也会节省小苏打的消耗。

首先在杯中放入少量小苏打粉末，将水倒入杯中将其溶解，注意要将其搅匀。将搅匀的小苏打溶液倒入喷壶，并喷洒在吸油烟机的风扇上，但一次不要喷过多。启动吸油烟机电源，让吸油烟机风扇转动一会儿，直至风扇叶将小苏打溶液吹干挥发，关闭电源。重复上面两个步骤，风扇即会干净许多。

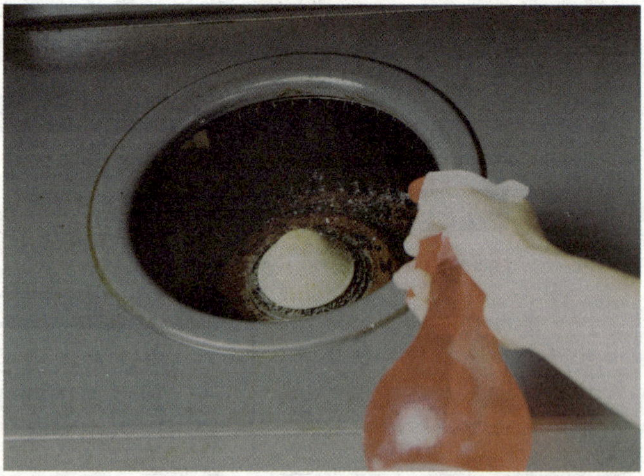

吸油烟机机体

所需时间 30分钟

清洗要领：

用纸巾锁住小苏打溶液

清洁用品：

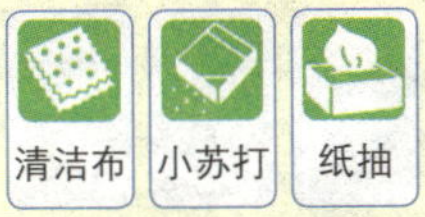

小贴士

·遇到难清除的油污·

厨房器具上很容易产生油污，对于难清除的可先用浸有小苏打溶液或液体肥皂水的纸巾覆盖，待到油污溶解后擦干即可。

在吸油烟机的表面喷洒小苏打溶液，使其充分附在表面。

1 配制小苏打溶液

首先将小苏打粉末放入小碗中，在小碗中倒入水，将小苏打粉末溶解，搅匀的小苏打溶液用喷壶盛装。

2 喷洒小苏打溶液

向吸油烟机机体喷洒少许小苏打溶液，将纸巾贴到吸油烟机机体上，然后继续在纸巾上面喷洒小苏打溶液，直到纸巾完全湿透。

3 用清洁布擦干净

待到机体上污垢完全溶解后，再用清洁布擦干即可。

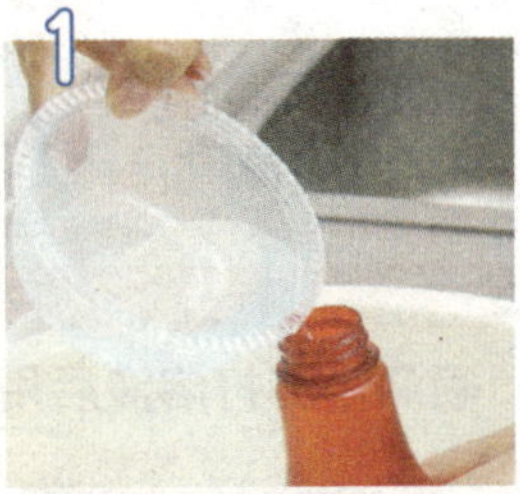
1

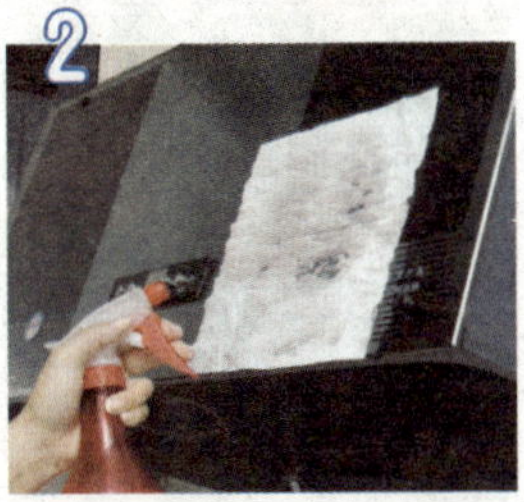
2

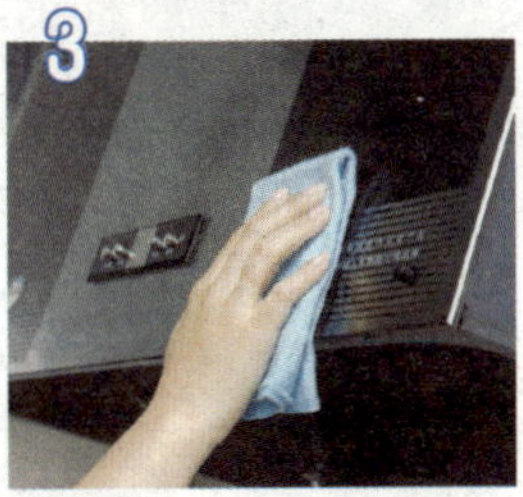
3

集油杯

所需时间 10分钟

清洗要领：

用小苏打溶液中和油污

清洁用品：

小贴士

·烟灰巧洗集油杯·

香烟的烟灰可以分解油污，油腻腻的集油杯可利用烟灰加温水浸泡成碱性溶液来清洗，再用清水冲洗干净即可。

集油杯是接触油垢最多的地方，很难清洗。

1 倒掉废油并清洗

将集油杯所盛废油倒掉，最好先用清水清洗一下。

2 用抹布擦干

将集油杯中的水倒干净，用抹布擦干即可。

3 用小苏打中和油污

在另外一个杯中放入小苏打粉末，将水倒入盛有小苏打粉末的杯中，并将其搅匀，配制成小苏打溶液。将配制好的溶液倒入集油杯中，等到集油杯中油与小苏打溶液充分中和后，再用清水洗干净即可。

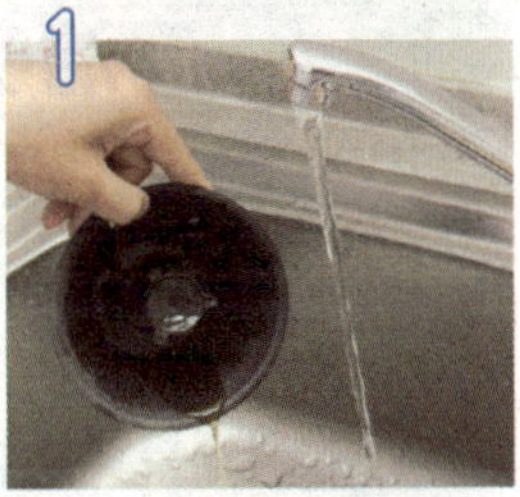
1

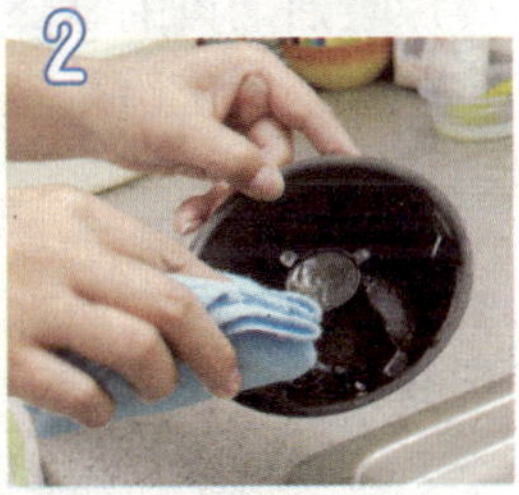
2

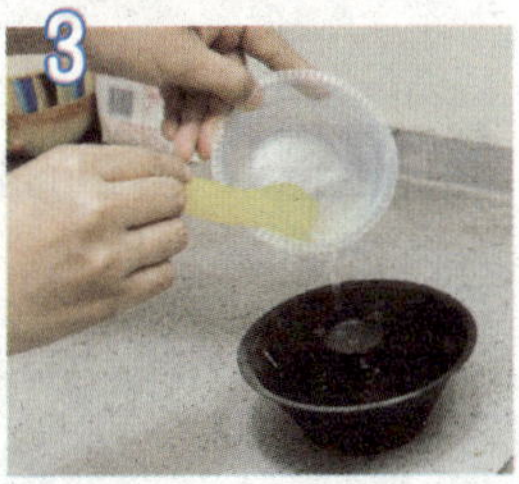
3

吸油烟机的滤网

所需时间 10分钟

清洗要领：

喷洒小苏打溶液后用牙刷刷洗

清洁用品：

小苏打　旧牙刷　喷壶

小贴士

·定期清洁滤网·

吸油烟机的过滤网孔很细，时间久了不清洗肯定会积满油垢，影响使用。所以应该定期清洁，使用小苏打溶液能有效溶解污垢。

吸油烟机的滤网因为空隙很小，所以很难用抹布直接擦净。

1 配制小苏打溶液

将小苏打粉末放入杯中，在杯中倒入水，将小苏打粉末溶解，搅拌数次。

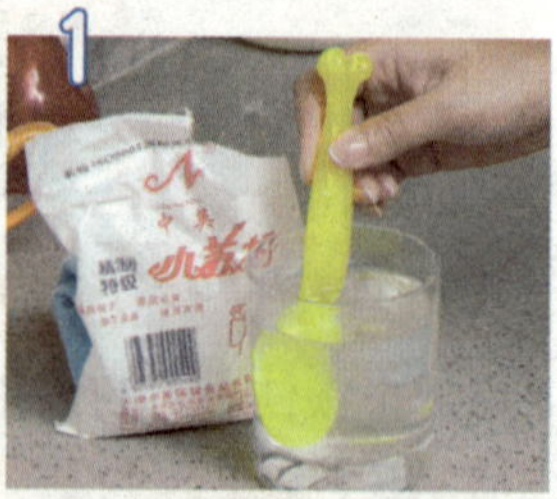

2 喷洒小苏打溶液

用喷壶盛装小苏打溶液，并将其摇匀之后喷洒在吸油烟机的滤网上。

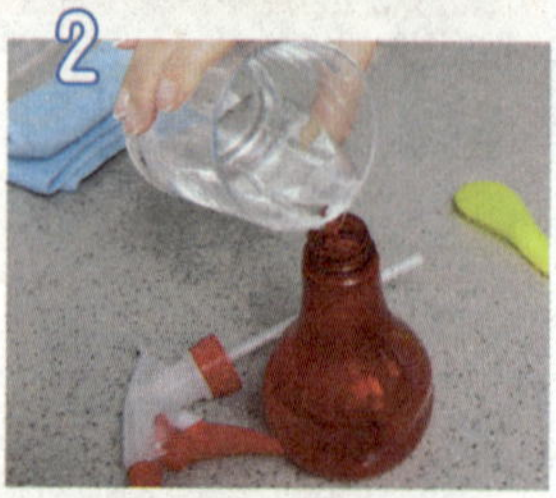

3 用牙刷刷洗干净

静待几分钟后，用牙刷仔细刷洗，即可清洁如新。

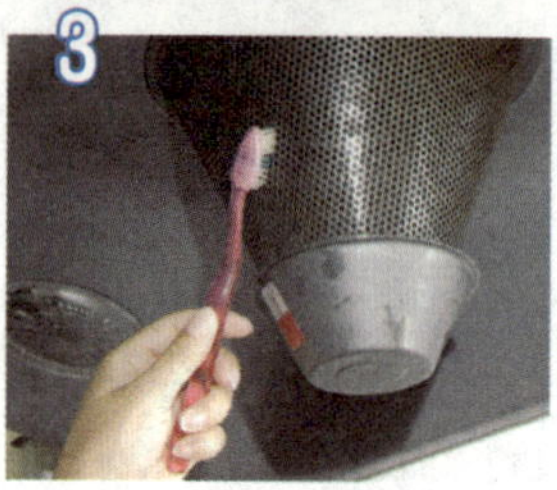

Tips 清洁吸油烟机的三个要领

吸油烟机的大清洁非常困难，可是如果掌握要领的话就会很容易。下面介绍一下既安全又有效的清洁要领。

要领1　准备两副手套

吸油烟机的零部件多是金属的，徒手拆卸会划伤手指，为了保护手，一定要戴上橡胶手套。

要准备两副手套。拆卸零部件的时候戴上一副手套，清洗的时候换上另外一副手套。

这样就不用担心拆卸时和清洗时的污渍弄到一起了。

要领2　拆卸的时候要拔掉电源

拆卸吸油烟机的时候一定要切断电源、关掉开关。电源插着的时候直接清洁会很危险。

要领3　用湿纸巾去除油污

遇到很难去除的污渍，先用纸巾浸湿，15分钟后待污渍溶解后拿掉纸巾再用干布擦拭干净就可以了。

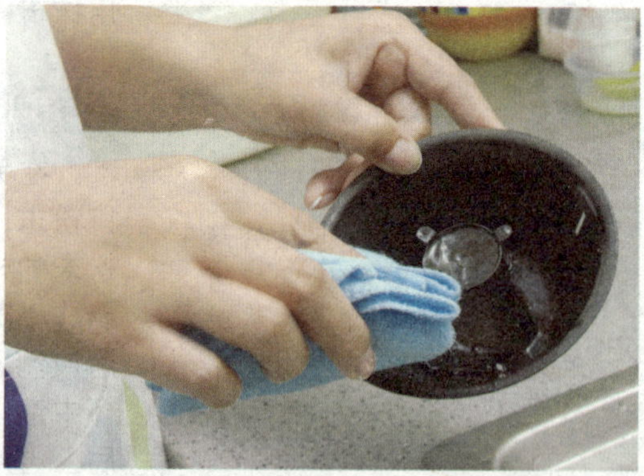

墙壁、地板

炒菜的时候，半径1米的范围内都会迸溅到油，所以厨房的墙壁、地板不知不觉地就会堆积很多污渍。

容易污染的地方

油污、灰尘等各种各样的污渍容易堆积在厨房的墙壁和地板上，其中污渍最严重的是燃气灶周围。迸溅的油可能飞溅到调味料和食品中，也有可能落入灰尘。

提高清洁效率的要领

厨房的地板和墙壁的清洁光用吸尘器是不够的。用吸尘器清洁后还要喷洒醋水，再用抹布擦拭才能干净。

推荐的用品

清洁要及时地板和墙壁有迸溅的油污附着时，马上擦拭，这样污渍就不容易堆积了。用醋水、小苏打和清洁布立即进行清洁，用旧牙刷和棉棒对细小部分进行清洁。

【地面】

所需时间 15分钟

清除要领：

用牙签清除缝里的污垢

清洁用品：

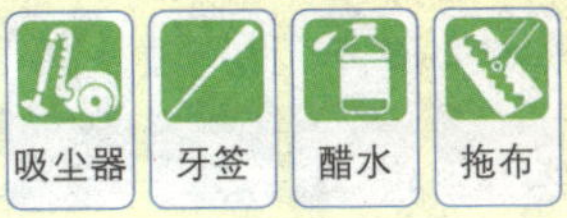

厨房地面很容易沾上各种污渍。清洗很麻烦，使用拖布和醋水清洁就会轻松很多，还有除菌的效果。

1 用牙签弄出污垢

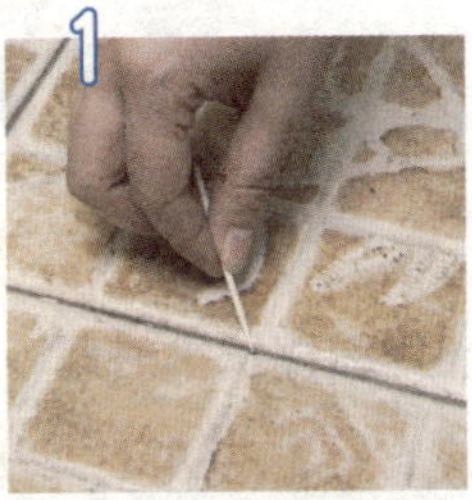

地面砖缝里附着油污，堆积着灰尘。光用拖布擦拭是清理不干净的，得先用牙签给弄出来。

2 用吸尘器清理

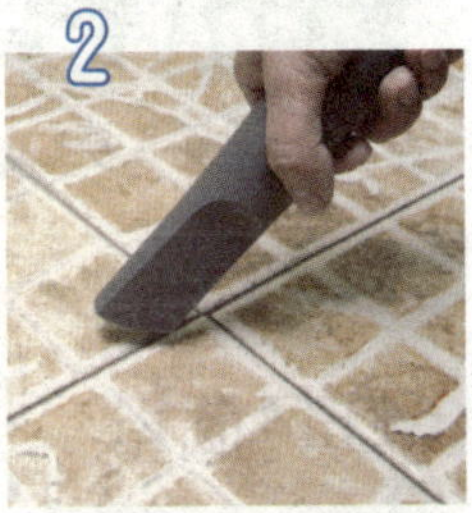

将弄出来的污渍、灰尘等用吸尘器清理。

3 喷洒醋水后进行擦拭

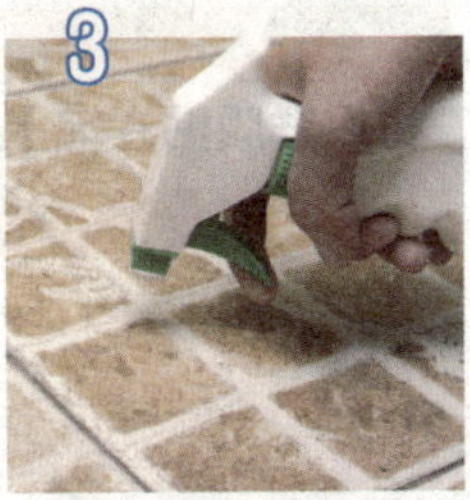

用喷雾器喷洒醋水之后用拖布擦拭。醋有除菌效果，和精油混合着用效果会更好，最后擦拭干净就可以了。

小贴士

·弄洒油和蛋的时候·

因为不小心弄洒油和蛋的时候不要用抹布擦拭！在洒油的地方洒上一些小麦粉，用手混合后擦拭，就容易处理了。在有鸡蛋的地方撒满盐之后处理方法和油一样。

吊棚

所需时间 30分钟

清洗要领：

轻度污染用肥皂水去除

清洁用品：

清洁布　液体肥皂

厨房的吊棚很容易堆积油污，吊棚上面也有灰尘，所以也要经常打扫。

1 用液体肥皂擦拭

用清洁布蘸着高浓度肥皂水擦拭吊棚，用海绵来擦拭黏糊糊的油污。

2 用湿布擦顽固污渍

遇到顽固污渍的时候用湿抹布蘸取液体肥皂覆盖15分钟。

3 用清水擦拭

清除肥皂渍后，再用清水擦拭一遍。

1

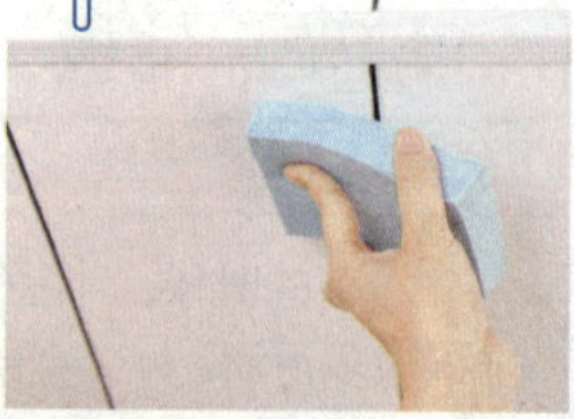

2

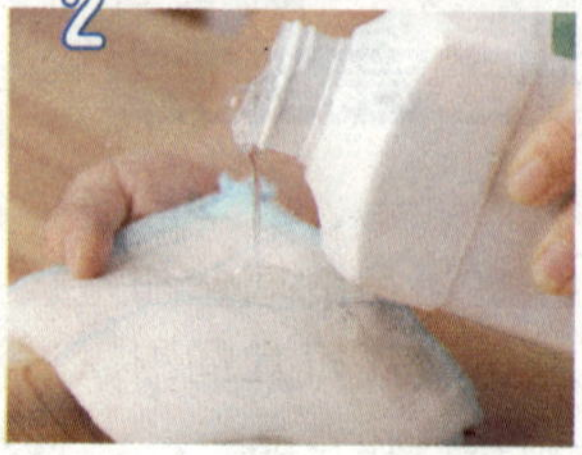

3

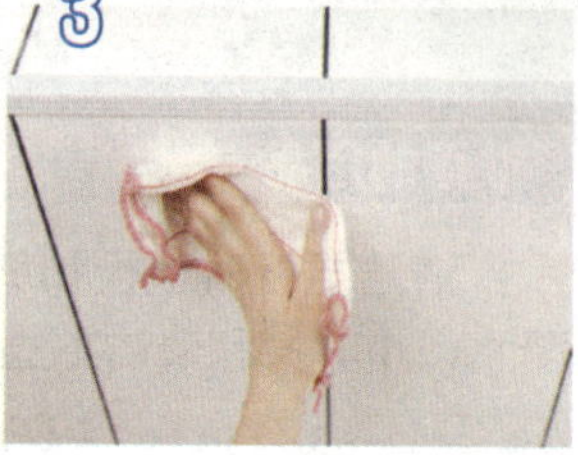

> **小贴士**
>
> **·瓷砖接缝处的巧清洗·**
>
> 厨房的瓷砖接缝处一般是厨房卫生死角，长时间不打扫的话，瓷砖的接缝处会出现绿色的霉点，用旧牙刷和少量的酒精，就可以轻松去除霉斑。

排气扇

所需时间 10分钟

清洗要领：

用醋擦拭排气扇叶

清洁用品：

清洁布　液体肥皂　醋水

清洁排气扇时，最好不要将排气扇叶弄湿。先将排气扇外壳用温水加液体肥皂洗净，再用微湿的布擦拭扇叶，可稍稍蘸点醋擦拭，切记清洁排气扇时要拔掉电源插头。

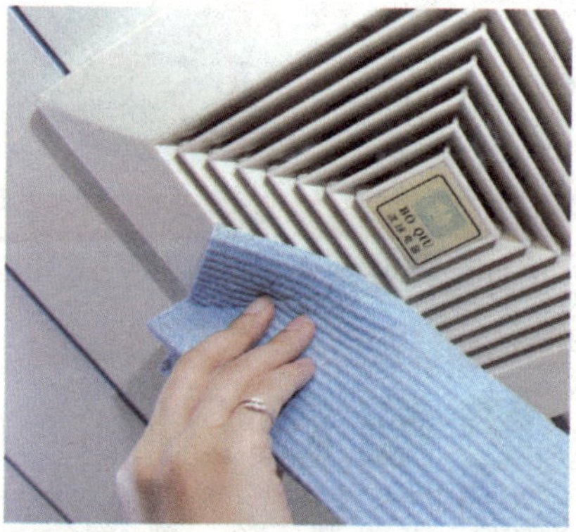

灶具墙壁

所需时间 5分钟

清洗要领：

将保鲜膜贴在墙上阻隔油污

清洁用品：

保鲜膜

靠近灶具的墙面经常会积很厚的油污，可定期在墙上贴张保鲜膜，由于保鲜膜呈透明状，肉眼不易察觉，数星期后只需将保鲜膜轻轻撕下，重新再贴上一张即可。

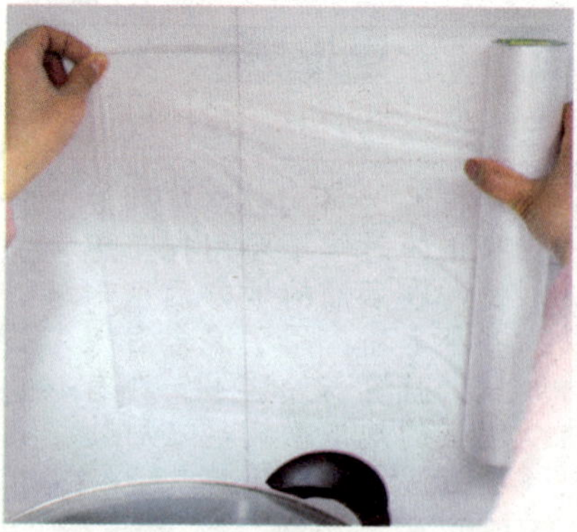

厨房墙壁

所需时间 15分钟

清洗要领：

用小苏打清除油污

清洁用品：

厨房的墙壁即使材质不同，也都能用液体肥皂清除，对于顽固污渍用湿布覆盖溶解。

1 用液体肥皂擦拭

清洁布弄湿蘸液体肥皂擦拭。

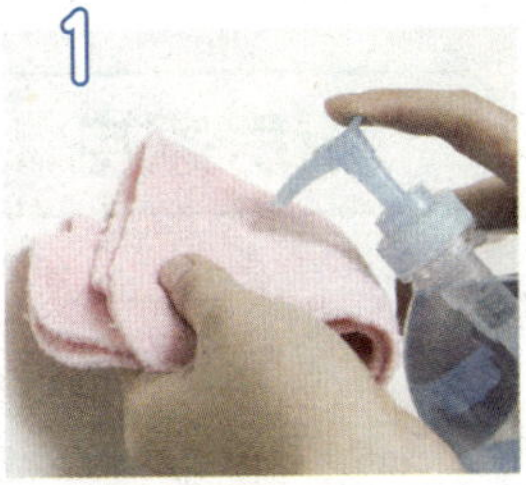

2 用湿布覆盖顽固污渍

对于难以去除的顽固污渍直接涂上液体肥皂后用湿布覆盖15分钟，溶解油污后再用水擦拭。

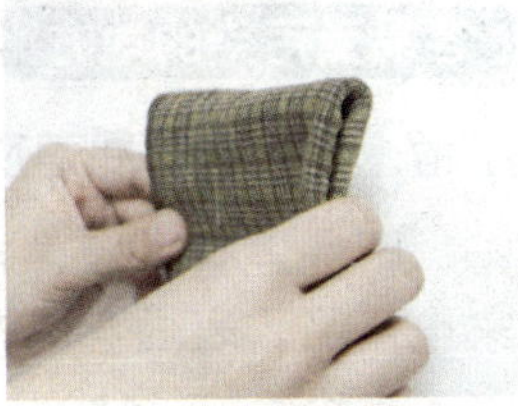

3 黏糊糊的污渍用小苏打

对于焦油等黏糊糊的污渍用小苏打和少量的液体肥皂混合成膏状，即可用牙刷清洗，然后用水清洗再用干布擦干。

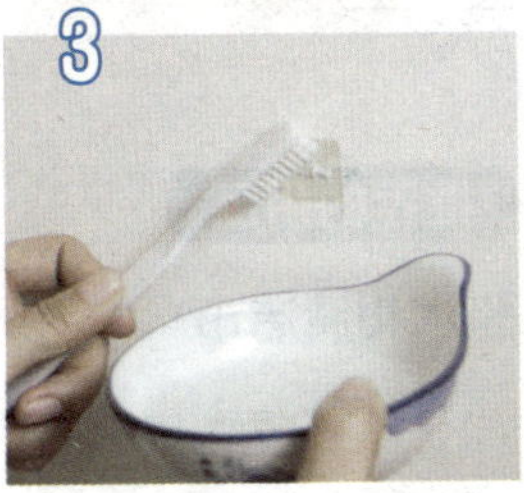

小贴士

·高的地方用拖布清洁·

因为厨房里的油烟会污染墙壁上面或者天花板。手不能碰到的高处用拖布清洁很方便。清洁更高的地方可加长拖布杆擦拭。

Tips 不同材质的地板和墙壁的清洁方法

厨房的地板和墙壁有木质地板、乙烯塑料、瓷砖等各种各样的材质，根据不同的材料使用不同的清洁方法。

乙烯塑料｜产生的黑渍用液体肥皂清除

乙烯塑料材质的厨房地板若产生了黑渍。用吸尘器吸取灰尘后喷洒醋水，再用拖布擦拭即可，如果黑渍较严重建议用肥皂水擦拭。

木质地板｜清除灰尘即可

平时就是清除灰尘即可。污渍严重的时候用水和醋擦拭，偶尔打打蜡。

瓷砖｜黄斑用牙刷清除

瓷砖被用于水池周围和炉灶周围的墙壁上，平时用湿的清洁布蘸取肥皂水擦拭就可以了，顽固的黄斑用无毒净白剂和液体肥皂溶解成膏状，用水擦拭后用干布擦干就完成了。

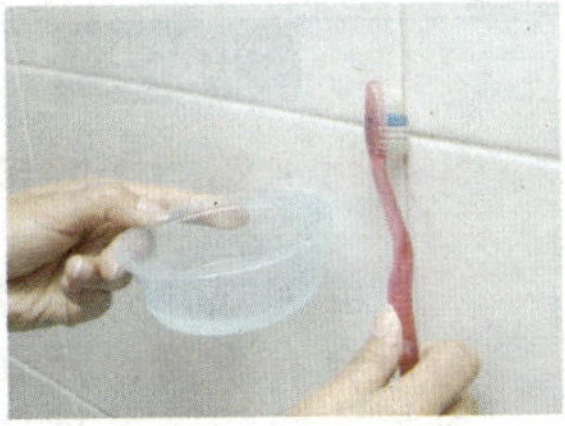

厨房家电

厨房里有冰箱、电饭煲、微波炉等各种各样的家用电器，不同家电，清洁方法也不相同，应该选择最适合的清洁方法。

容易受污染的地方

冰箱、电饭锅等易落灰

厨房里有冰箱、电饭锅等各种各样的家电用品。表面会有灰尘和手渍，内部也会产生污渍。

提高清洁效率的要领

养成经常清洁的习惯

厨房家电使用后马上擦拭，污渍就会很容易被清除。不要等到污渍堆积后再清洁，一般家电的外边灰尘用清洁布擦拭就行，有油污的话，就用小苏打和液体肥皂清除。

推荐的用品

醋水和清洁布

注意有家电的地方要准备醋水和清洁布。棉棒和牙刷可以清除细小部分的污渍。

轻度污染的冰箱

所需时间 10分钟

清除要领：

每天进行一次检查和简单清洗

清洁用品：

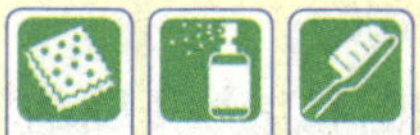

清洁布　酒精　旧牙刷

小贴士

·擦拭冰箱门上的污渍·

每天都开开关关的冰箱门会有手渍，用清洁布擦拭冰箱门上的污渍，能有效防止手渍的堆积。

保存食品的冰箱应该始终保持清洁。变质的食品会污染冰箱，所以应该经常进行顺手清洁，喷洒酒精既可以去除污渍又可以除菌。

1 扔掉变质的食品

应该定期检查冰箱里的食品，如果有变质的就马上扔掉。

2 用酒精喷洒

在有污渍的地方喷洒酒精，然后用牙刷清除。

3 用清洁布擦拭

用湿的清洁布擦拭喷洒酒精的地方，擦净表面的污渍即可。

1

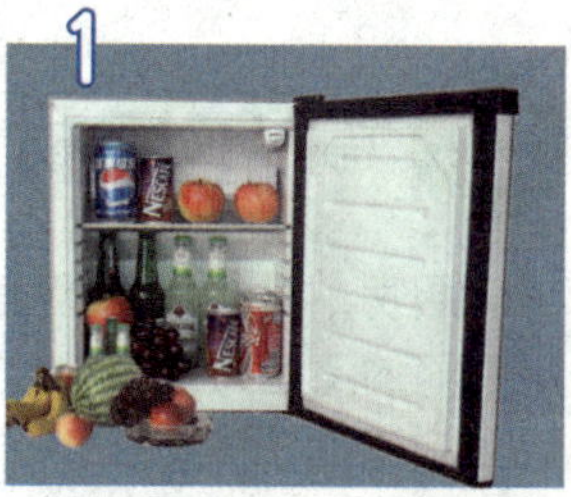

2

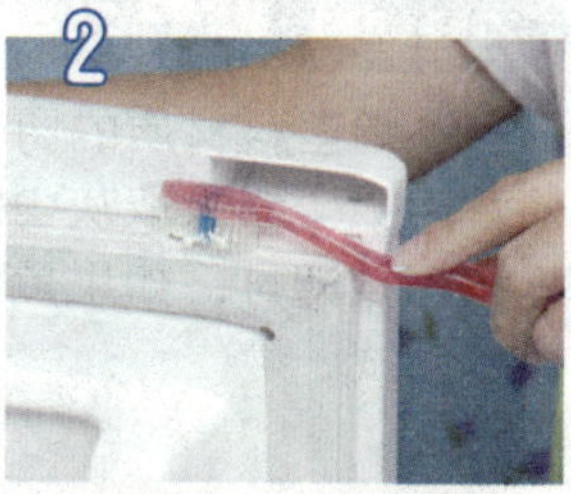

3

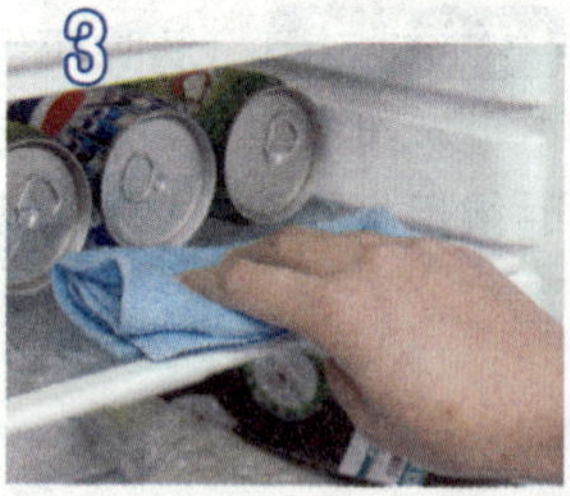

严重污染的冰箱

所需时间 1小时

清洗要领：

用牙刷蘸取无毒净白剂刷洗

清洁用品：

无毒洗涤剂　清洁布　旧牙刷　酒精

冰箱在夏天的使用率最高，所以要经常进行大清洁，平时要注意经常清洁，兼顾整理食品期限，最好1～2个月进行一次冰箱重点清洁，特别是冰箱使用频率高的季节一定要保持冰箱的清洁。

清洁冰箱推荐用无毒净白剂，不光能使污渍脱落还具有除菌、消臭的作用，这样冰箱里就会变干净。取下来的零部件用无毒净白剂溶液清洗，其余的用清洁布或者海绵擦拭。

小贴士

·冰箱的分阶段清洁·

对于没有时间清理冰箱的人推荐每周进行一次大清洁。这周清洁冰箱上半部分，下周清洁下半部分，如果是部分清洁的话不必切断电源。另外，调味料和牛奶取出和放入的时候在容器底部会有污渍沾到冰箱里，所以应该把这些东西放入盒子里，这样就节省了打扫的时间。

1 切断电源清空冰箱

切断电源将冰箱里的食物和调味料都拿出来，放置在桌布和报纸上，并且放置在阴凉处，然后将盒子和棚板也拿出来。

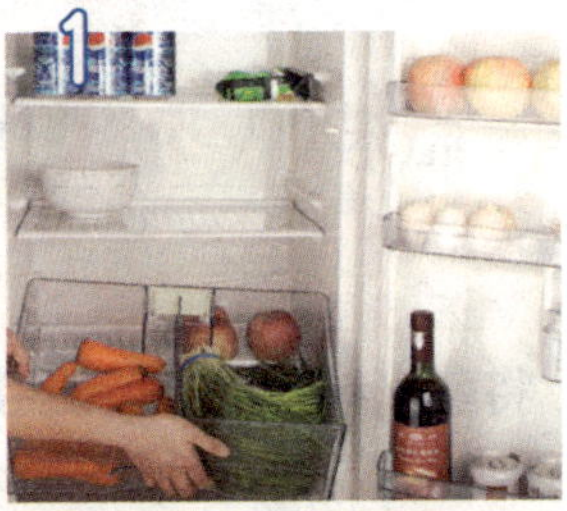

2 零部件拆卸清洗

戴上橡胶手套。在洗涤槽中放置2～3层塑料袋，将60克无毒净白剂和2升水配制的无毒净白剂溶液倒入洗涤槽中，将拆卸下来的冰箱零部件放入其中清洗。

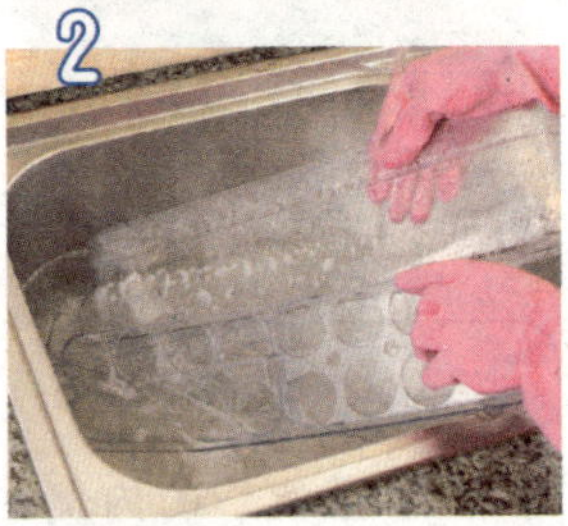

3 擦拭清洁

用无毒净白剂和清洁布擦拭冰箱内部。首先从顶部开始接着是侧面顺势擦下去，内侧的门叶也要擦拭干净。

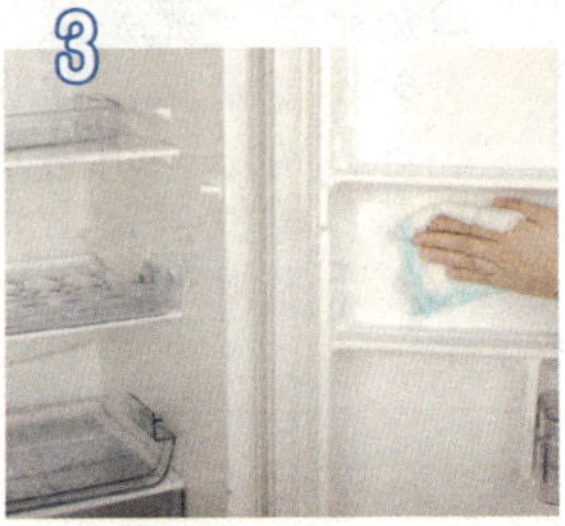

4 细小部分的污渍用牙刷清洗

细小部分的污渍用牙刷蘸取无毒净白剂溶液清洗。污渍全部脱落后用清水清洗一遍，再用干布擦干即可。

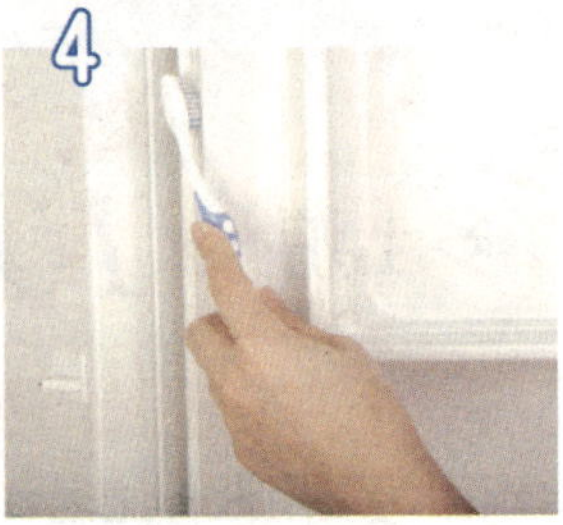

5 清洗零部件后擦干水

用20分钟左右的时间将零部件清洗一遍后再擦干。确认完全干燥之后安装回冰箱内。

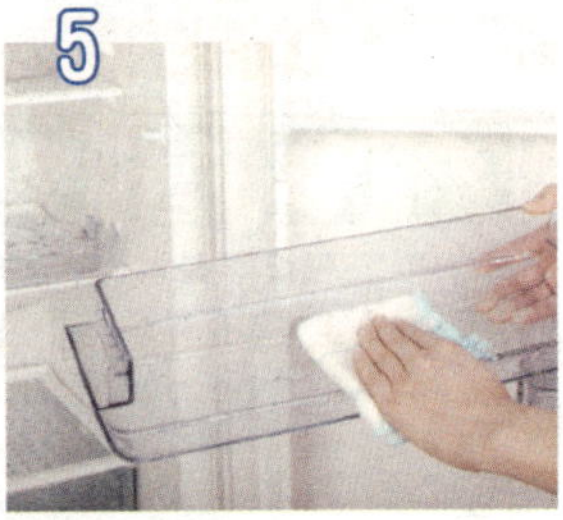

6 外表用酒精清理

如果冰箱外表有黑渍就用酒精擦拭。清洁完后插上电源，将食品放回即可。

微波炉

所需时间 5分钟

清洗要领：

将醋水稍微加热后使用

清洁用品：

醋水 清洁布 液体肥皂

小贴士

微波炉的内侧沾有料理的油污，光是擦拭清洁有时不能清除，建议使用小苏打清除。用清洁布蘸小苏打擦拭，最后用清洁布擦干净即可。

微波炉中加热的食物会飞溅出来产生污渍。这类污渍是产生微波炉事故的主要原因，利用醋的除菌和消毒功能使它变得干净。

1 喷洒醋水

在耐热容器中加入醋水（醋和水等量），在微波炉中加热2～3分钟。

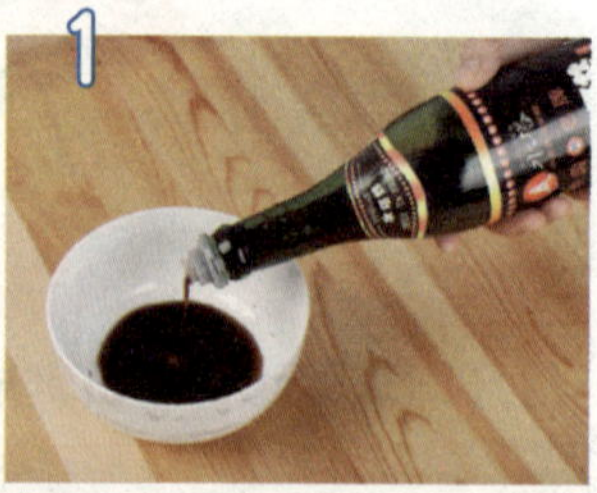

2 趁着余热擦拭

在微波炉温热的时候用湿清洁布擦拭。

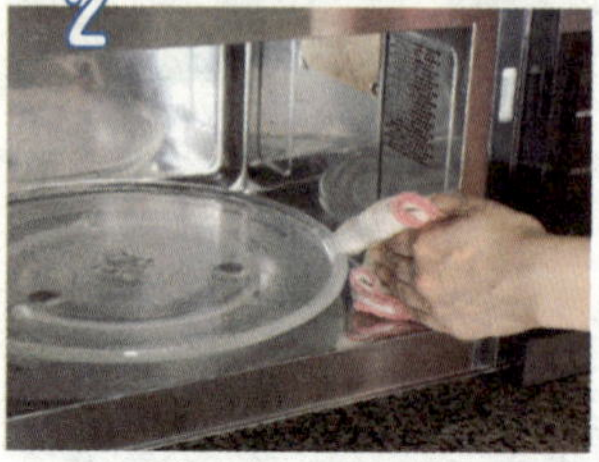

3 门和外壳要清洗干净

微波炉的门和外壳也要用液体肥皂清洗干净，再用干布擦干。

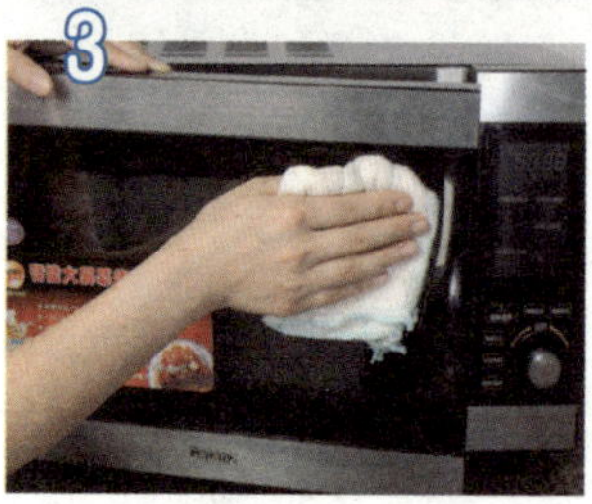

多士炉

所需时间 10分钟

清洗要领：

顽固污渍用液体肥皂和醋清除

清洁用品：

旧牙刷 旧报纸 醋水 清洁布 液体肥皂

清洁多士炉中堆积的面包渣和焦煳部分时，用旧报纸垫在桌子上就方便很多。

1 整理面包渣

面包渣等污渍可以用旧牙刷清除，牢固的污渍要用筷子弄出来。

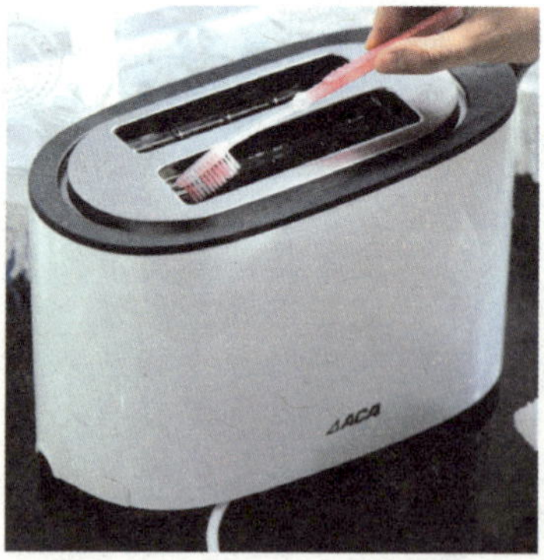

2 清洗底盘和网

清理底盘和网等部分要用液体肥皂水清洗，很难清洗的污渍就用牙刷清理。

3 从里到外擦拭干净

喷洒醋水后用清洁布从里到外擦拭，完成后再用干布擦拭。

【电饭锅】

所需时间 5分钟

清洗要领：

每次使用后都要清洗内部

清洁用品：

液体肥皂　清洁布　棉棒　酒精

1 清洗内锅和锅盖

将内锅和锅盖拆卸下来用液体肥皂清洗。

2 用热水擦拭锅体本身

锅的内侧和外侧用清洁布蘸取热水擦拭，有难去除的污渍用液体肥皂清除。

3 细小部分的污渍用棉棒清除

锅盖周围缝隙里的污渍为水锈，可使用棉棒清除。用棉棒蘸取酒精擦拭效果更好。

1

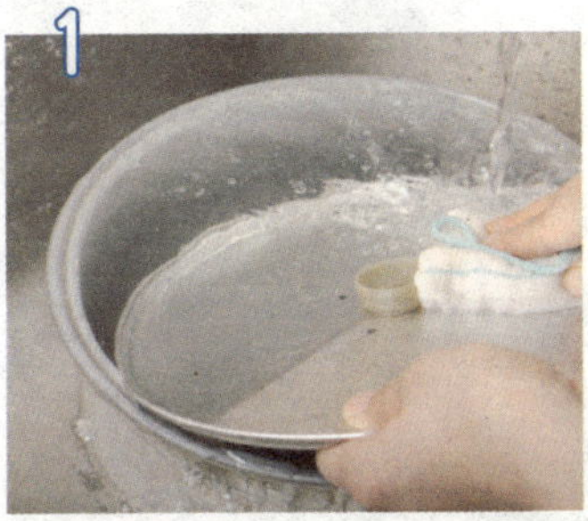

2

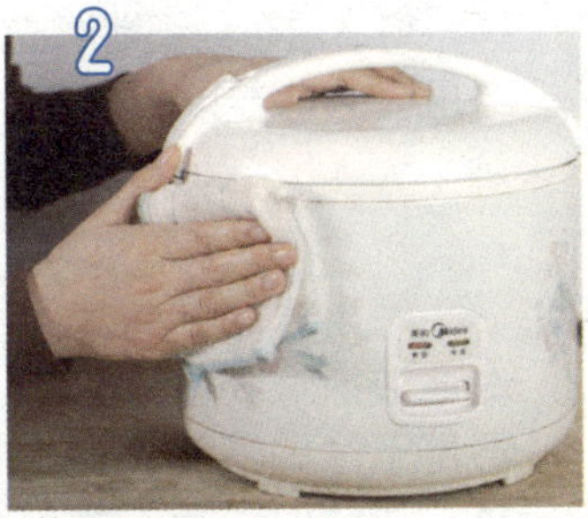

3

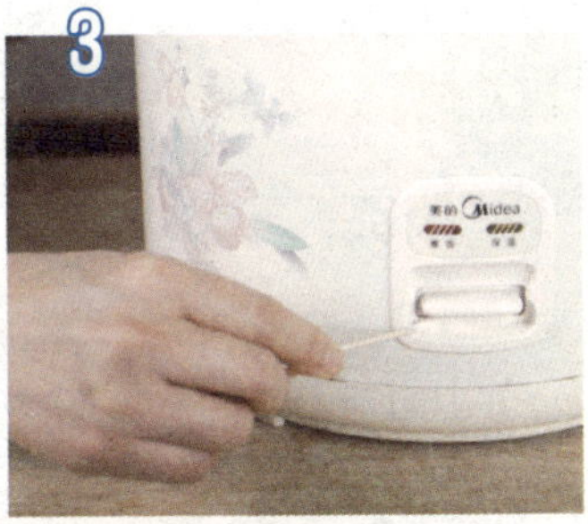

【咖啡机】

所需时间 8分钟

清洗要领：

定期用醋除去水锈

清洁用品：

醋　棉棒　清洁布　酒精

1 用醋水擦拭咖啡机

将稀释10倍浓度的醋水注入咖啡机里，中和水锈后再用清洁布擦拭。

2 用清洁布擦拭外侧

用湿的清洁布擦拭咖啡机外侧，细小部分用棉棒蘸取酒精清洁。

1

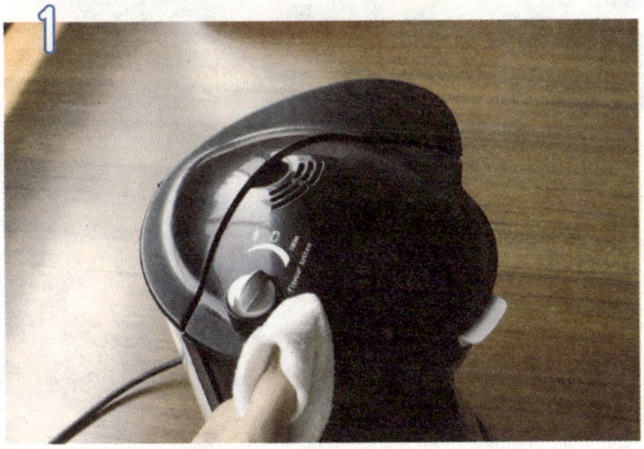

2

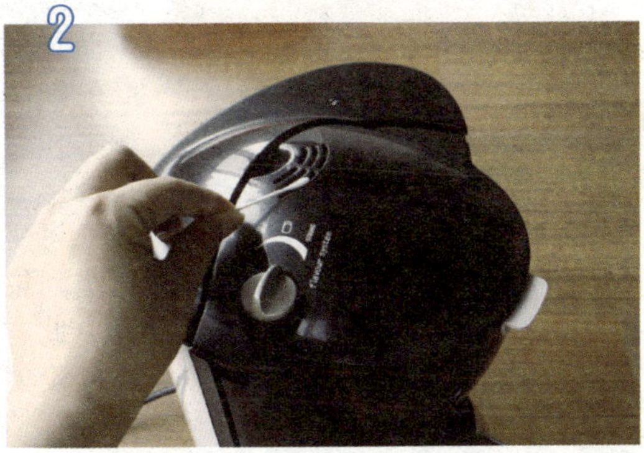

电水壶

所需时间 30分钟

清洗要领：

用小苏打溶解水垢

清洁用品：

小苏打 清洁布

电水壶因为经常使用会有许多水垢，向水壶中加少许小苏打，水垢自然会掉下来。

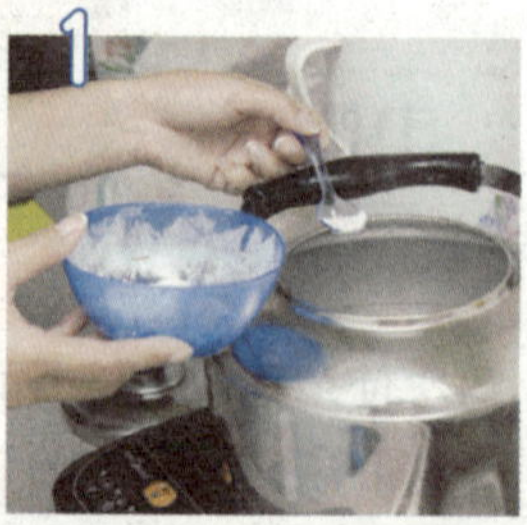

1 水壶烧开后放入小苏打

将烧水壶里装满水，放在燃气灶上烧开，将小苏打粉末放进烧沸的水里。

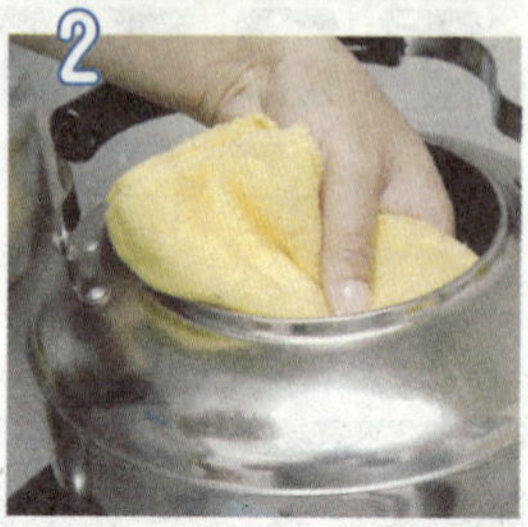

2 用清洁布擦洗

等20分钟左右，将水倒掉。用清洁布仔细地清洗几遍，再用清水冲洗干净就可以了。

消毒柜

所需时间 20分钟

清洗要领：

用中性洗涤剂直接擦拭

清洁用品：

植物洗涤剂 清洁布

先用湿布加植物洗涤液擦拭柜内外，再用干净的清洁布抹净，清洁时忌用热水以及酒精、液体肥皂等碱性洗涤剂清洗，此外，也不要用水直接浇洗柜体，以防绝缘体绝缘性下降，造成危险。

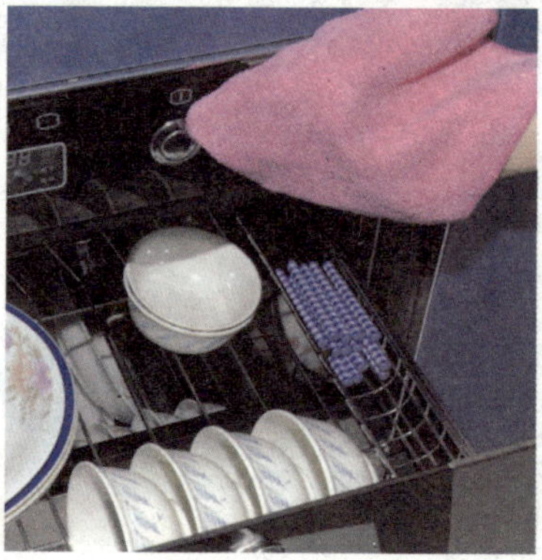

果汁机

所需时间 10分钟

清洗要领：

利用碎蛋壳和无毒净白剂清洗

清洁用品：

无毒净白剂 蛋壳

果汁机用完后，即使常常刷洗，底部的刀片处也会有些地方因为清洁不到，久而久之就容易变黑产生细菌。可将蛋壳加水和无毒净白剂一起搅拌一会儿，利用蛋壳将变黑的死角处清洗到位，为健康把关。此方法也适用于杯口较小或底部较深的杯子、花瓶等器皿。

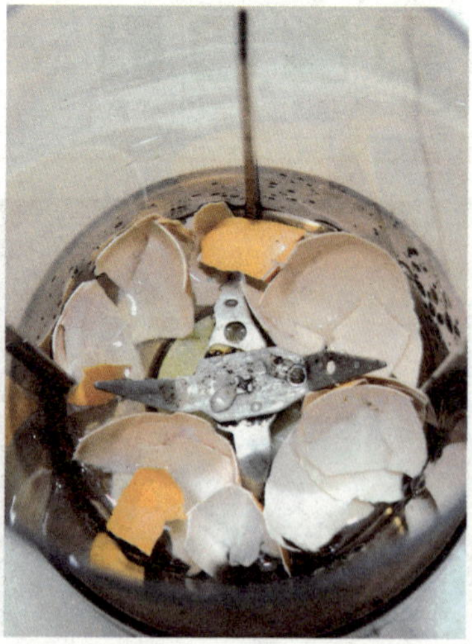

厨房异味的防治对策

厨房和其他房间相比是容易产生异味的地方，本节着重介绍一下厨房产生异味的原因以及处理的对策。

厨房如果有异味，首先是垃圾的味道，忘记扔垃圾或者忘记将垃圾放入垃圾箱里而产生异味。洗涤槽的排水口等较潮湿的地方也是产生恶臭的根源。吸油烟机和炉灶的油污，如果放置久了也会产生异味。放入冰箱之后就置之不理而变质的食品也会飘出恶臭的气味。

为了抑制这些异味，要养成定期清扫的习惯。另外定期除臭也是必要的。

例如：垃圾箱和冰箱中放入除臭的小苏打，异味就会慢慢消失了。醋也有消臭的作用，还能消除菜板和抹布等的异味。

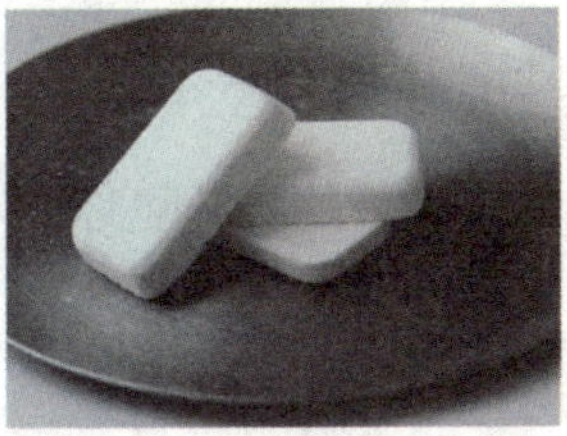

产生异味的原因和处理对策

水槽排水口异味

原因：垃圾架、气阀上的污渍、排水管黏糊糊的污渍

排水口因为有水垢、食物残渣和油污混合着的污渍，所以容易产生黏液，如果放置不管就会产生恶臭。为了避免垃圾堵塞排水口，洗物品前应该事先清除器具的部分污物。另外垃圾箱里应该用拿取方便的垃圾袋，这样就容易清除垃圾。

处理对策：

垃圾箱用牙刷蘸取少量的肥皂水清洗，黏糊糊的污渍可以洒上小苏打。另外不光排水口，气阀和排水管等地方也要用牙刷清洗。手够不到到的地方如排水管中用小苏打和醋清洗,很有效果。

小贴士

·消除排水口的异味·

排水口异味的应急措施，在热水里滴些精油使它顺着排水管流出来。尽量使用沸水，在沸水里加入10滴柠檬、桉树味的精油让它流过排水管即可。

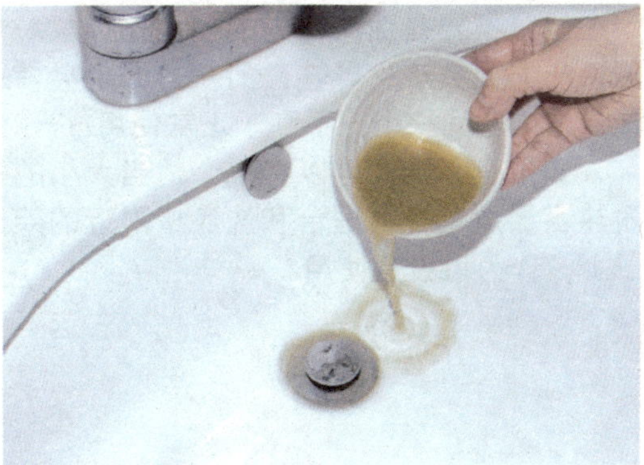

垃圾箱异味

原因：垃圾的腐烂

扔完垃圾之后要马上清洗垃圾箱，因为垃圾的水分多，将垃圾装入垃圾袋防止污水渗漏到垃圾箱中。如果有污渍可以用海绵蘸取液体肥皂来清洗垃圾箱，并且让它风干。

放垃圾袋的时候可以多放几层，这样可以预防垃圾漏入垃圾箱里。

处理对策：

垃圾的异味可以用小苏打去除。在垃圾箱的底部撒上适量的小苏打，一天可撒3～4次。

小苏打不仅具有消臭作用还可以抑制微生物的繁殖。因此不仅能消除异味还有防治异味的作用。

生垃圾的水分多容易腐烂，是产生异味的原因，可以用旧报纸或者宣传单包裹垃圾吸取生垃圾的水分。

另外接触空气生垃圾容易腐烂，将没有水分的生垃圾放入塑料袋子里，将口封上后扔掉。

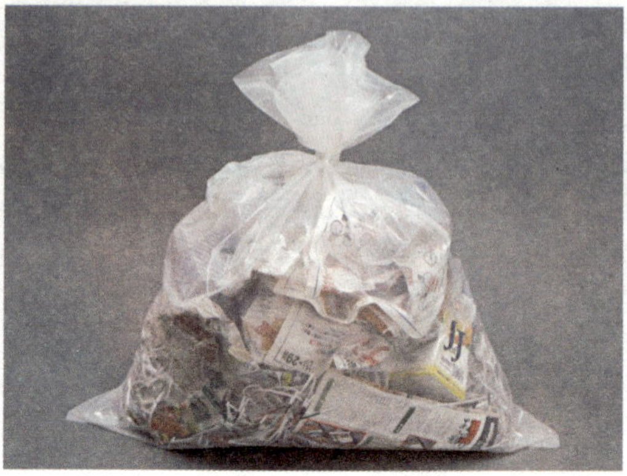

Tips 厨房垃圾处理的两个要领

使用完厨房就应该尽快收拾，不浪费比什么都重要，如果能有效地利用物品，尽量不产生垃圾，那么你就是一个家事能手。

要领1 随时清理垃圾

尽量不要在洗涤槽内的拐角处存放垃圾，一方面会产生异味，另一方面也会使洗涤槽内空间狭小，不利于正常使用。

如果有必要，可以将一个适当大小的耐热容器放置在料理台和洗涤槽附近的架子上，作为垃圾盒使用。

要领2 蔬菜扔之前可以再利用一下

蔬菜在扔之前可以充分进行利用。例如萝卜、黄瓜等的根部可以用来擦拭洗涤槽。

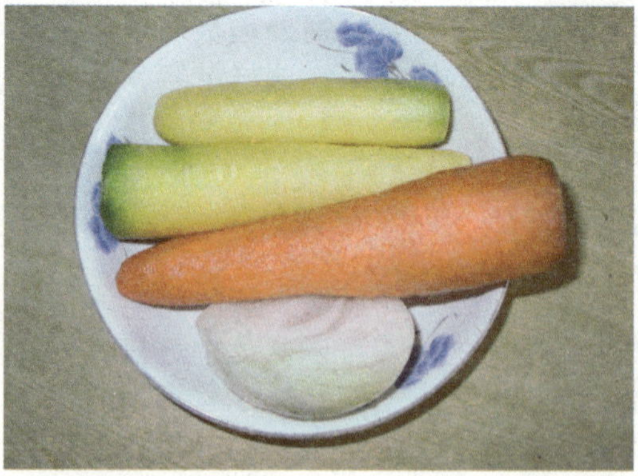

冰箱异味

原因：过期的腐烂食品、食物残渣和液体会产生恶臭

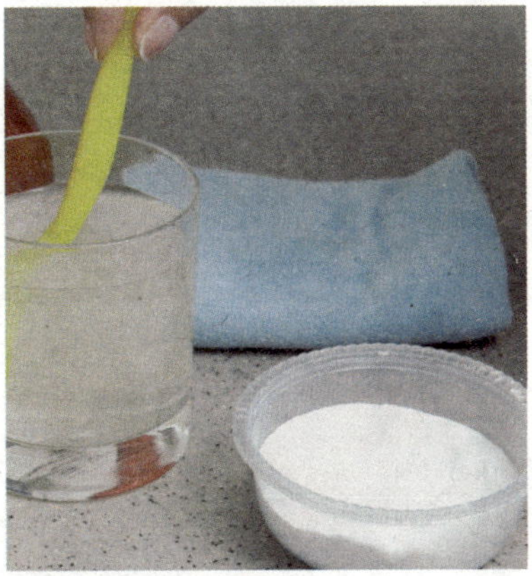

在冰箱中残留着的食物残渣和变质食品会产生异味。要做到每隔1～2个月进行一次大清洁，及时处理过保质期的食品，用无毒净白剂清洗冰箱细小部位，用酒精消毒。

处理对策：

冰箱的除臭剂有很多种，清洁用的小苏打也可以作为除臭剂。

将小苏打放入小瓶或者小盒里，将盖子打开放入冰箱里。每3个月更换1次小苏打，可以有效地消除异味。

烤架异味

原因：烧烤的时候留下的食物残渣的味道

处理对策：

首先烤食物的时候一定要使用吸油烟机。

烧烤结束后马上将烧烤的架子用小苏打清洗，因其有消臭的功能，所以也可以去除异味。如果用热水溶解小苏打擦洗烤架的话效果会更好。

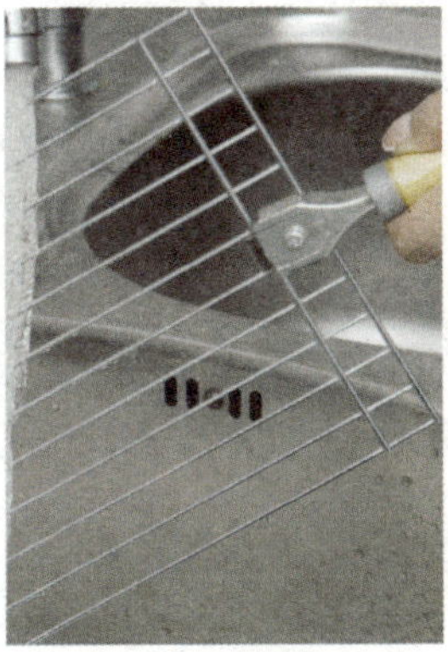

小贴士

·用于厨房的消毒·

厨房有异味的时候用芳香剂可以去除异味，推荐使用薄荷味、桉树味、橙味的精油。

制作方法：将10滴左右的精油放入5毫升的无水酒精里，再加入45毫升的蒸馏水混合，放入喷雾器里喷洒。

砧板异味

原因：鱼、肉等残渣散发的味道

处理对策：

做鱼的时候会在砧板上留下一种腥味，很难消除。这个时候就要用无毒净白剂清洗然后倒上醋，放置1分钟。再用抹布擦拭醋，还可以给抹布进行消臭和除菌。

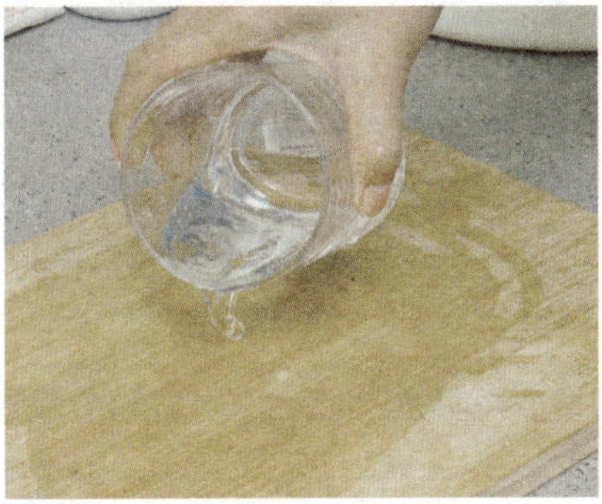

抹布异味

原因：使用的时候会产生腥臭味

处理对策：

清洗餐具的清洁布脏了就会产生异味，这个时候要用肥皂水清洗，再用醋水消毒。按1：1的比例配制适量的醋水溶液，将清洁布放置在醋水中一段时间后再用水清洗干净就可以了。

厨房垃圾的防治对策

●买东西不要浪费

去超市前应该先检查一下冰箱，确认要买的东西之后再去超市。

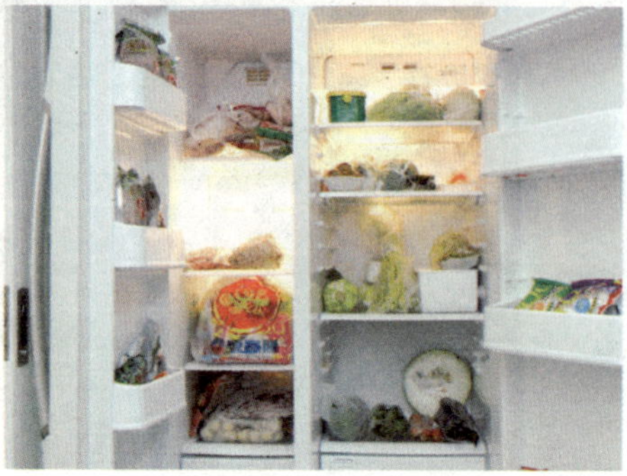

●烹饪食物时要适量

做过量的食物，剩余的时候就会说下次吃而放在冰箱里，而往往都会被扔到垃圾箱里。所以烹饪食物要根据人数去做，以免浪费。

●尽量保持蔬菜新鲜

枯萎的蔬菜扔了很可惜，尽量使用能让蔬菜长时间新鲜的保存方法。蔬菜的种类不同保存方法也不同。

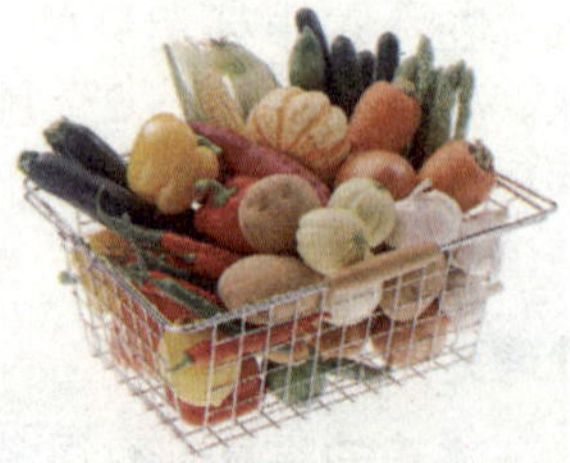

●充分利用各种废弃食物

厨房里剩余的蔬菜水果不必急着扔到垃圾桶里，可以将这些废物变宝物，比如可以将萝卜切成细碎丁，放在瓶罐中盖上盖子放进冰箱里，就可以消除冰箱中的怪味。这样既减少了垃圾的产生，又能达到天然清洁的作用。

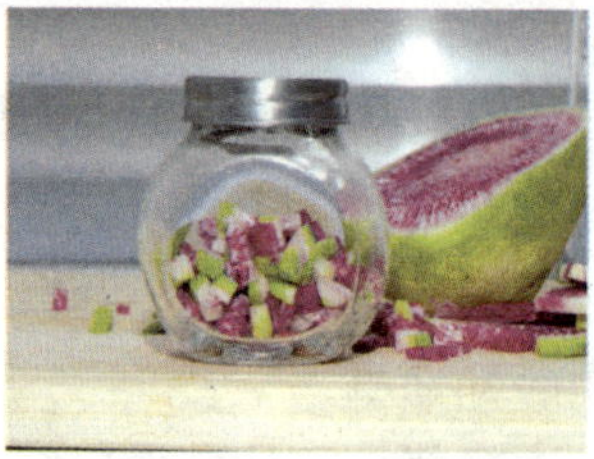

常见蔬菜的保鲜方法		
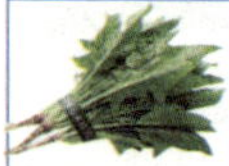	菠菜	用湿报纸包裹，可以保存一周
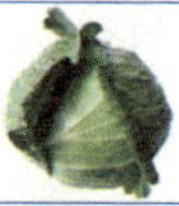	卷心菜	买后拔掉芯，将缺口处弄湿，装入塑料袋内，可以保存两周
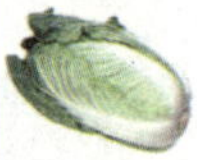	白菜	用报纸包裹放在阴凉处可以放置3～4周
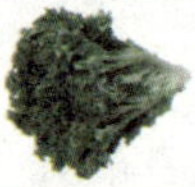	生菜	将芯切个口洒上小麦粉，用湿纸包裹，可以保鲜1周
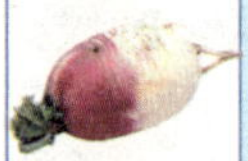	萝卜	因为叶子吸收根的水分，所以买后要去掉叶子，放在阴凉处保存
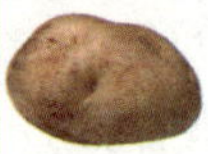	土豆	用报纸包裹放在阴凉的地方，再放置1个苹果，能防止发芽

Part 4

客厅与卧室的无毒清洁

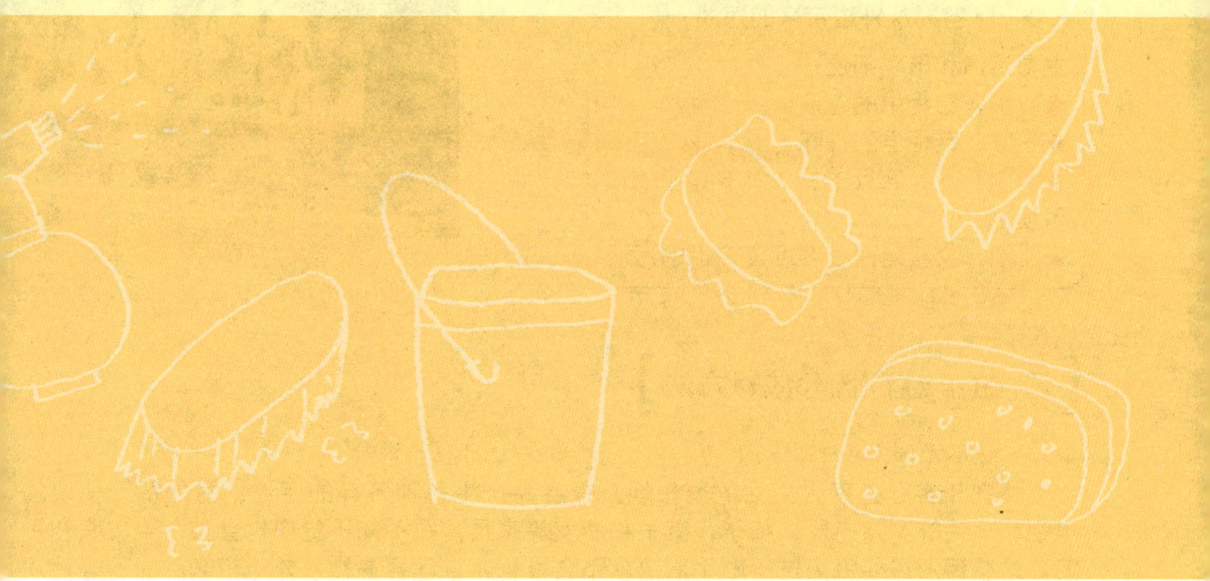

客厅与卧室清洁的基本事项

客厅与卧室的主要污渍是灰尘和手渍。只要养成发现污渍就马上清除的习惯，污渍就不难清除了。平时进行顺手清洁，这样在年末大扫除时就会轻松些。

主要污渍和出现部位

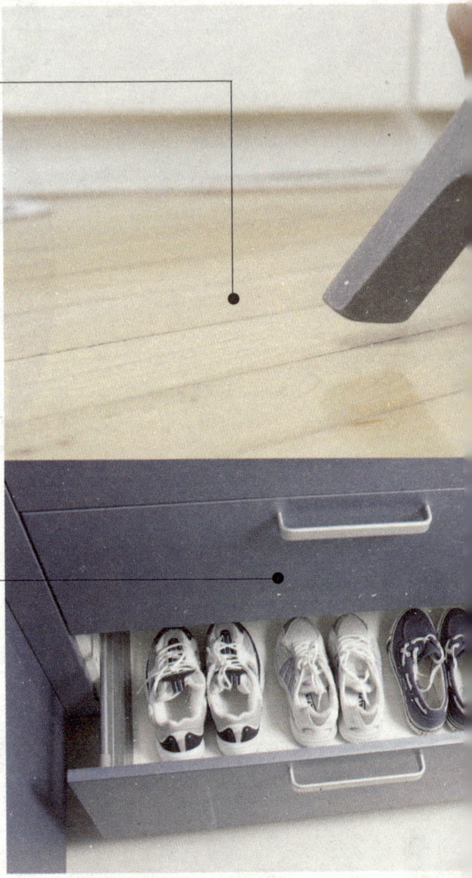

卧室

地板上和壁橱里的污渍

主要污渍和出现部位：

★真菌、螨虫：地板和壁橱的污渍

★灰尘、手渍：地板、天花板、墙壁、窗户、窗帘、拉门等的污渍

★皮屑、油污：墙壁、窗帘、拉门的污渍

★污垢：墙壁和地板上的污渍

★手渍和皮脂污渍：地板、窗帘、拉门把手的污渍

客厅

容易从外边带来的污渍

主要污渍和出现部位：

★真菌：鞋柜中的污渍

★气味：鞋柜里的异味

★灰尘、泥：客厅的玄关和脚踏垫上的污渍

★手渍、皮脂污渍：客厅窗户上的污渍

污渍的产生原因和应对方法

不知不觉地堆积灰尘和手渍

卧室和客厅是家人生活的聚集地，很容易产生各种各样的污渍。另外每天使用的电视、电话等家用电器，椅子、桌子和沙发等家具，在不知不觉中也会被污染皮脂和手渍。这些污渍只要每天进行顺手清洁就不会堆积。客厅容易被从外边带来的泥沙等污渍污染，稍一倦怠就会变得难以清洁，所以应该趁着污渍没堆积的时候定期清洁。

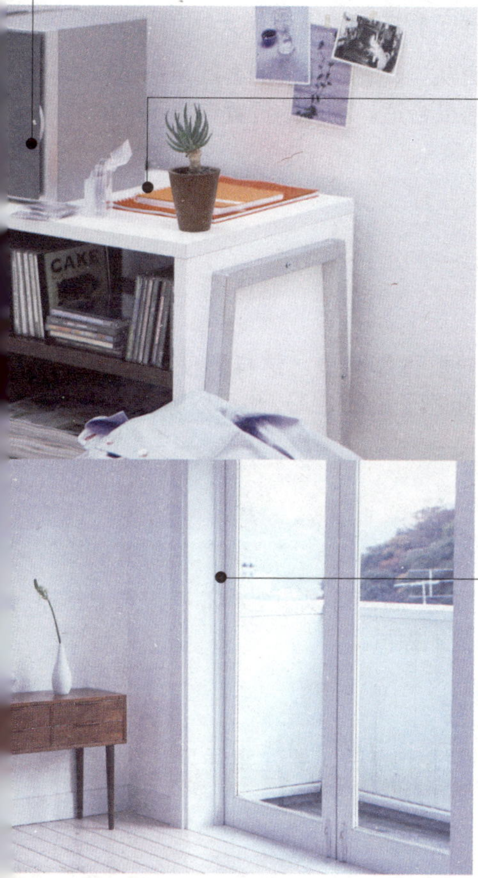

家电

容易沉积灰尘

主要污渍和出现部位：

★灰尘：电视机、音响、电话机和空调上的灰尘

★手渍、皮脂污渍：电视机、音响和电话机附着的手渍

家具

不知不觉就会附着手渍和灰尘

主要污渍和出现部位：

★灰尘：附着在架子、饰物架、沙发上的污渍

★污垢、皮屑：附着在饰物架、衣柜和沙发上的污渍

★手渍、皮脂污渍：附着在架子、饰物架、衣柜和沙发的污渍

阳台

容易附着泥和灰尘

主要污渍和出现部位：

★灰尘、泥：窗户、窗框、阳台上的污渍

★手渍、皮脂污渍：窗户上的污渍

★污垢：阳台上的污垢

污渍的防治对策

使用吸尘器、清洁布和拖布进行清洁

房间、客厅和阳台的清洁，根据清洁的地方和物品不同，选择合适的清洁用具很重要。例如在清洁客厅和卧室时基本是清除灰尘。地板用吸尘器和拖布，家具和家电用清洁布，窗户和门框使用抹布。

物品收纳可减少污渍

整理好室内物品

清洁房间时基本是清除灰尘，如果地板上有凌乱的东西就难于清洁，架子上堆积很多小物品也会难于清洁，也容易堆积灰尘。所以为了方便清洁，应该事先进行室内物品的整理收纳。

客厅

可以说是家的脸面的客厅，一定要随时保持清洁。不要忽略任何地方，经常进行顺手清洁，发现污渍后应马上清除。

容易受污染的地方

客厅有泥、灰尘等污渍

客厅的脚踏垫和窗户，是容易堆积泥、沙和灰尘的地方。鞋箱的上面也容易堆积着灰尘，而且里面因为有潮气还会产生真菌，要仔细清洁。

提高清洁效率的要领

活用拖布和抹布，不要做无用的清洁

有灰尘、泥等污渍的客厅用拖布和清洁布清洁最合适。不同的位置选择不同的清洁工具。

推荐的用品

放置脚踏垫，就可以防止带入泥和灰尘

为了不把鞋上的灰尘带入家中，可以在客厅门前放置脚踏垫。这样即使孩子带着泥回来也可以放心，还可以在客厅里放置刷子，进门后用刷子刷刷衣服，也可以减少灰尘。

【地面】

所需时间 10分钟

清洗要领：

顽固污渍用小苏打清除

清洁用品：

1 用小苏打清洁

用吸尘器吸去灰尘后，可以撒上小苏打，用湿布擦拭，顽固污渍用旧牙刷擦拭。

2 通风使其干燥

窗框或地面擦拭干净后，要注意通风，注意不要残留湿气。

1

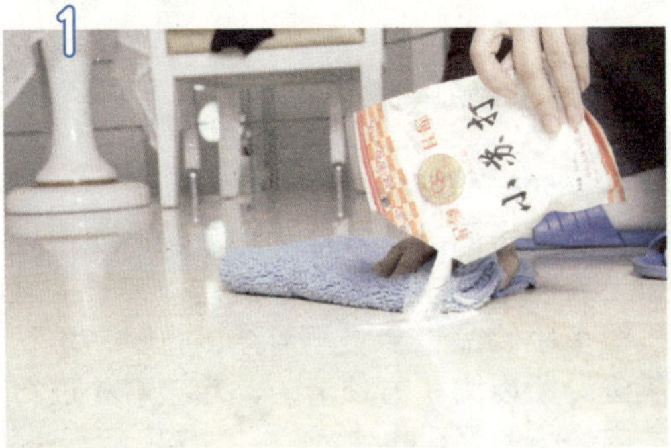

2

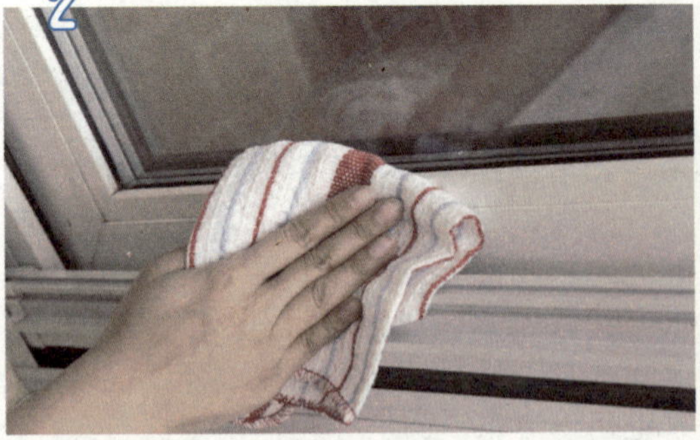

【门把手】

所需时间 5分钟

清洗要领：

尽早清除手渍和灰尘

清洁用品：

1 用布擦拭整体

门的外侧有灰尘和泥沙，内侧门把手上也容易产生手渍等污渍，可以先用湿布整体擦拭一遍。

2 细小部位用牙刷刷除

门把手周围的细小部位可用牙刷刷除，其按钮部分使用棉棒会很方便。

3 用肥皂清洗

顽固污渍要用液体肥皂擦拭，然后用干布擦净。

1

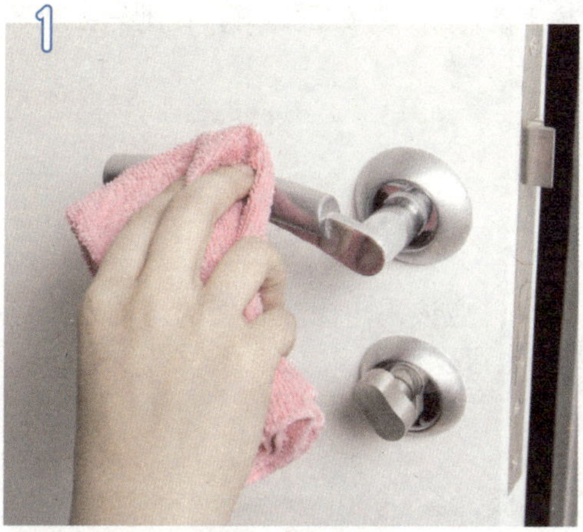

2

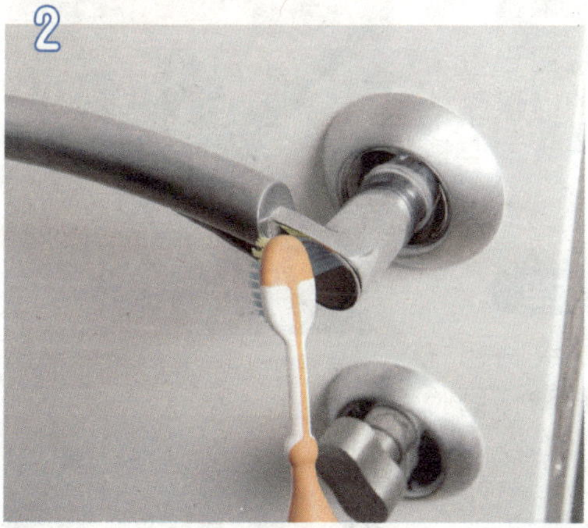

3

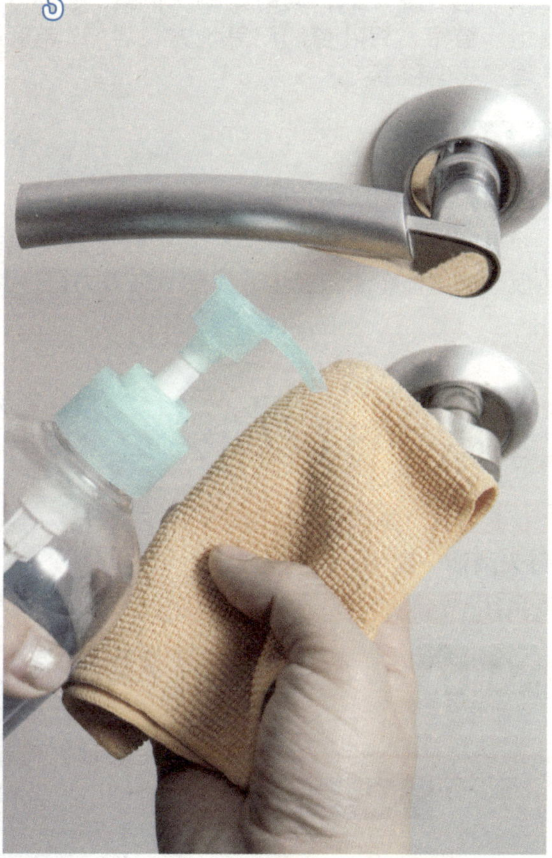

卧室

卧室是私人生活的地方，与健康息息相关，当发现卧室有污渍时应及时清理，以防止细菌滋生。

容易受污染的地方

地板和地毯容易堆积灰尘

地板长时间不清洁就会堆积灰尘，不光容易产生灰尘，头发和皮脂污渍等也容易堆积，同时是螨虫的聚集地。窗帘、百叶窗和门等地方也容易堆积灰尘和手渍。

提高清洁效率的要领

经常顺手清洁，能尽快清除污渍

房间容易堆积污渍，尤其是小孩房间，要养成在污渍堆积前进行顺手清洁的习惯。

地板上的污垢越早处理越好，否则只会越来越麻烦。

推荐的用品

使用有黏着力的滚刷和拖布来清洁

清洁地板的时候，一点一点用吸尘器清洁很麻烦，应该采用比较轻便的清洁工具。地板一般用拖布清除灰尘，如果有黏着力很好的滚刷也可以使用。

【地板的一般清扫】

所需时间 10分钟

清除要领：

每天清洁一次

清洁用品：

拖布

扫帚撮子

干干净净的地板，会使人心情很好，不需用吸尘器只用拖布就能进行清洁。早上起来的时候将地板擦拭干净，一天的心情都会变得舒畅。

1

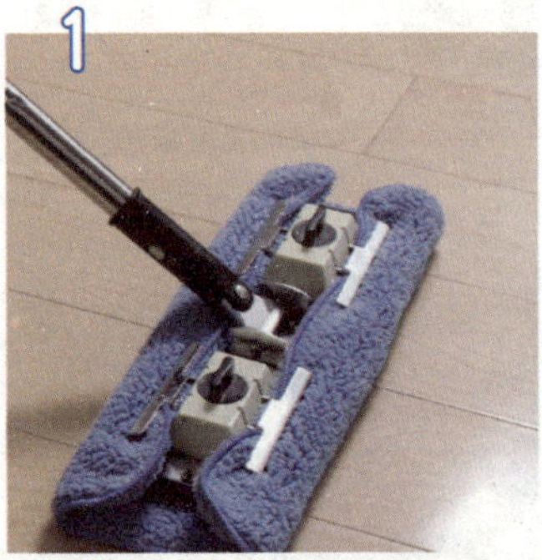

1 用拖布清除灰尘

沿着地板的纹路用拖布擦拭，慢慢移动仔细检查细小灰尘和污渍。

2

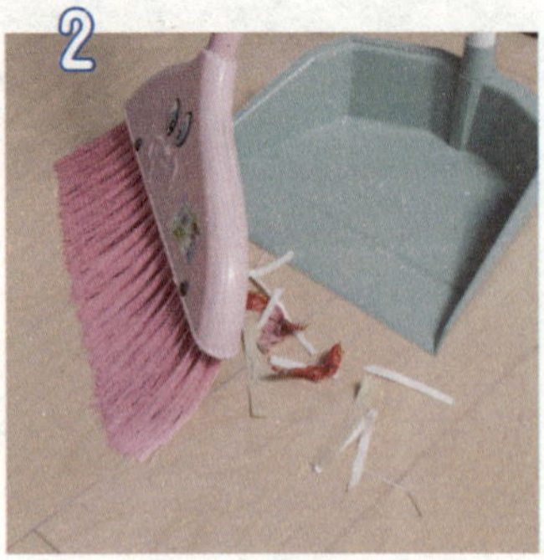

2 不能清除的灰尘用笤帚清除

不能用拖布清除的垃圾用笤帚清洁，再用撮子取出。

小贴士

· 用醋水擦洗地板 ·

地板发黏的时候用醋水喷洒就可以。清除灰尘后，一边喷洒醋水一边用拖布擦拭地板，很容易就能使地板变得清爽干净。

地板的重点清扫

所需时间 30分钟

清洗要领：

坚持每月清扫一次

清洁用品：

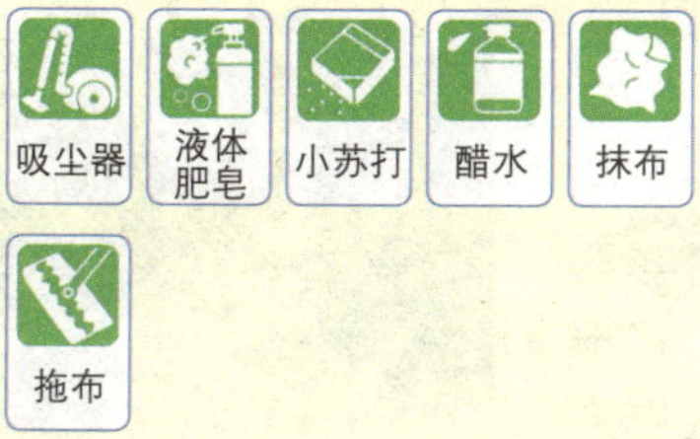

皮脂和食物残渣用肥皂水和小苏打去除

地板上容易有皮脂污渍和食物残渣污渍。这些污渍用小苏打和肥皂去除很有效果。

首先用液体肥皂擦拭，再涂上小苏打膏，最后用抹布擦拭。

卧室的角落容易堆积污渍，是清洁的重点

卧室的四个角落里都容易堆积灰尘，平时没有清洁干净的垃圾会堆积到卧室的角落，每月应进行一次大清洁。首先用吸尘器清除污渍，然后擦拭顽固污渍。

小贴士

·用米糠和淘米水抛光·

将米糠装入旧抹布做的布袋擦拭地板，或将抹布蘸淘米水拧干使用。米糠的油能将地板擦得很亮，淘米水可以循环利用，效果也不错。

1 用吸尘器吸除灰尘

用吸尘器沿着木板纹理全部吸尘一遍。容易堆积污渍的房间四角，更应该好好清洁。

2 用醋水擦拭

除去灰尘后喷洒醋水，一边用拖布擦拭一边喷洒，不要残留水分，要擦干净。

3 油污用肥皂和小苏打清除

附着皮脂和食物油污的部分涂上液体肥皂，待污渍溶解后用小苏打膏擦拭，再用拖布擦干。

4 偶尔用抛光剂

清除污渍后的地板，如果变得没有光泽可以使用抛光剂抛光。

1

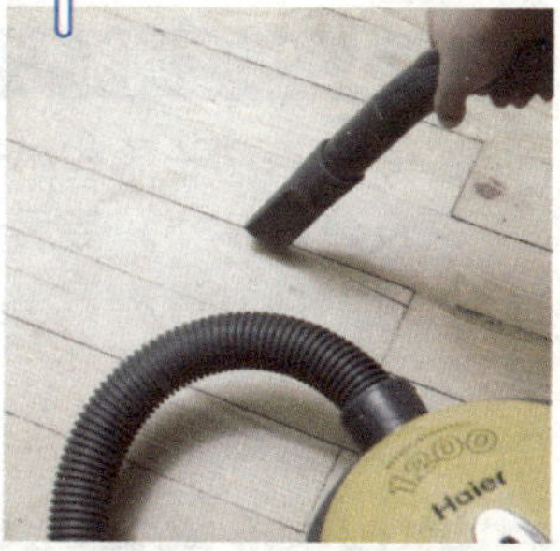

2

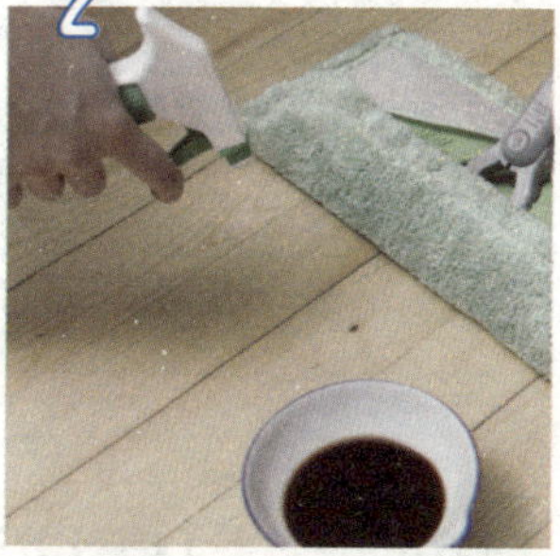

3

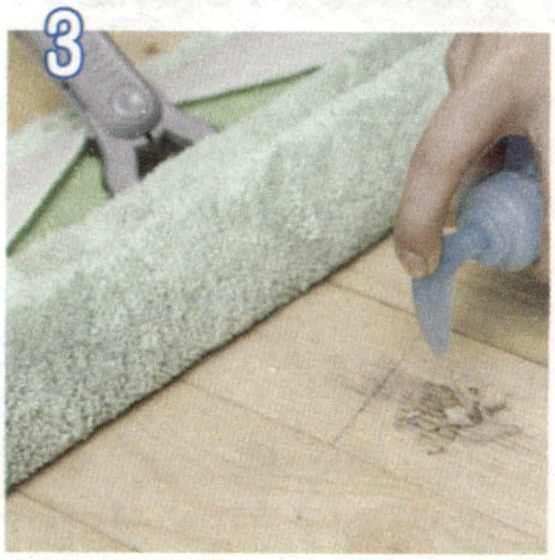

4

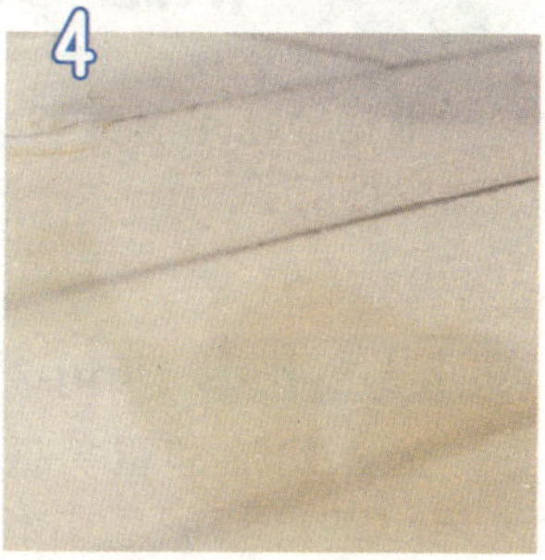

接缝的污渍用牙刷清除

地板角落的接缝容易堆积污渍，吸尘器和清洁布无法清除的时候，可以用旧牙刷刷洗。竹签也可以起到去污的作用。

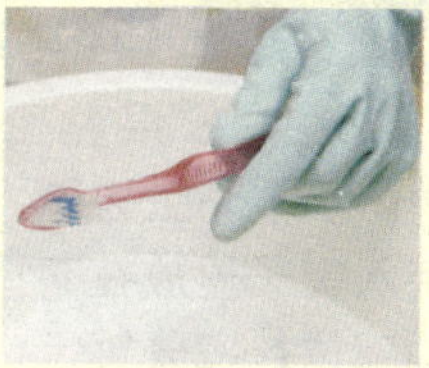

地毯

所需时间 10分钟

清洗要领：

使用小苏打清除局部污渍

清洁用品：

小贴士

·去除地毯污渍小妙招·

地毯上洒上咖啡、糖浆和果汁的时候，不要慌张。首先用纸巾和吸水性好的抹布擦拭。清除水分后，在有污渍的部位撒上小苏打，放置一会儿用吸尘器吸走即可。

地毯清洁起来很困难，将刷子润湿后，蘸些小苏打反复刷几次即可清洁干净。

1 准备容器

准备一个小容器（可以用小盆，也可以用小肥皂盒）。

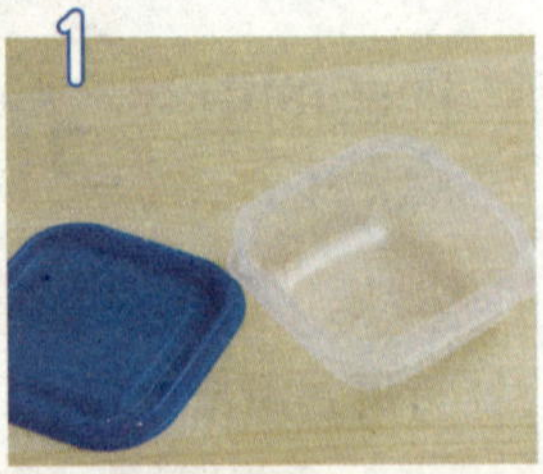

2 配制小苏打溶液

将小苏打粉末装在容器里，向容器里倒些温水，多摇晃几次，使小苏打粉末能够充分溶解。

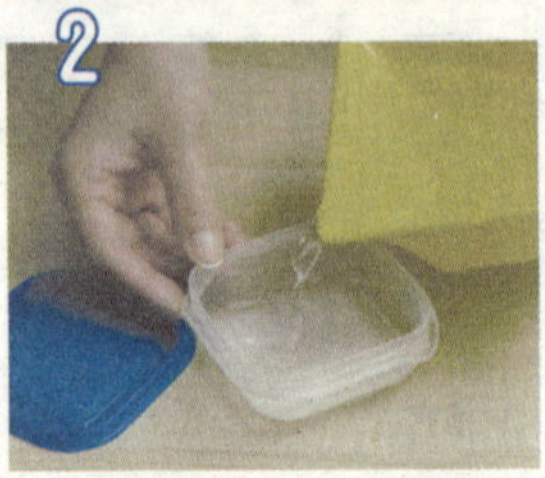

3 用刷子刷洗

用刷子蘸些小苏打溶液，反复刷几次。最后用清水将刷过的地方清洗干净就可以了。

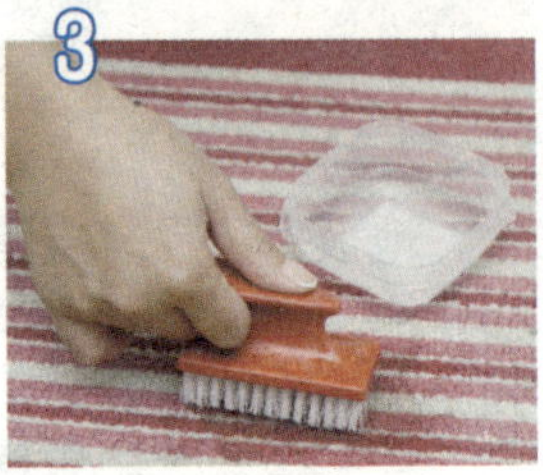

Tips 根据地毯污渍的种类选择相应的清洁法

根据地毯污渍类型选择清洁方法，有不明污渍种类的时候按照油污类污渍的处理方法清除即可。

油溶性污渍 | 用小苏打和肥皂中和

油、奶油和蛋黄酱等油性污渍，建议用小苏打和肥皂中和。清洗后为了不被浸透，一定要用干布擦拭干净。

对难以去除的污渍用清洁布蘸取少量的液体肥皂清除，最后喷洒醋水再擦拭一遍即可。

口香糖 | 用冰凝固法清除

地毯如果粘上口香糖，不要马上去除，将冰装入袋子里放在有口香糖的部位1～2分钟，口香糖凝固后就很容易清除。

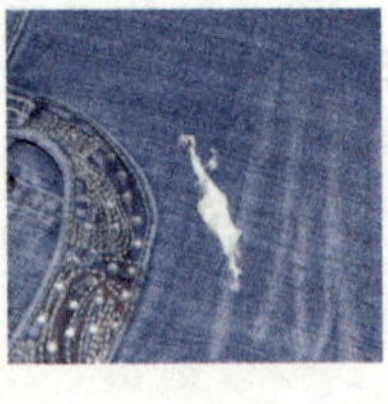

水溶性污渍 | 用水擦拭后用液体肥皂清除

果汁、酱油、啤酒、葡萄酒、红茶和咖啡等污垢首先用干布擦拭或者用纸巾吸收水分，防止污垢扩散。然后再用湿毛巾擦拭。如果有不能脱落的污渍要用布蘸取液体肥皂擦拭，反复擦拭直到污渍去除即可。

如果是鸡蛋和血等含蛋白质的水溶性污渍，加热后会变得很难清除，应用湿布蘸凉水从上边开始清除。

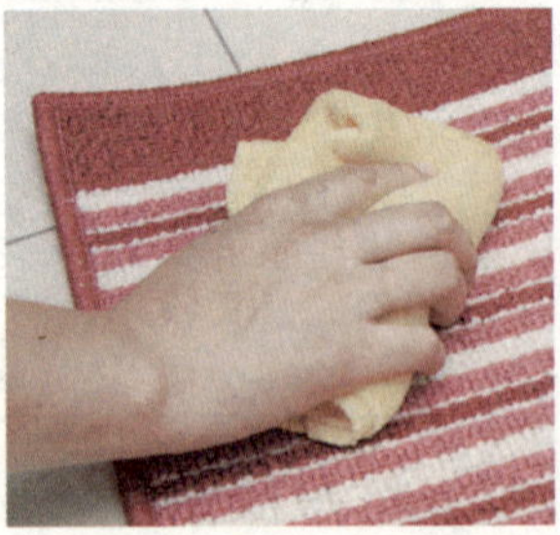

电热毯

所需时间 10分钟

清洗要领：

用刷子轻轻刷洗

清洁用品：

小苏打　刷子

电热毯大多由纺织品和发热材料构成。发热材料主要是金属发热线和陶瓷半导体制成，质地脆，容易断裂而损坏。因此在清洗电热毯时应注意，既不能拧干，也不能全部浸泡在水中，只能在脏污处，用毛刷蘸上一些小苏打刷洗。

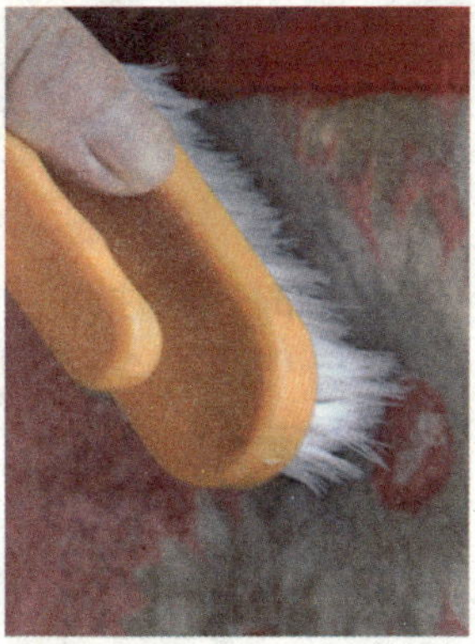

墙壁、天花板

所需时间 20分钟

清洗要领：

用掸子清洁灰尘

清洁用品：

掸子　拖布　抹布　液体肥皂

墙壁和天花板是容易附着灰尘的地方。用掸子清除灰尘，根据墙壁的材质选用不同的清洁工具擦拭。

1 用掸子清除灰尘

使用掸子清除墙壁上的灰尘，如果有够不到的地方可以使用拖布。

1

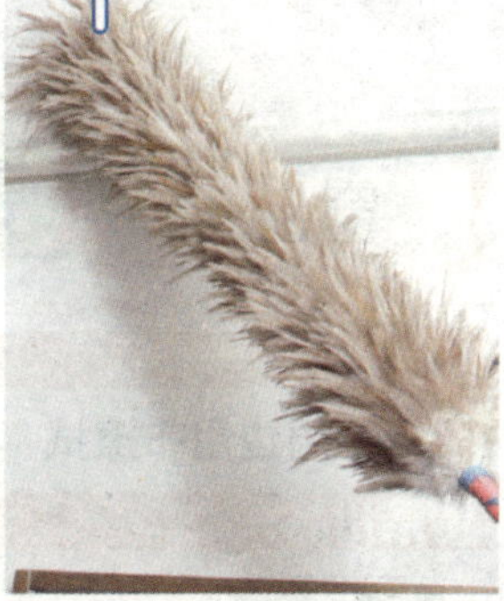

2 根据材质不同选用相应的清洁工具

墙壁的材质各种各样。如果是塑料壁纸，用湿布擦拭后再用干布擦拭即可。有难以去除的污渍时用少量的液体肥皂清除。如果是布的墙壁不能直接用水擦拭，将抹布拧干后再擦拭。

2

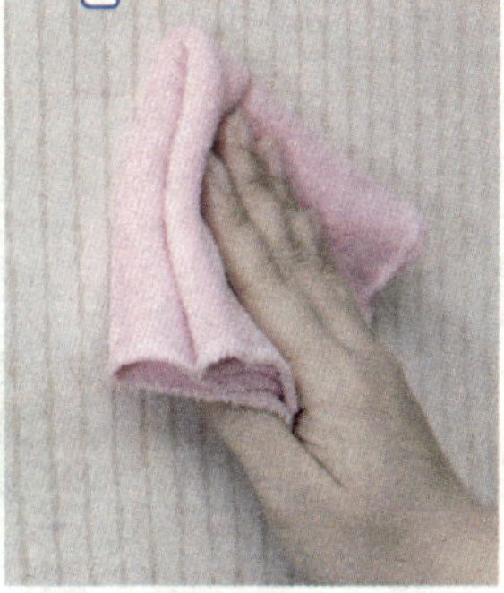

小贴士

·去除蜡笔渍的小妙招·

孩子喜欢用蜡笔在墙上画画，这个时候可使用汽油和牙粉清除。首先用纸蘸取汽油轻轻擦拭污迹，之后用牙刷蘸取牙粉刷洗，用抹布擦拭，就可以清除干净了。

Tips 可以选用的清洁工具

纸和拖布　可以用抹布代替

清洁地板用立式拖布，也可以用纸来吸附灰尘，方法很简单，地板、墙壁和天花板的清洁都可以使用。

掸子　不会划伤家具

清洁灰尘多的室内，不能缺乏掸子。如果有能用静电吸收灰尘的掸子，效果会更好。

百叶窗

所需时间 20分钟

清洗要领：

用清洁布仔细擦拭

清洁用品：

小苏打　抹布

1 用尺子固定抹布

首先准备一个结实的尺子和一块小抹布，将小抹布固定在尺子上。

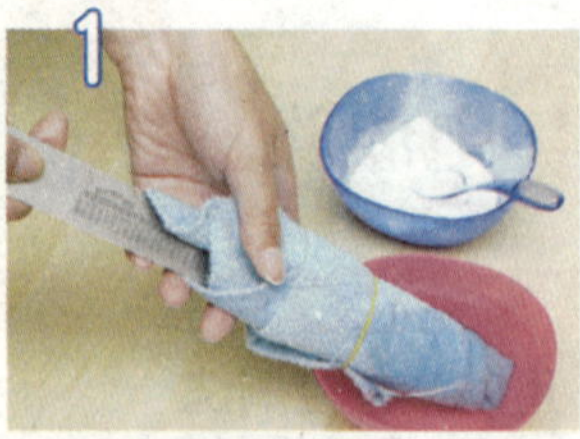

2 蘸取小苏打溶液擦洗

将小苏打配制成溶液，用尺子上的抹布直接蘸小苏打溶液清洗百叶窗，最后用一块干净的干抹布将百叶窗擦净。

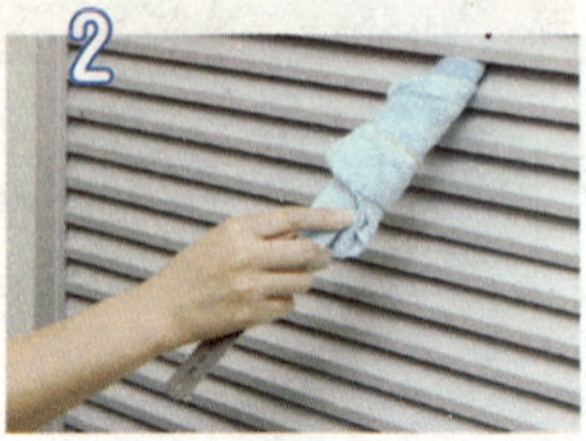

窗台

所需时间 5分钟

清洗要领：

门把手周边用布擦拭

清洁用品：

抹布　小苏打

窗台因为经常与外界接触，所以时间久了很容易留下很厚的污垢。用小苏打溶液浸泡以后就很容易清洗掉了。

将小苏打放在一个玻璃杯里，向玻璃杯里倒入清水，等待5分钟左右，将已经溶解的小苏打溶液洒在窗台上，直到窗台被全部润湿为止，最后用抹布将窗台擦洗干净。

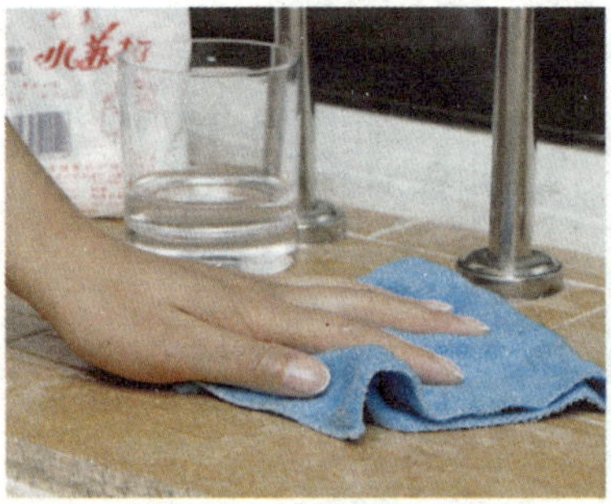

室内植物

所需时间 5分钟

清洗要领：

用醋擦亮叶子

清洁用品：

清洁布　醋水

1 清除灰尘

准备一块干净的清洁布和少许清水，将叶子一片一片地擦拭，叶子小的可以用喷头喷洒，即能去除全部污渍。

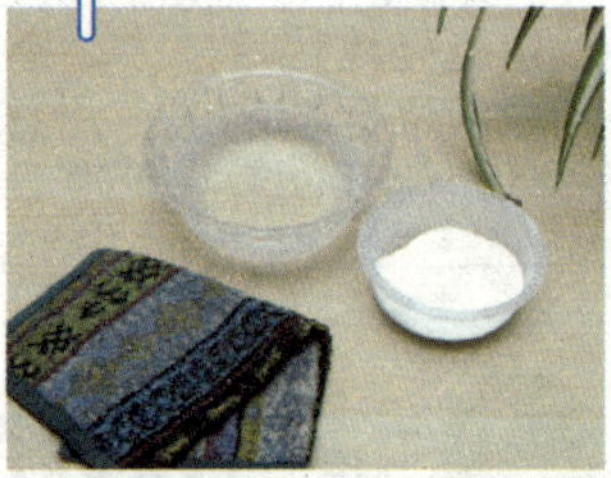

2 喷洒醋水

用1升水兑1大杯醋制成醋水，用喷雾器喷洒在叶子上，可以防虫，还可以使叶子闪闪发亮。

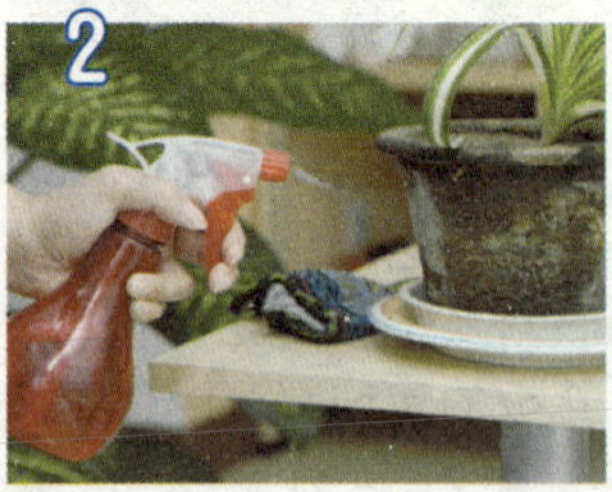

窗帘

所需时间 30分钟

清洗要领：

用小苏打溶液充分浸泡

清洁用品：

小苏打　液体肥皂

窗帘是很难清洗的，在清洗前如果在水中放些小苏打，就会很容易清洗干净。

1 在温水中加小苏打和液体肥皂

将盆里装些清水，最好是温水，不宜太热，然后将少许液体肥皂和小苏打粉末都倒入水中。

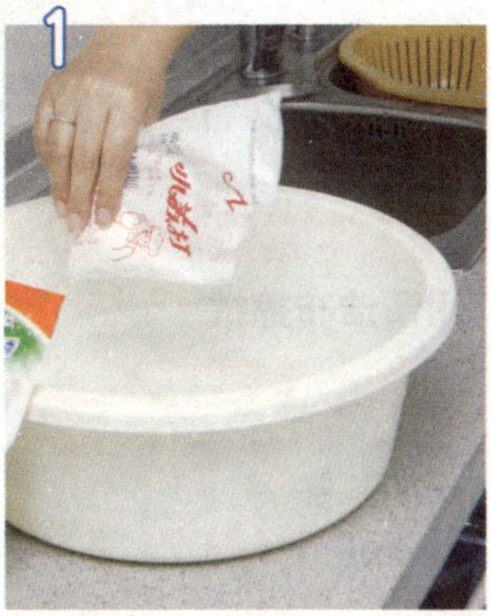

2 充分浸透后再仔细清洗

用力将水搅拌几次，让小苏打和液体肥皂充分地溶解，再将窗帘放在水里，多揉几次，直到窗帘都湿透，然后等待10分钟左右，用手清洗，最后用清水冲洗干净。

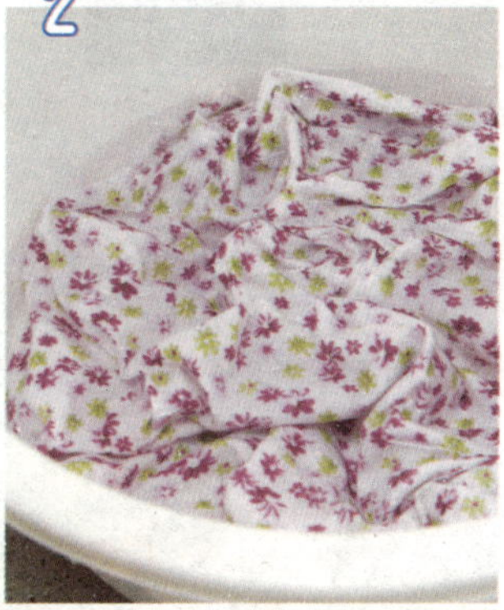

小贴士

·清洗窗帘的金属零件·

清洗窗帘的时候，窗帘轨道部分用湿布擦拭。顺便将金属零件也清洗了。将金属零件装入旧的丝袜中，放入液体肥皂水中清洗，之后拿出来晾干就可以了。

Tips 卧室异味的防治策略

卧室内有烟和宠物的味道时，首先要通风换气。为了通风，要打开两个以上的窗户。喷洒芳香剂也会使室内空气清新，变得舒适。

烟的味道 | 用橙味的精油清新空气

有烟味的时候，使用橙味的精油喷洒效果很好，橙味精油有杀菌作用，不仅能消除异味还能净化空气。

将咖啡倒入烟灰缸里也可以吸收烟灰的味道。

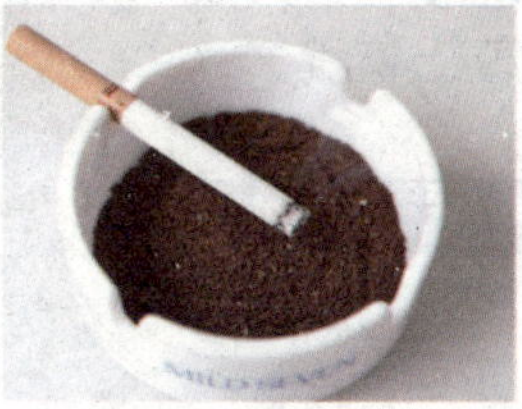

宠物的味道 | 桉树或薰衣草精油除臭

想要去除狗和猫等宠物的味道时，用桉树和薰衣草等具有除菌效果的精油消臭，也可将芳香剂放到喷壶里做室内喷洒用。

异味的紧急处理 | 将精油滴到空调的过滤器上

如果想让房间里飘香，可以在空调的过滤器上洒上2～3滴精油。

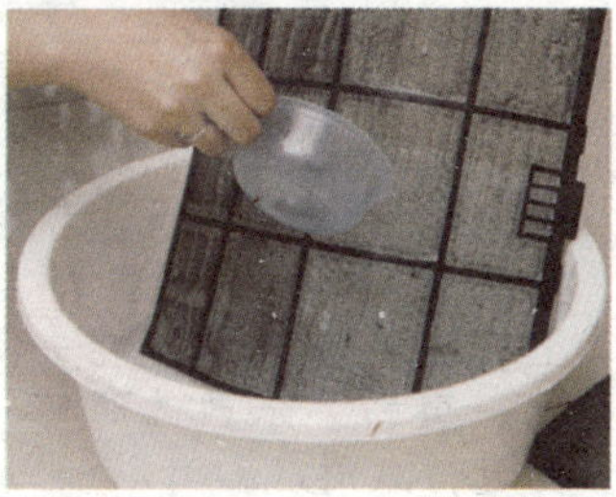

卧室死角

所需时间 20分钟

清洗要领：

用清洁布擦拭

清洁用品：

吸尘器 海绵 清洁布

床底下和衣柜后面通常是卧室内的卫生死角，不及时打扫，会堆积很多尘土或毛发，成为空气中尘螨及真菌孢子的栖身地。可将湿布缠到衣杆上伸进死角处清扫；也可以用一个带海绵的玻璃清洁器，将海绵浸湿，伸到缝隙里往外扫；如果使用吸尘器，为避免出风口把灰尘吹到沙发里面，可以在吸尘器的出风口处挡一块湿布，但时间不要过长，否则会烧坏电机。

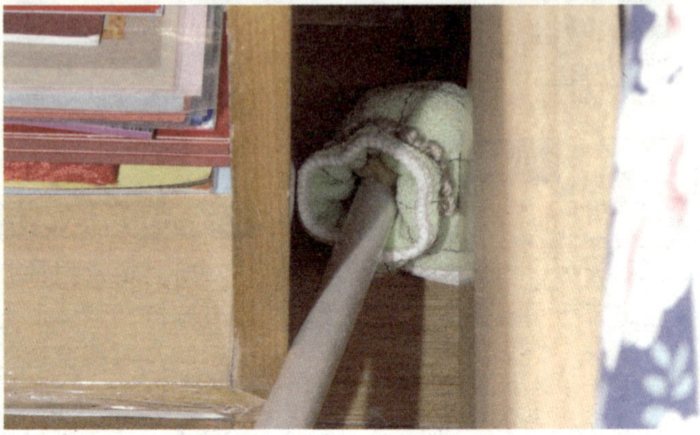

小贴士

·巧去衣柜油漆味·

把煮开的牛奶倒在盘子里，放在新油漆过的衣柜内，关紧衣柜的门，过几个小时后，油漆味便可除去。

壁橱

所需时间 30分钟

清洗要领：

清洗后打开门通风

清洁用品：

抹布 酒精

壁橱中是容易产生真菌的地方。要时常进行清洁，打开门进行通风，铺上帘子可以防止潮气。

1 将壁橱中的物品全部拿出来

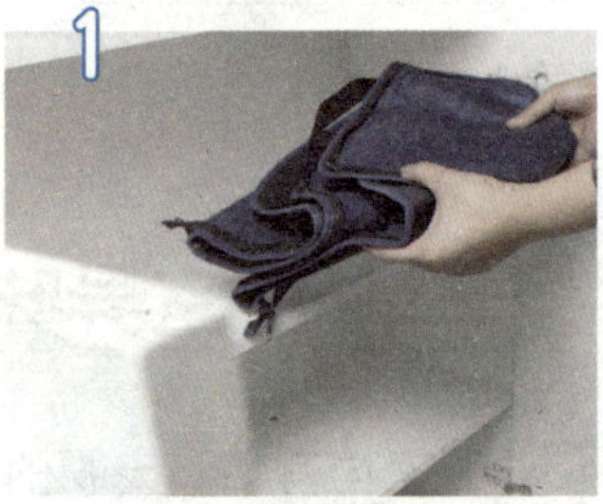

将壁橱中的物品全部拿出来之后再清洁。将角落和缝隙间的灰尘用喷壶喷湿。

2 用抹布擦拭

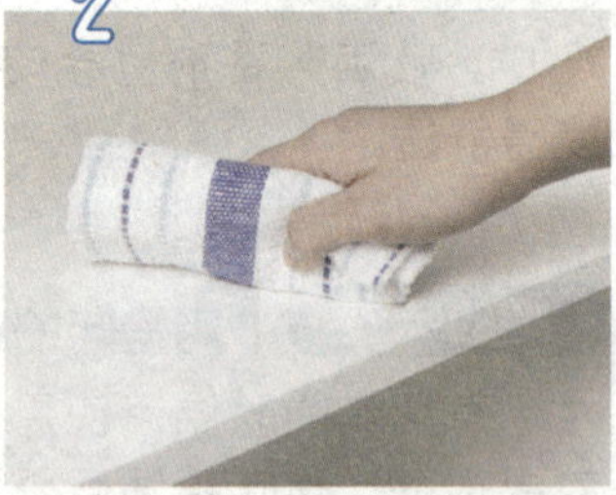

用湿抹布整体擦拭橱柜，不要忘记壁橱上边，如果发现真菌应马上擦拭。

3 喷洒酒精

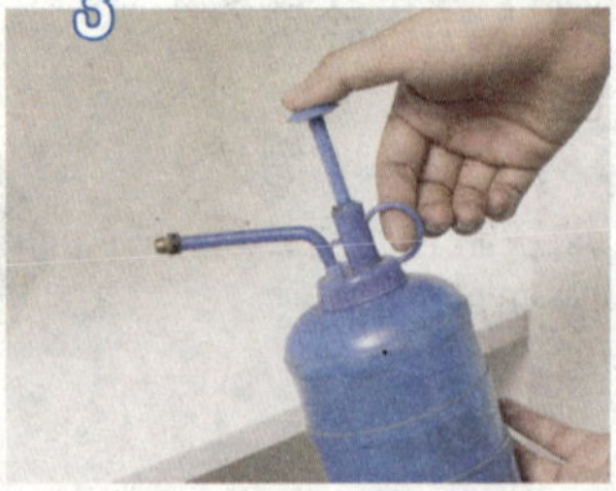

待橱柜完全干燥后喷洒酒精，防止真菌产生。

小贴士

·巧去壁橱潮气·

在壁橱里铺帘子的时候，沿着壁橱的下段铺着，壁橱的下面和里面全部铺上。这样通风好，能去除潮气。重新装东西的时候一定要进行大清洁。

阳台

阳台有泥沙和灰尘等污渍，清洁难度大。特别是擦拭窗户的时候，因为高度过高够不到，很难清洁。

容易受污染的地方

窗户和阳台容易堆积泥沙和灰尘

窗户的外侧、纱窗和阳台等容易堆积沙粒、灰尘等污渍。窗户的内侧也容易堆积灰尘和烹饪中的油烟等污渍。尤其是窗框，是最容易忽视的地方，容易堆积污渍。

提高清洁效率的要领

及时清除污渍

灰尘和沙粒等污渍如果很少，清洁就很容易。所以要趁着污渍不严重的时候对窗户和纱窗进行顺手清洁。

推荐的工具

用专业的擦窗工具

擦窗户是件很麻烦的事，如果利用专业的擦窗工具就会容易很多。专业的擦窗工具附有橡胶，橡胶能紧贴着玻璃，不用清洁剂也可以擦得很干净。

【露台】

所需时间 20分钟

清除要领：

先整体清除污渍再局部清除

清洁用品：

小贴士

·雨天进行露台的清洁·

用水冲洗露台是很有效果的，但是会影响隔壁和楼下的房间。如果不能用水冲洗可以在雨天清洁，污渍因为湿气容易脱落，清洁就方便了。

泥和灰尘等污渍，应该先用扫帚清扫一遍，如果直接用水擦拭，会使污渍扩散，难以清除。

1 从高的地方开始清洁

首先应该清洁墙壁、栏杆和空调的室外机等高处的灰尘，然后再清洁地面。

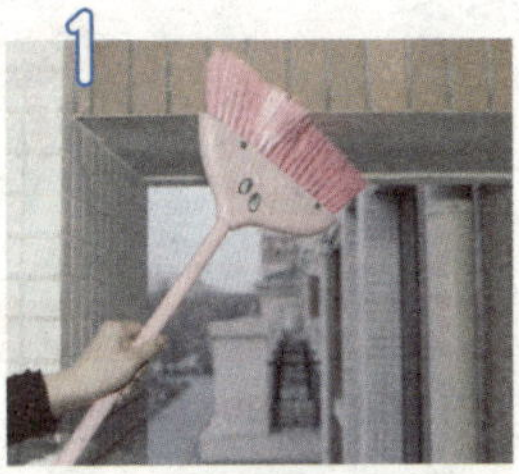

2 顽固灰尘要先用水冲洗

露台上灰尘顽固的地方，要先用水冲洗后再用干布擦拭。

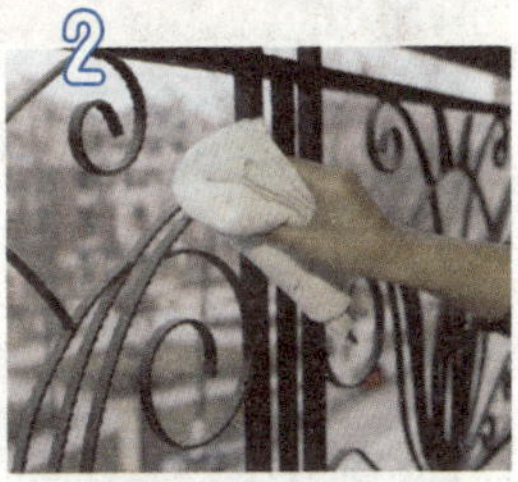

3 最后擦干

用刷子蘸水擦拭露台地面，最后用抹布擦干水汽，栏杆和栅栏也用湿抹布擦拭。

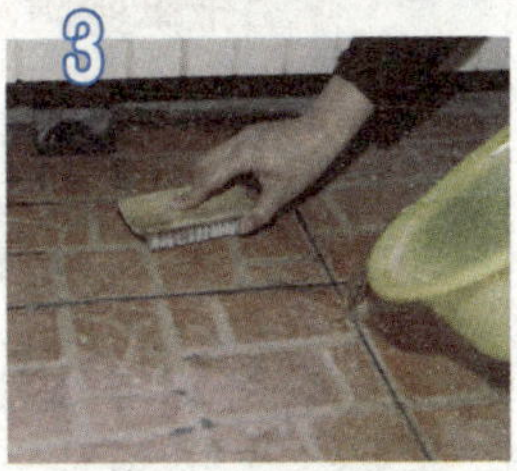

窗框

所需时间 15分钟

清洗要领：

用牙刷蘸小苏打清除污渍

清洁用品：

窗框因为常接触水汽会产生氧化的斑点，用小苏打加牙膏用抹布擦拭即可。

1 将小苏打调成膏状

首先将小苏打粉末放在小容器里，向容器里加少量的水，将小苏打调制成膏状。

2 用牙刷刷洗

找一把牙刷，将膏状的小苏打加牙膏涂在牙刷上面，直接刷洗被氧化的地方。

3 用抹布擦干净

最后用润湿的干净抹布把窗框擦干就可以了。

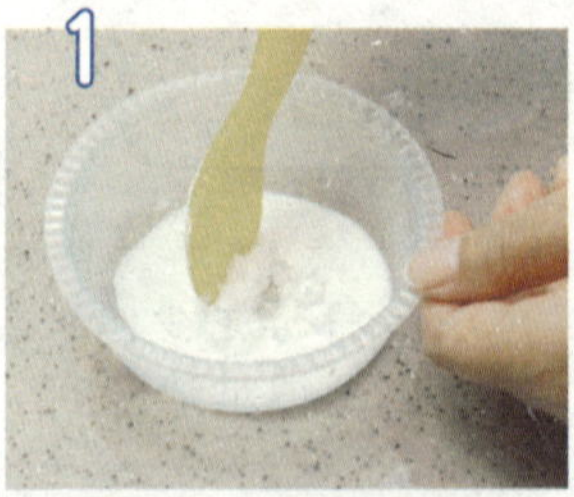

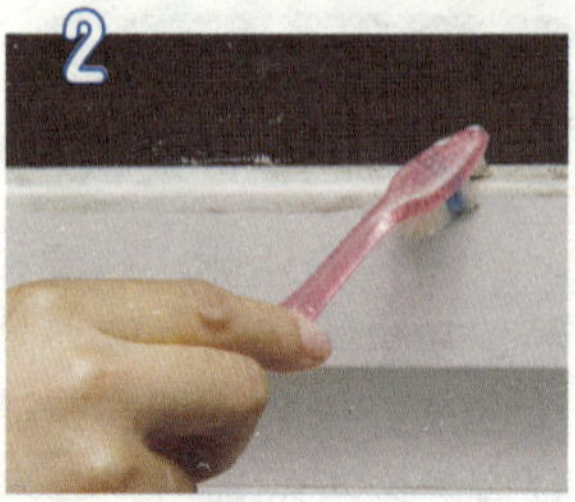

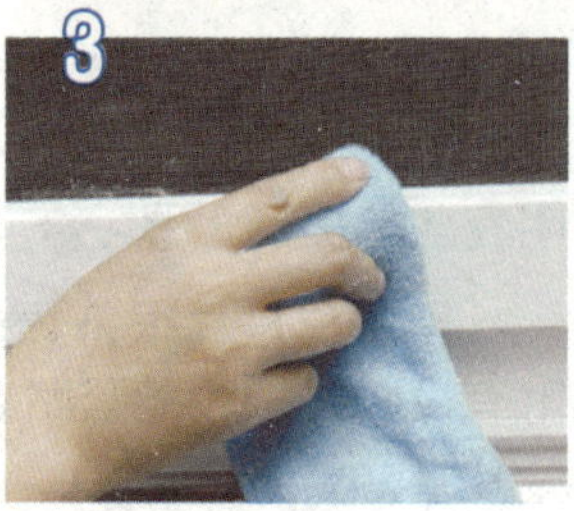

小贴士

·不要用水流冲洗·

用水冲窗户轨道，以为灰尘就会随着流出去，实际上会起到相反的效果。

特别是污渍堆积的地方，因为无法流动而堆积到那，更难清除了。应该避免用水冲洗。

纱窗

所需时间 10分钟

清洗要领：

用牙刷蘸取液体肥皂刷洗

清洁用品：

纱窗的细孔很难清洁，用牙刷蘸液体肥皂溶液反复刷几次即可。

1 牙刷

首先找一个旧的牙刷，备用。

2 用液体肥皂溶液刷洗

将液体肥皂配制成一定浓度的溶液，浓度不用太大，用牙刷蘸此溶液直接刷洗。

3 最后用抹布擦净

最后用干净的抹布将纱窗反复地擦干净即可。

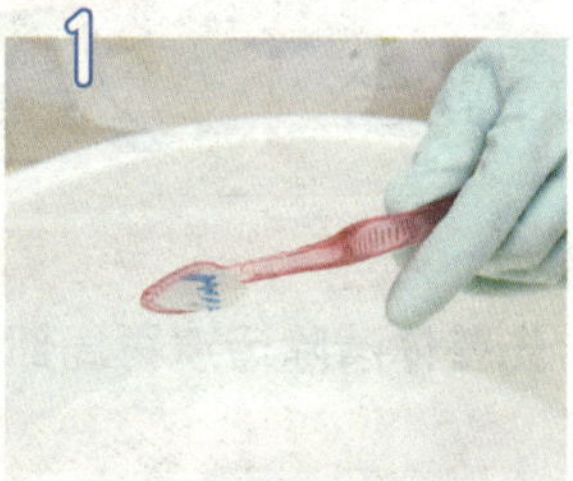

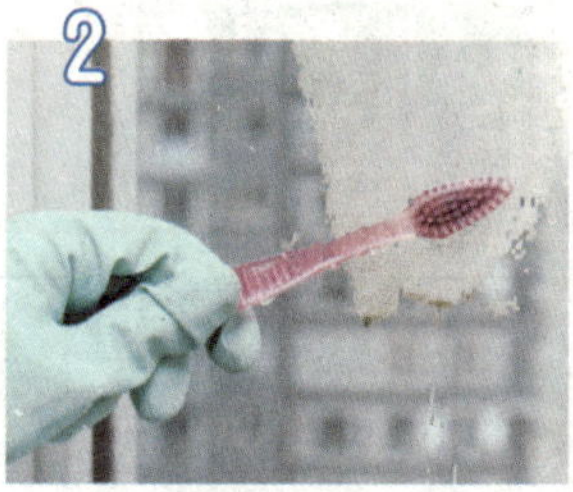

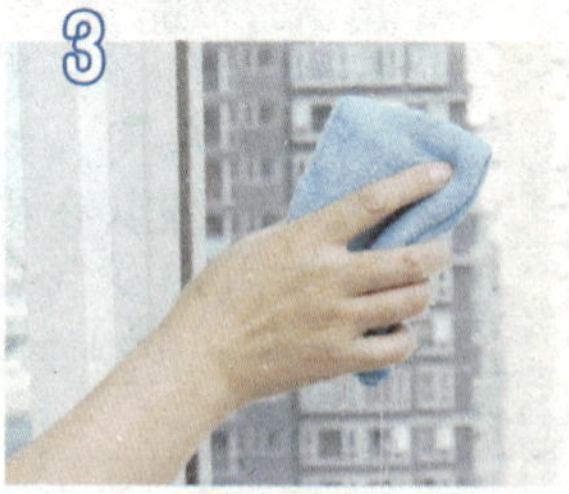

小贴士

·贴上报纸吸附灰尘·

用吸尘器吸附纱窗的时候，清除内侧的时候在外侧贴上报纸，清除外侧的时候在内侧贴上报纸。这样吸附灰尘的时候，灰尘就不容易飞散。

家具

家具容易附着灰尘和手渍等污渍，根据家具材质选择清洁方法，一定要养成定期清洁的习惯，不要等到污渍大面积堆积，偶尔移动家具，做全面重点清洁。

容易受污染的地方

不光是家具表面，家具内部也有灰尘

衣柜、书架、沙发和椅子等家具，因为每天都要使用，容易附着灰尘和手渍等污渍。

不光在看得见的地方有灰尘，家具的下面和里面等看不见的地方也容易堆积灰尘，另外家具和墙壁的缝隙间、家具和家具之间也容易堆积灰尘。

提高清洁效率的要领

趁着污染程度轻的时候顺手清洁

家具的污渍可使用顺手清洁和经常清洁来清洁，不让污渍堆积。在您空闲的时候，稍微打扫一下，就会给日后减少很多麻烦。

推荐的用品

将清洁布和掸子放在使用方便的地方

有灰尘和手渍等污渍的时候，可以用掸子和清洁布进行简单的清洁，将这些工具放在使用方便的地方，时刻准备用于家具的清洁。

玻璃桌面

所需时间 5分钟

清除要领：

用清洁布清除灰尘

清洁用品：

玻璃桌面只要有一点污渍就会非常明显，所以要经常整理清洁。

1 用小苏打溶液喷洒

先用清洁布擦掉玻璃桌面的表面灰尘，再将小苏打溶液喷在玻璃桌面上。

2 用抹布擦干净

最后用清洁布反复擦洗干净就可以了。

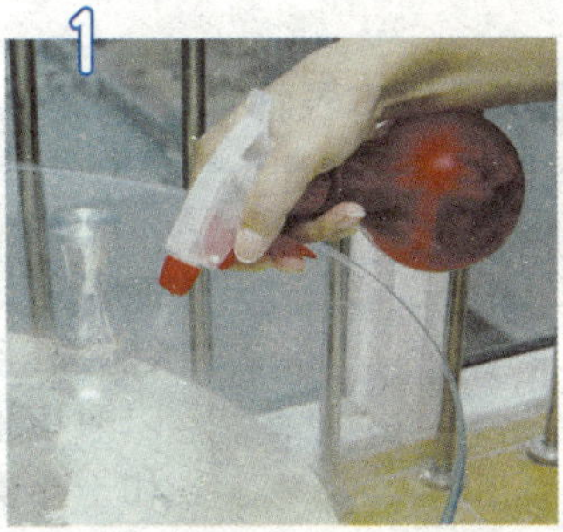

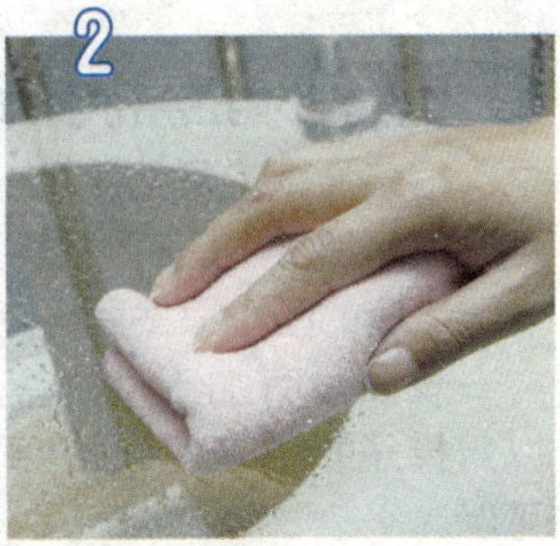

> **小贴士**
>
> **·塑料家具保养的小窍门·**
>
> 塑料贴面家具上有了积水应及时擦干，以免积水沿胶缝渗入，使板边鼓起。塑料家具要避免直接与装有滚烫热水的水壶或过热的器具接触。

木制家具

所需时间 10分钟

清洗要领：

用清洁布蘸牛奶擦拭

清洁用品：

1 用清洁布擦拭

将干净清洁布浸泡在喝剩的牛奶当中，然后用其来擦拭有污渍的木制家具。

2 手渍部分用醋水

对于顽固手渍，可以喷洒适量醋水再进行擦拭，最后用清水擦一遍，这样就可以使木制家具光亮如初了。

1

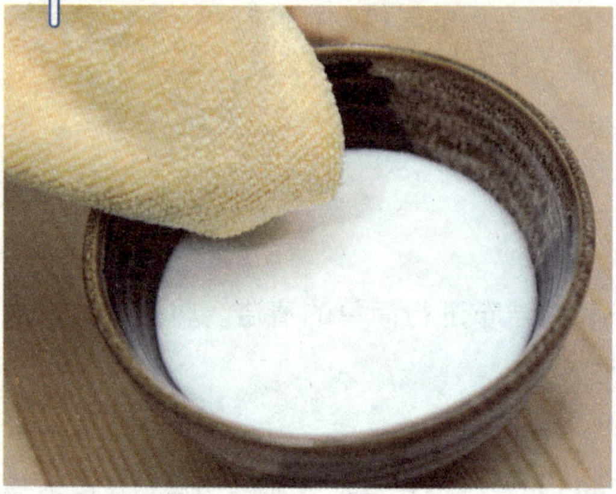

2

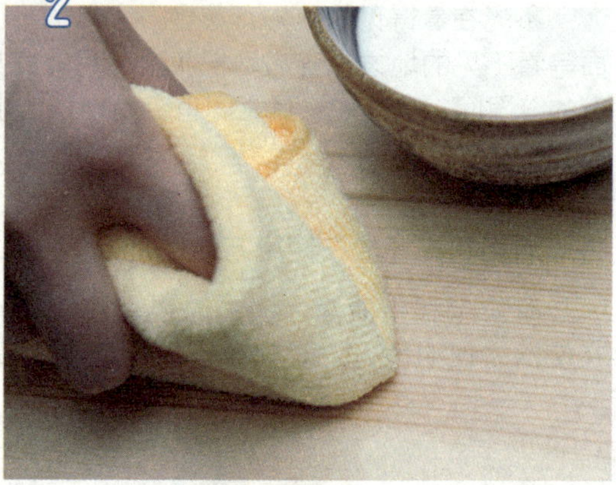

Tips 清洁木制家具的注意事项

敏感材质的木质家具要特别注意

不同材质的木制家具有不同的处理方法。有的木制家具不能用水擦拭，所以要注意。可以用水擦拭的木制材质，用湿布擦拭后不要忘记再用干布擦干。

原木 | 能否用水擦拭取决于原木表面

很多原木家具上涂了一层涂料，那种是可以用水擦拭的。有明显污渍的时候可以用一定浓度的醋水擦拭后再用干布擦干。

表面没有加工过的禁止用水擦拭。可以用掸子掸去灰尘，或用干清洁布擦拭也可以。

涂抹油漆 | 没有光泽的时候可以打蜡

如果没有光泽，可以重新打蜡，家具就会焕然一新。

此外，用牛奶也可以代替蜡，牛奶用2倍的水稀释，用清洁布蘸取后拧干再擦拭，木制家具就可以闪闪发光。

泡桐材质 | 禁止用水擦拭

用泡桐做的家具，用水擦拭会弄坏材质，应该用绢类柔软的布轻轻擦拭，把手等金属部分可以用水擦拭，顽固的污渍可以蘸取低浓度醋水擦拭。完成后再用湿布和干布擦拭一遍就可以了。

合成皮沙发

所需时间 10分钟

清洗要领：

用肥皂水清洗

清洁用品：

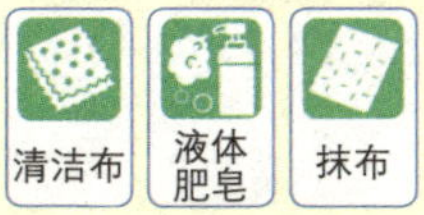
清洁布
液体肥皂
抹布

1 平时用干布擦拭

平时用干清洁布擦拭灰尘，在有汗渍和皮脂等污渍的地方要仔细地擦拭。

2 用低浓度肥皂水清洗

用湿布直接擦拭合成皮的地方，难去除的污渍，用低浓度的液体肥皂擦拭。

3 用干布擦拭

用湿布擦拭后再用干抹布擦拭一次，如果没有光泽了，可以打上一层蜡。

1

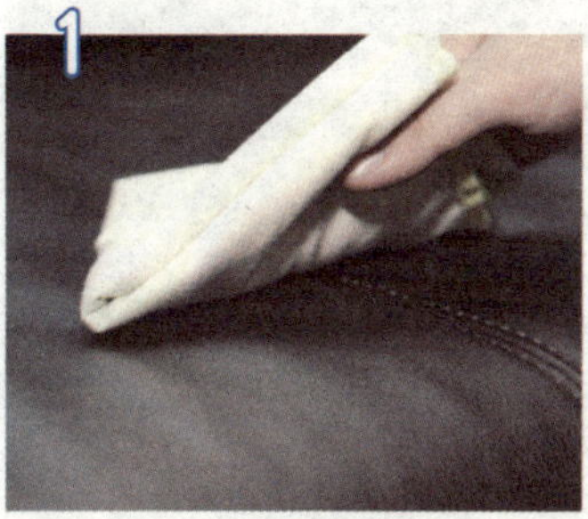

2

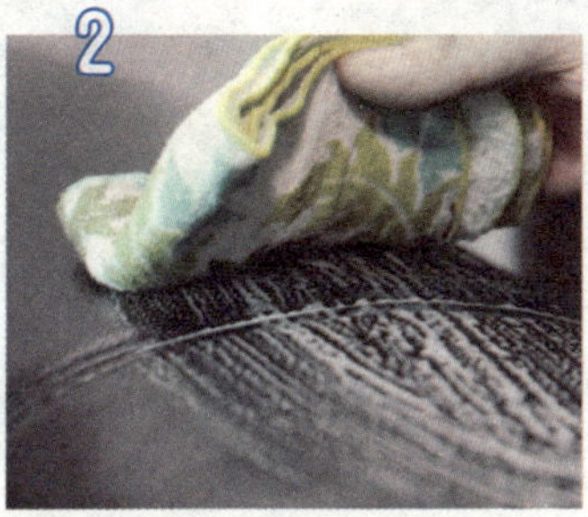

3

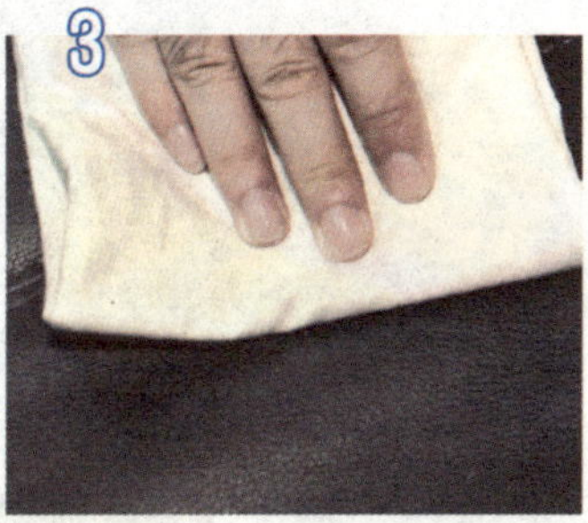

布艺沙发

所需时间 10分钟

清洗要领：

用干布和刷子完成清洁

清洁用品：

清洁布
刷子
掸子
液体肥皂

布艺沙发要定期吸尘，有时间的话最好每周进行一次，沙发的扶手、靠背和缝隙也必须顾及，隔一段时间后用清洁剂清洁沙发一次。

1 平时用干布擦拭

平时清洁时，可用清洁布或掸子擦拭灰尘。

2 用刷子清洁缝隙

布艺沙发缝隙里的顽固污渍用刷子蘸液体肥皂刷洗，要把液体肥皂彻底洗掉，否则更易染上污垢。

> **小贴士**
>
> **·巧洗海绵垫·**
>
> 海绵椅垫用久了会吸收灰尘而变硬，清洗时将整个垫子放入水中把脏物挤出，洗净后放在阴凉处风干，即能恢复柔软。

1

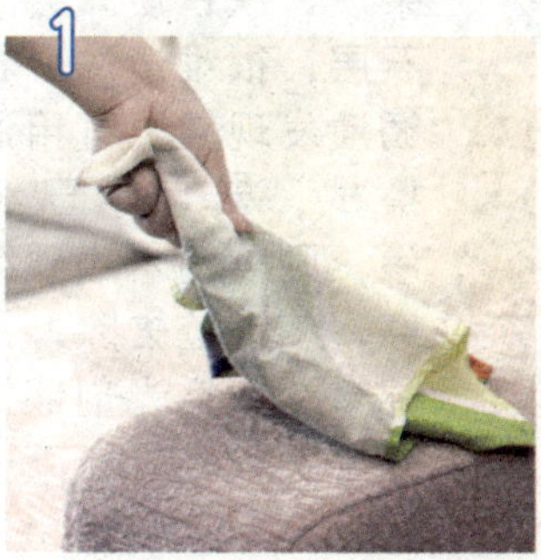

2

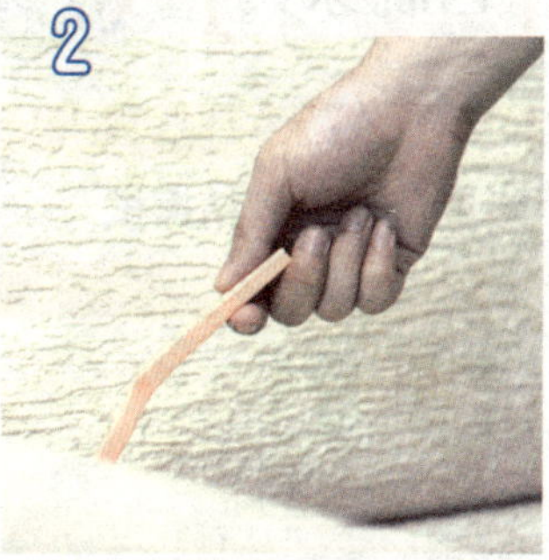

毛绒沙发

所需时间 15分钟

清洗要领：

用吸尘器清洁网眼中的灰尘

清洁用品：

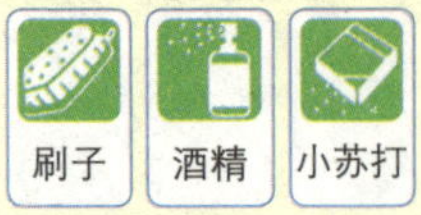

1 用吸尘器清洁

毛绒布料的沙发可以用毛刷蘸取稀释的酒精刷洗一遍。再用电吹风吹干。

2 有污渍的部分用小苏打

如遇上果汁污渍，用苏打粉与清水调匀，再用布蘸取溶液擦抹，污渍便会除去。

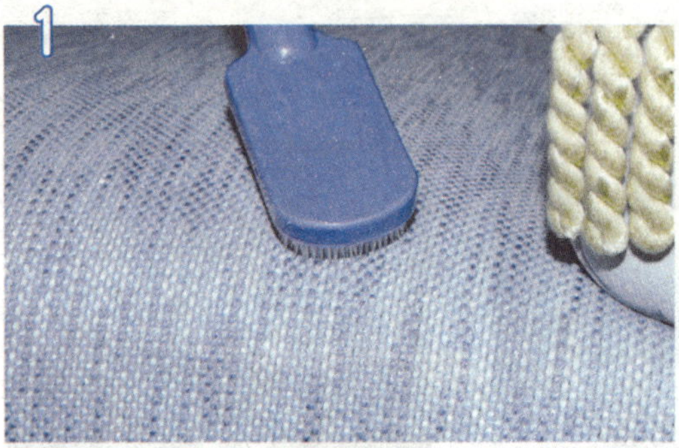

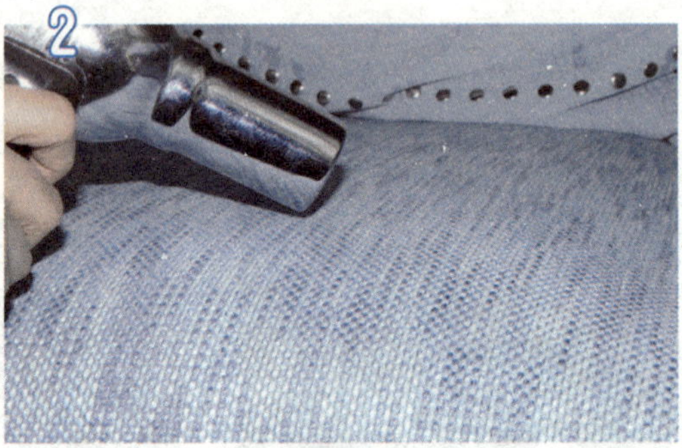

白色家具

所需时间 5分钟

清洗要领：

利用小苏打的研磨作用

清洁用品：

家里的白色桌面、白色椅子很容易弄脏，并且用抹布不容易擦去脏痕。可试着将干净的清洁布蘸取适量的小苏打，擦拭白色的家具，只需轻轻一擦，油污便会去除。因为小苏打中含有的研磨粉具有很强的去污效果。

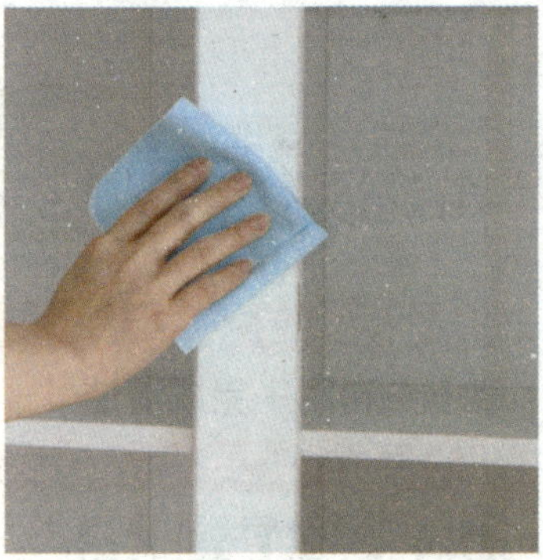

石制家具

所需时间 5分钟

清洗要领：

轻度污渍用酒精擦拭

清洁用品：

石制家具一旦遇上茶渍、铁锈渍即会渗入石层，很难清洗。若茶锈渍发现较早可用酒精擦拭，若色素已经内渗，则需用水磨砂纸干磨，使渍迹去除，再用棉布蘸取增光剂擦拭，即可恢复光亮。

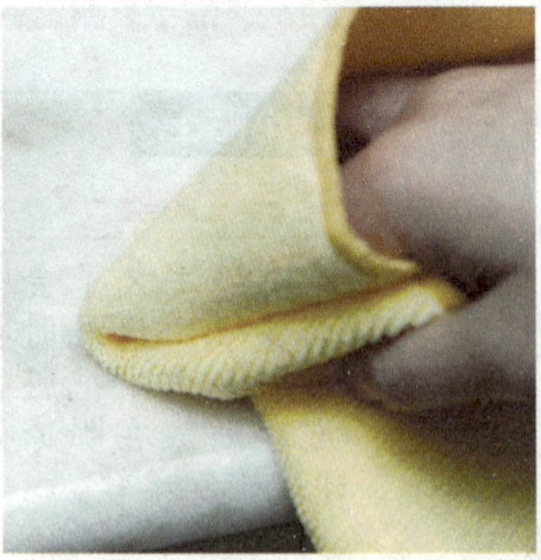

藤制家具

所需时间 15分钟

清洗要领：

用吸尘器清洁网眼中的灰尘

清洁用品：

藤制家具的编织网眼容易堆积灰尘，可以使用吸尘器的缝隙喷嘴和长毛刷子仔细清洁这些灰尘。

1 用吸尘器清洁

使用清洁缝隙用的喷嘴，能清除藤制家具缝隙里的灰尘。

2 有污渍的部分用肥皂

用清洁布擦拭。污渍严重的部分用液体肥皂擦拭。

3 完成后用干布擦拭

用肥皂擦拭后再用清水擦拭一次，最后用干布擦干即可。

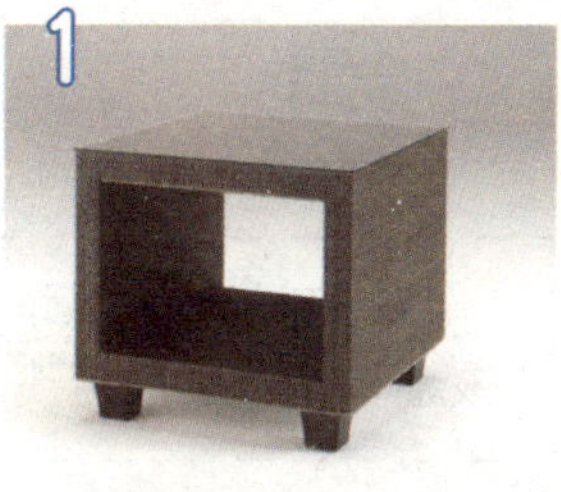

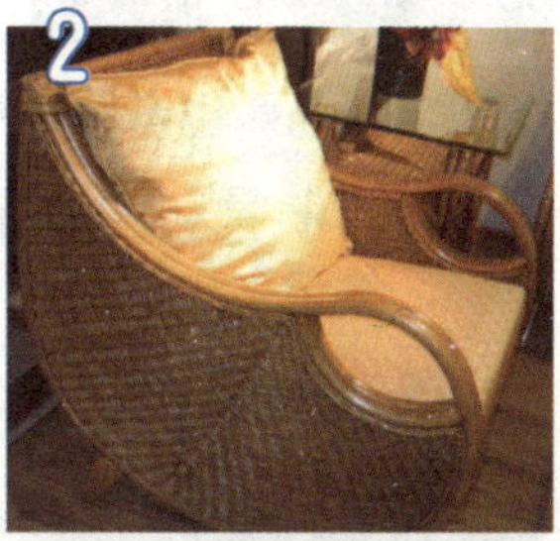

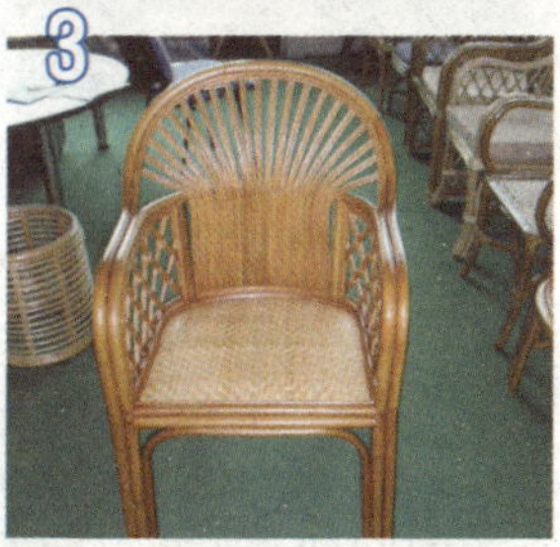

小贴士

·巧恢复家具漆面光泽·

表面涂漆的家具，如衣柜、书柜，使用久了漆面的光泽就变得很暗。可用软布蘸上浓茶擦洗漆面，即可恢复原来的光泽，使家具变旧为新。

Tips 防虫策略

可用精油进行衣类和室内的除虫。因为其没有很强的化学性，安全性高，可以放心用于直接接触的衣类。

薄荷、薰衣草、茶味、桉树和橙味等的精油都有高效的防虫效果，而且散发出的清香让人很舒服。

衣柜的防虫 | 用带香味的衣架可以防虫

将蘸有精油的棉花放在小布袋里，绑在衣架上。注意不要直接接触到衣服。因为衣柜中飘着香气，不仅可以防虫，换衣服的时候还有舒缓精神的效果。

衣物箱的防虫 | 在棉球上滴几滴精油，放到箱子里

将蘸有精油的棉球放到箱子里，可以防虫。可以使用薄荷和薰衣草的精油，注意别沾到衣物上。

室内的防虫 | 喷洒芳香剂可以防虫

柠檬和天竺葵等精油可以驱除蚊子和苍蝇。将喜欢的精油混合在一起，溶解于30毫升无水酒精中，再加入70毫升蒸馏水，放入喷雾器中混合。喷在室内，散发香气的同时还有防蚊虫的效果。

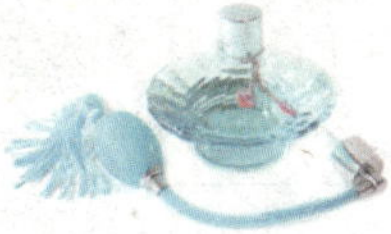

家电

家用电器容易堆积灰尘，污渍严重时还会破坏机器的性能，产生故障，所以应该趁着没有堆积污渍的时候仔细清洁。

容易受污染的地方

家用电器内侧也容易堆积灰尘

照明器具和空调容易堆积灰尘。电视机、笔记本电脑等电器，因为容易起静电，经常会附着灰尘。

推荐的用品

将清洁布放置在家电附近

要在家电附近放置清洁布，看见污渍马上清洁。不能沾水的家电建议用酒精擦拭。棉棒和酒精等清洁用具，也要放置在家电附近。

提高清洁效率的要领

使用清洁布和掸子除尘

家电上的污渍大多数是灰尘，用清洁布和掸子清除灰尘。遇到有手渍和皮屑等酸性污渍时可以用肥皂清除，细小部分可用棉棒。

照明器具

所需时间 5分钟

清除要领：

及时清除灰尘等污渍

清洁用品：

照明器具容易附着灰尘，平时使用掸子和清洁布清除灰尘。偶尔还要将灯罩卸下来擦拭。

1 用掸子清除灰尘

平时有灰尘的时候，关掉电灯电源，用掸子清除即可。

2 油渍用肥皂清除

塑料制和玻璃制的灯罩上的油渍，用液体肥皂擦拭，然后用干布擦干。

3 用干布擦拭

布、纸和竹制的东西不能用水擦拭，只能用干布擦。

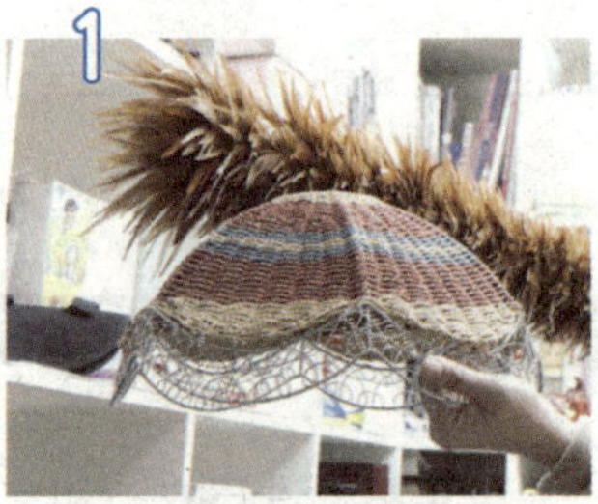

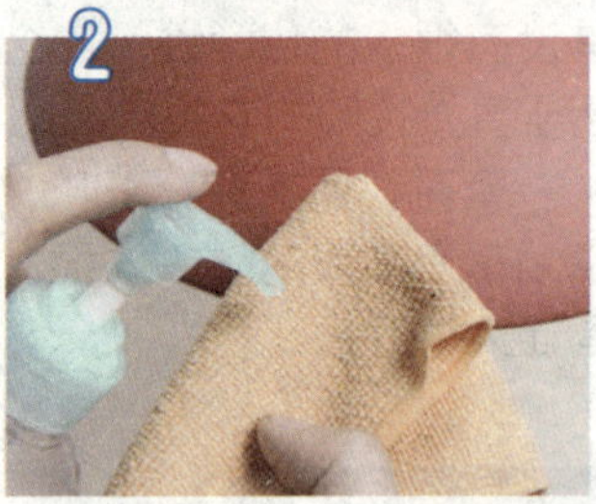

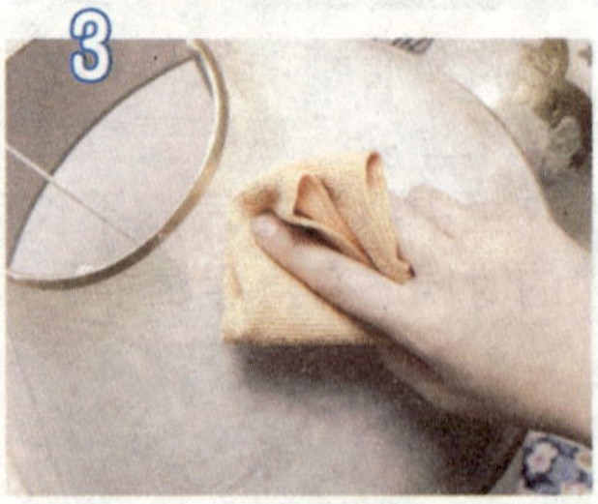

> **小贴士**
>
> **·水晶吊灯巧清洁·**
>
> 水晶吊灯特别容易破碎，清洁时应小心将吊灯拆下，浸泡在小苏打溶液里，然后再用牙刷轻轻刷拭，就可将吊灯清洗干净了。

空调

所需时间 15分钟

清洗要领：

用液体肥皂去除污渍

清洁用品：

液体肥皂　抹布

空调外壳是较难清理的，可以将抹布包在尺上，再蘸少许液体肥皂擦洗，就能很好地清理干净。

1 把抹布固定在尺子上

先取出抹布和尺子，将抹布固定在尺子上。

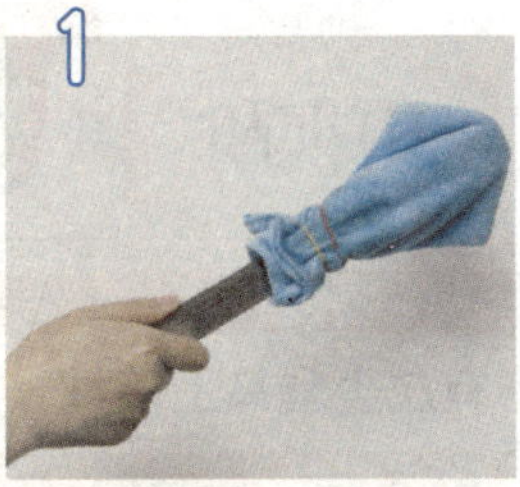

2 蘸取液体肥皂

将液体肥皂溶入一个装有温水的盆子里。用固定在尺子上的抹布蘸取溶液，润湿了就可以。

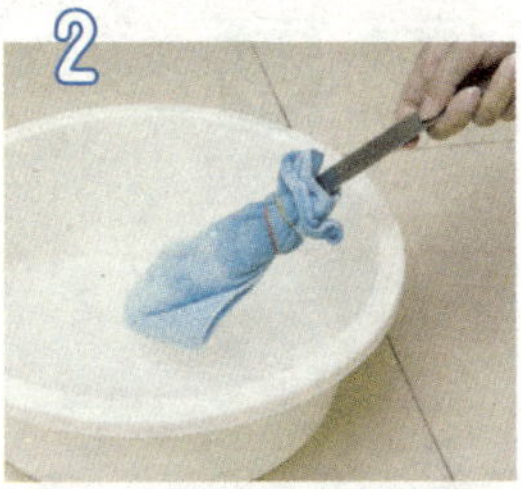

3 清洗后用抹布擦干

反复用蘸了液体肥皂的抹布擦洗几遍，再用一块干净的抹布把空调的外壳擦干净就可以了。

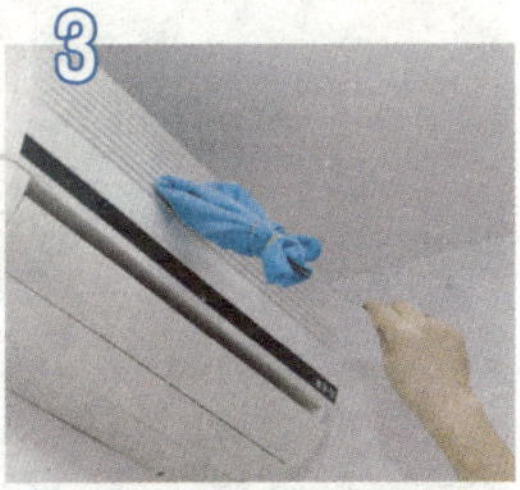

小贴士

·过滤器的除菌用精油·

过滤器能吸附灰尘、真菌和烟渍等各种各样的污渍。清洁后再将薄荷和薰衣草等有除菌效果的精油滴到过滤器上可有效除菌。

吸尘器

所需时间 10分钟

清洗要领：

用液体肥皂清洗表面

清洁用品：

液体肥皂　抹布

用湿抹布蘸液体肥皂擦拭吸尘器表面及其附件，然后用干净的抹布擦洗后晾干收好。

1 将抹布润湿

将质地柔软的抹布放在温水中润湿，然后拿出来拧干备用。

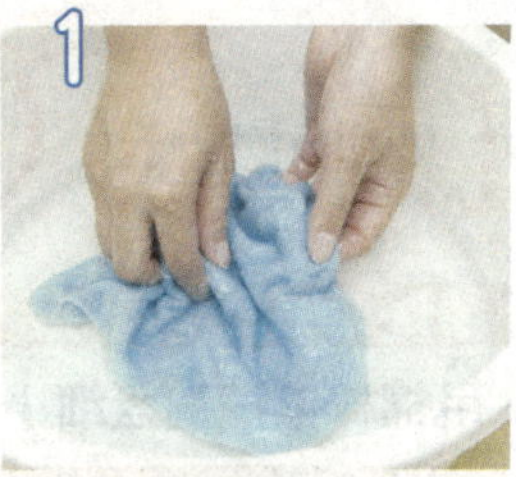

2 蘸液体肥皂清洗表面

将液体肥皂放在一个容器里，用微湿的抹布蘸取适量液体肥皂，清洗吸尘器的表面。

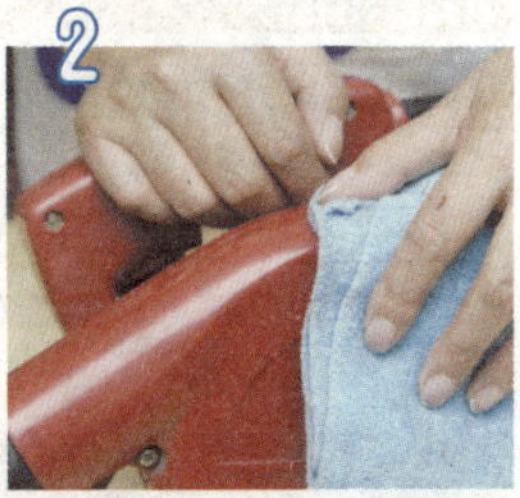

3 用干的抹布擦干净

最后把抹布洗干净，拧干后将吸尘器再擦几遍就行了。

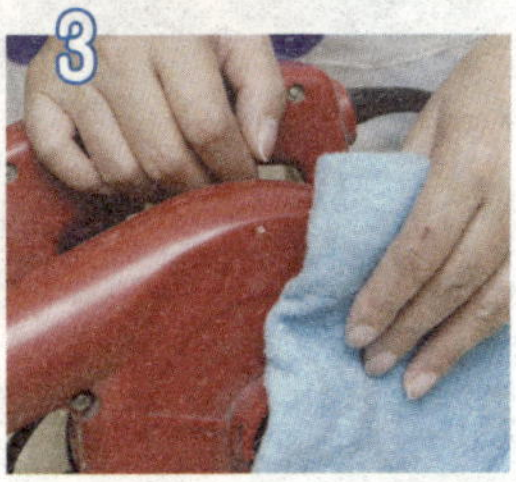

小贴士

·吸尘器的保养窍门·

吸尘前应将被清扫地方中较大的脏物、纸片等除去，以免工作时被吸入管内堵塞进风口或尘道，使吸尘器不能正常工作。

电视机

所需时间 5分钟

清洗要领：

有灰尘就马上擦拭

清洁用品：

电视机的外壳表面很容易黏附灰尘，只用抹布擦是很难擦掉的。

1 将抹布放在水里浸湿

将盆子里放一些清水，最好是温水，将抹布放在水里浸湿。

2 用小苏打粉末擦洗

把小苏打粉末放在另一个容器里，不用放太多，适量就好。用湿润的抹布，蘸点儿小苏打粉末反复地擦几遍，最后用一块干净的抹布擦干净就可以了。

1

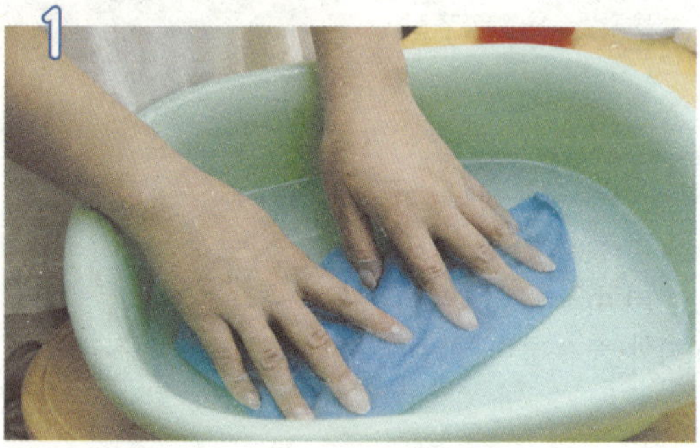

2

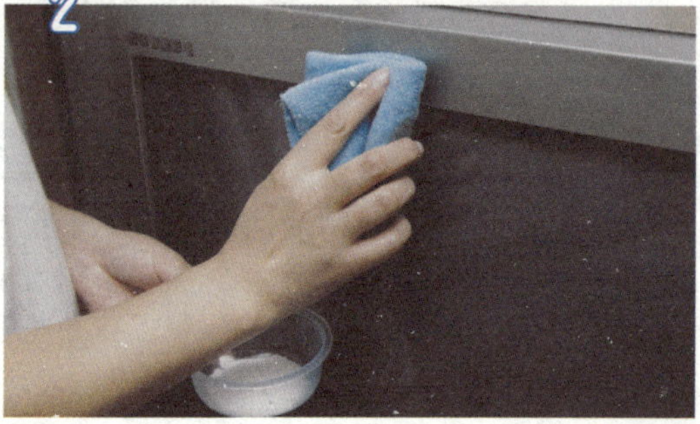

电脑键盘

所需时间 8分钟

清洗要领：

用棉棒擦拭键盘细小部位

清洁用品：

将抹布用酒精溶液润湿后，包上尺子，逐步地擦洗键盘，键盘就会再现以前的光亮。

1 将清洁布固定在尺子上

找一块薄的抹布和一把尺子，将抹布固定在尺子一端。

2 用棉棒擦拭键盘缝隙

将固定在尺子一端的抹布直接蘸取适量的酒精，直接擦拭键盘即可，注意不要太多，避免酒精滴入键盘内，细小部位可用棉棒擦拭。

1

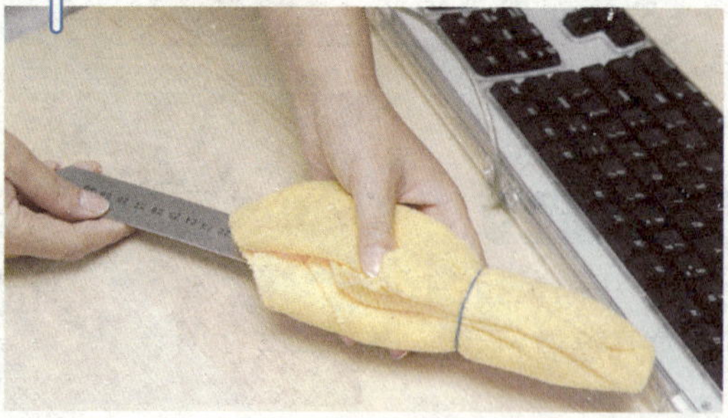

2

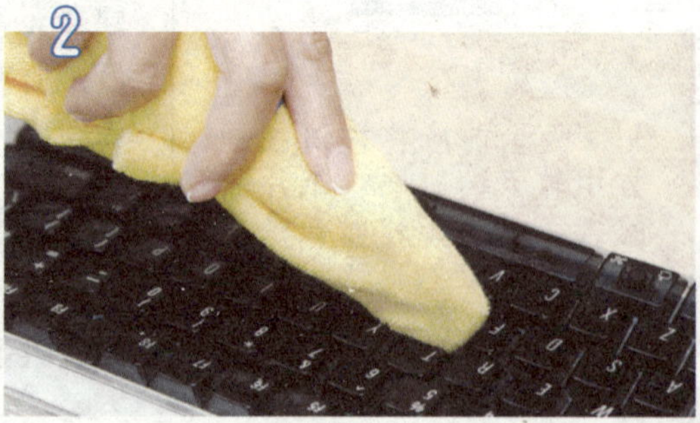

遥控器

所需时间 5分钟

清洗要领：

用棉棒擦拭细小部分

清洁用品：

清洁布 棉棒 酒精

遥控器的使用频率很高，所以也很容易被弄脏。用棉棒蘸酒精溶液轻轻擦一下就行，但是要注意别蘸得太多，以免液体进入遥控器内部。

1

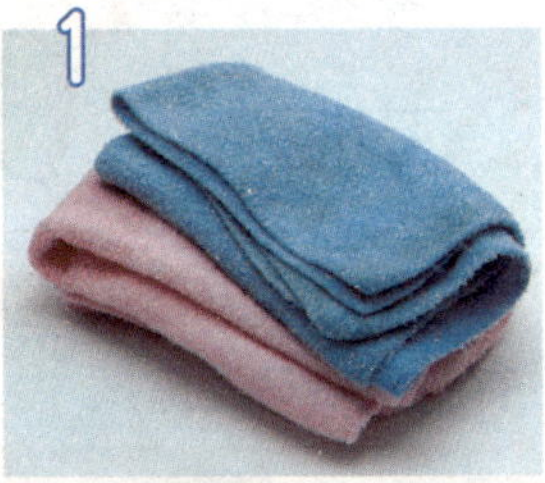

1 用清洁布擦拭整体

遥控器是禁止沾水的，可先用微湿的清洁布整体擦拭一遍。

2

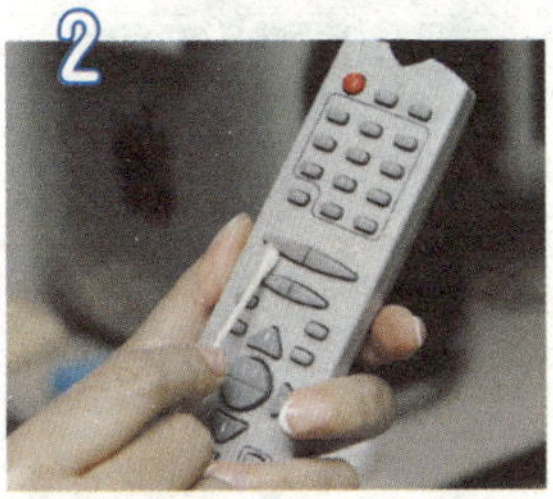

2 细小部分用棉棒

按钮部分的污渍可用棉棒擦拭。

3

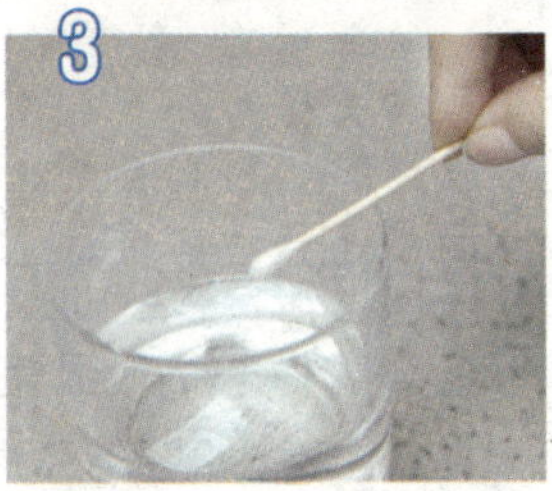

3 顽固污渍用酒精

对于那些顽固污渍，可以用棉棒蘸取消毒用的酒精擦拭。

小贴士

·如何避免清洗遥控器·

遥控器外壳如果不加任何包装很容易附着灰尘，清洗起来会很麻烦，所以可用透明包装纸将其包裹起来，既不耽误使用，又可有效防止灰尘。

电源插座

所需时间 5分钟

清洗要领：

注意不要将液体渗入到插座里

清洁用品：

酒精 抹布

1 切断电源

插座也是很容易弄脏的，所以也要经常清理。首先将插座的电源切断，以免清洗时发生触电。

2 用酒精溶液清洗

将酒精溶液倒在一个容器里，用一块干抹布蘸取适量进行擦拭，脏的地方可反复多擦几遍，注意不能蘸太多，以免渗入液体发生触电，最后用干抹布擦干即可。

1

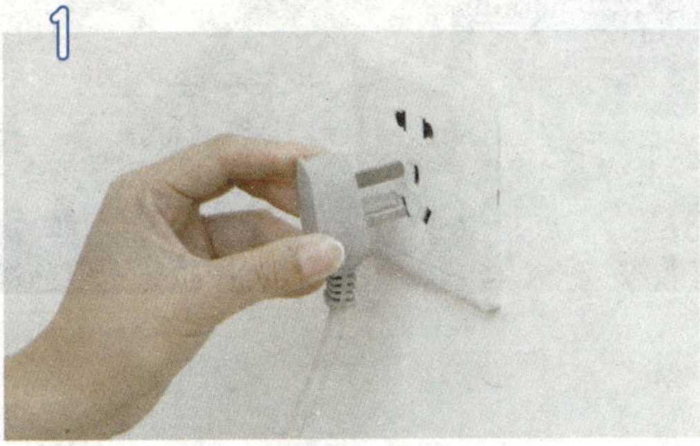

2

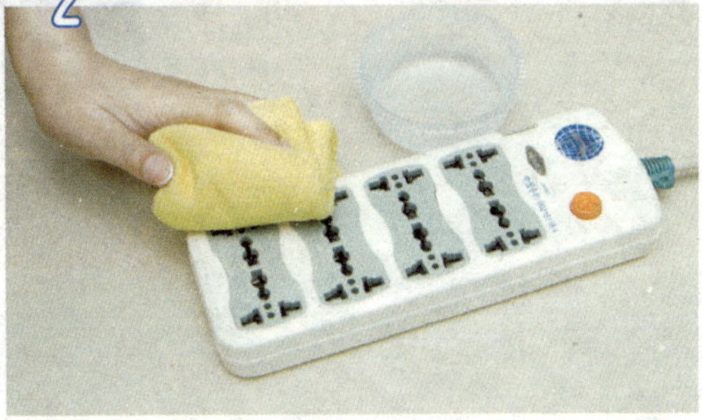

电脑

所需时间 5分钟

清洗要领：

有灰尘就马上擦拭

清洁用品：

小苏打　环保海绵　纸巾

小贴士

·保护电脑屏幕·

电脑静置久了，也会积落大量灰尘，如果总擦拭其外壳，很容易产生划痕，而且还会破坏屏幕上的静电涂层，所以最好将其贴上屏保，或将电脑外围盖上一层布，简捷又方便。

用环保海绵蘸少许小苏打溶液擦洗电脑，可以避免在清除污垢的同时损伤物体表面，还可以避免清洗时溶液不小心进入电脑后给电脑带来损害。

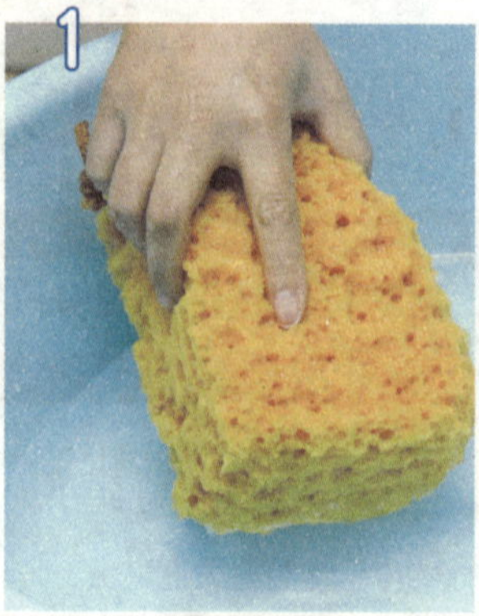

1 用海绵蘸些小苏打

将小苏打粉末溶解在事先准备好的清水中，找一块环保海绵，再蘸取一些小苏打溶液。

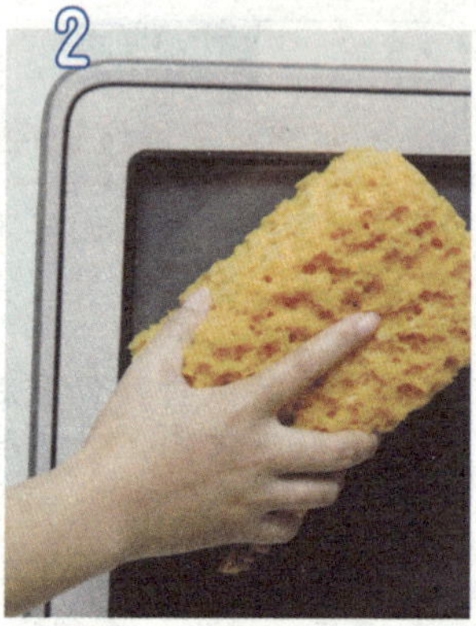

2 用海绵擦拭电脑

用力将环保海绵拧干，仔细地擦拭电脑屏幕，最后用纸巾将水擦拭干净即可。

显示器边框

所需时间 5分钟

清洗要领：

用牙膏擦拭

清洁用品：

软布　牙膏

电脑显示器边框上的污迹不适宜用水清洗，要用软布蘸一点牙膏进行擦拭，再用干净的软布擦干，灰尘污垢就可轻易去除，电脑显示器边框会亮丽如初。

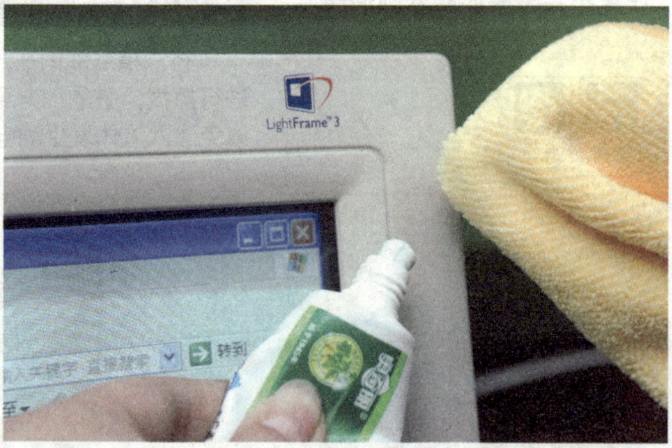

电话机

所需时间 5分钟

清洗要领：

有灰尘马上用酒精擦拭

清洁用品：

清洁布　酒精

用干燥柔软的清洁布布蘸专用的电话清洁剂或电话消毒除臭剂擦拭送话机，注意不要用湿布，更不能用水清洁话机，应该用酒精擦拭电话机。也可使用卫生电话膜或抗菌电话膜消毒。该膜具有杀菌作用，而且使用方便，可直接贴在电话机、送话器表面。

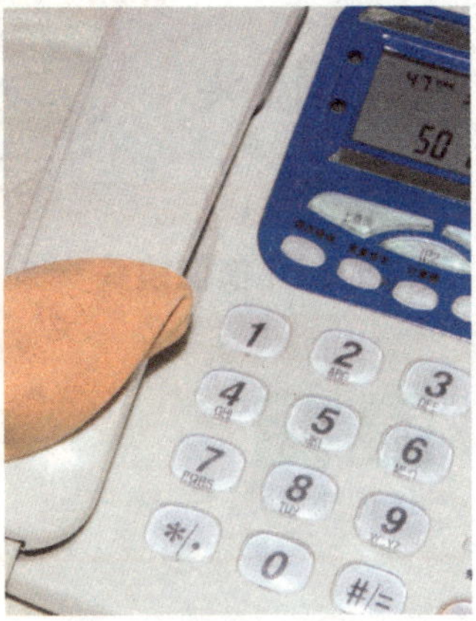

电熨斗

所需时间 6分钟

清洗要领：

用小苏打加植物油擦拭

清洁用品：

小苏打　清洁布　植物油

电熨斗的底部由于高温与水分作用，会产生一种如锈的痕迹，即使电熨斗底部镀铬或用不锈钢制成的也不例外。

1

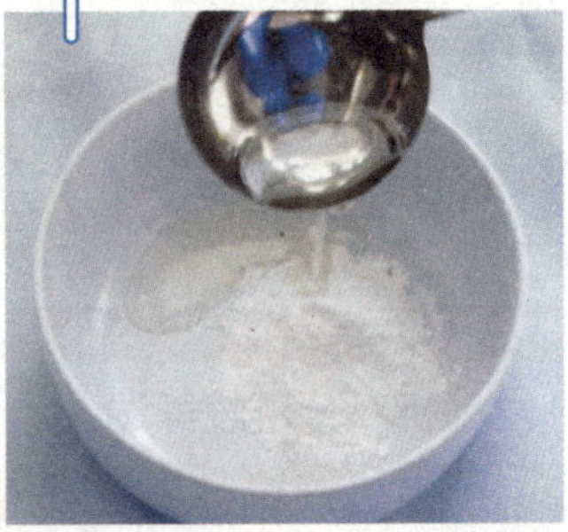

1 用小苏打制成抛光磨料

去除电熨斗底部的痕迹，可取小苏打、植物油等配制成抛光磨料。

2

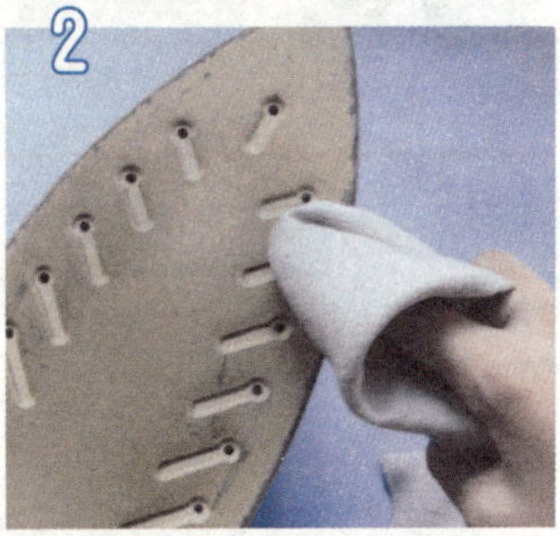

2 用清洁布擦拭

将此磨料涂在电熨斗底板上，用清洁布用力擦拭痕迹处，即可及时清除痕迹。

> **小贴士**
>
> **·注意熨烫标志·**
>
> 熨斗熨衣服时，得先清楚衣服的质料特性，才能在温度上有所控制，如有些天然纤维像丝、毛就不适合高温。

DVD机磁头

所需时间 6分钟

清洗要领：

用棉球蘸酒精擦拭

清洁用品：

棉棒　酒精

录音机、录像机、影碟机磁头使用一段时间后会黏附许多磁带上的磁粉和灰尘，定期对磁头进行清洗，会大大提高放像、放音的质量。最好的清洗方法是用棉球蘸取酒精，擦洗磁头，这样对磁头的磨损较小。

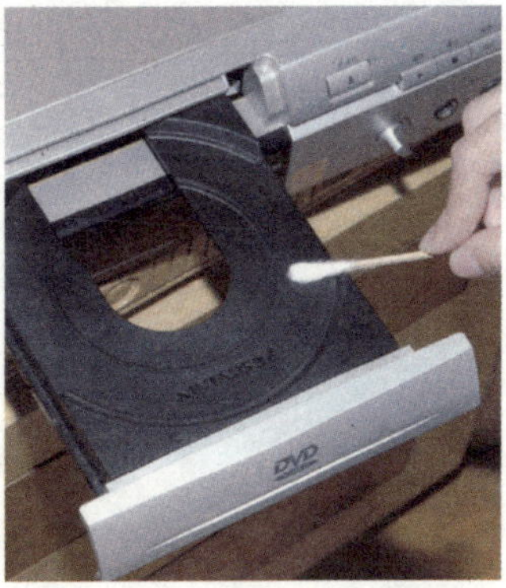

相机镜头

所需时间 5分钟

清洗要领：

清洗时避免损伤镜头

清洁用品：

镜头布　软毛刷

照相机镜头上若有少许灰尘，不会对拍摄产生多大影响，所以不要过于着急处理，以免因手边没有恰当的工具而损伤镜头。可以先用软毛刷将灰尘去除，再将镜头布打湿一下，轻轻擦拭相机镜头即可。

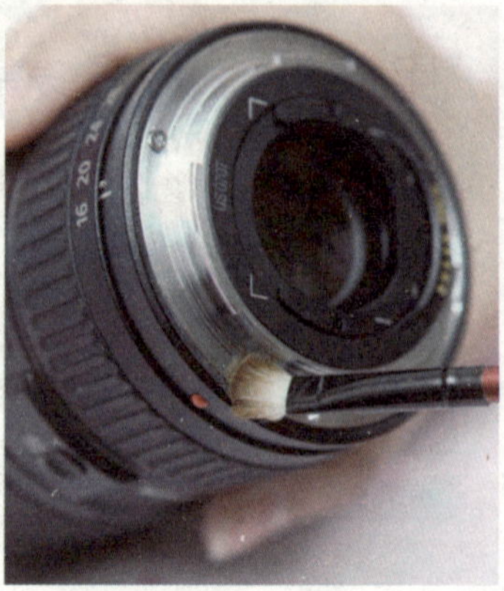

电风扇

所需时间 20分钟

清洗要领：

发动机部分严禁弄湿

清洁用品：

刷子　小苏打

> **小贴士**
>
> **·电风扇清洁窍门·**
>
> 清洁电风扇时，切勿用汽油、酒精、苯等溶剂擦拭，以免损伤油漆从而导致失去光泽。

风扇护网又细又不好清理，用软毛刷蘸小苏打溶液擦洗就能很轻松的清理干净。

1 配制小苏打溶液

将小苏打粉末放在已经装好水的盆子里，然后用手或者是硬物将水搅拌几次，直到小苏打粉末完全溶解到水中为止。

1

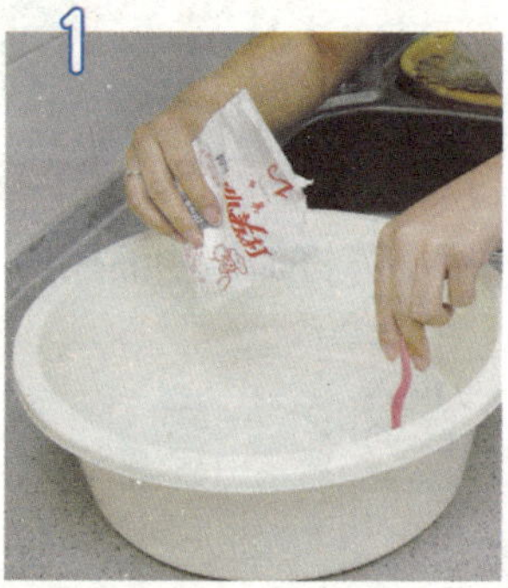

2 用软毛刷刷洗风扇护网

用一个软毛刷，最好毛长一点的，蘸点小苏打溶液反复地多擦洗几遍，最后用风扇吹干就行了。

2

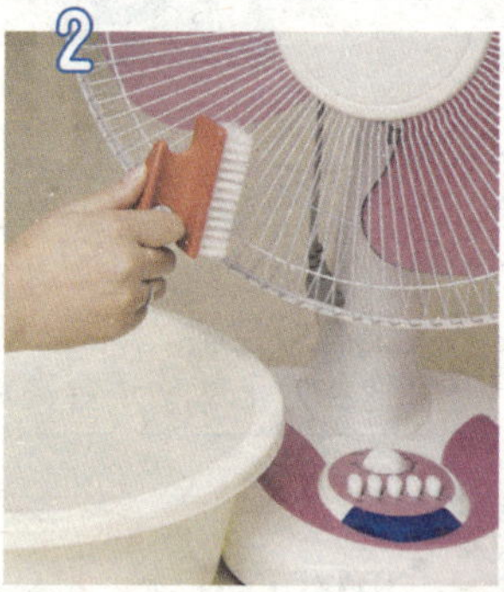

Part 5

衣物的无毒清洁

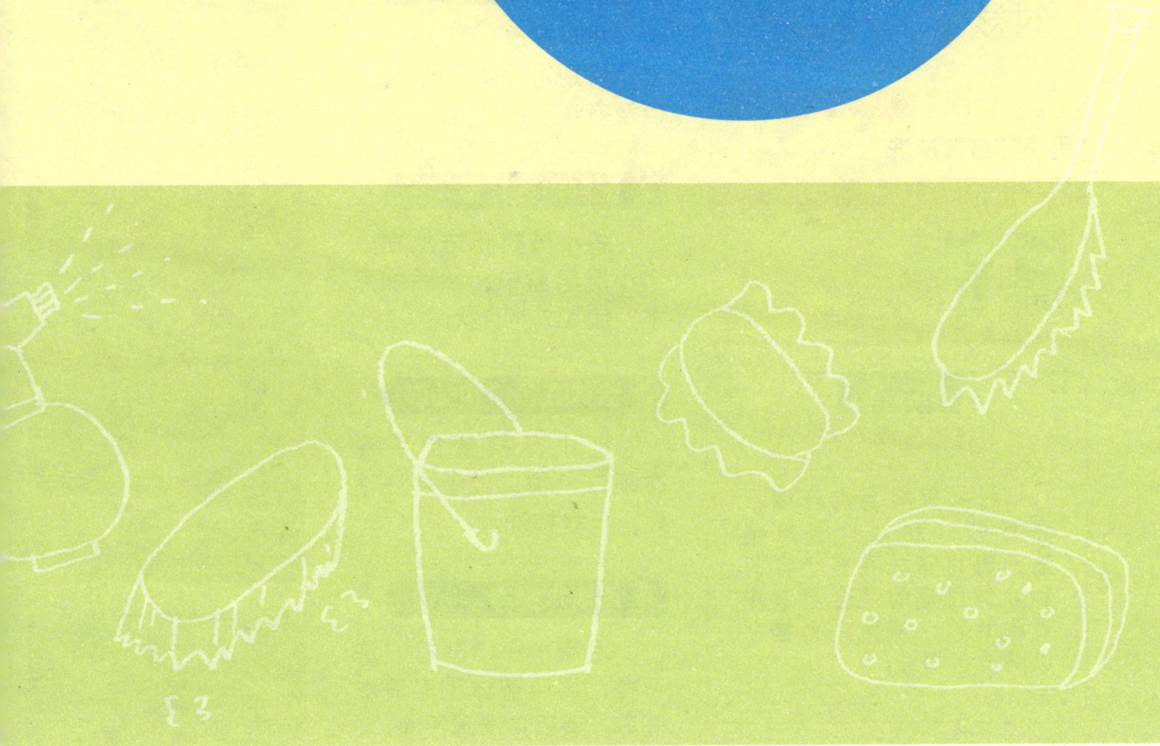

袜子

所需时间 7分钟

清洗要领：

用小苏打溶液浸泡后再清洗

清洁用品：

小苏打　液体肥皂

小贴士

·巧用醋清洗袜子·

袜子是我们平时经常清洗的，有的时候袜子会很脏还会有刺鼻的异味，在洗袜子的水中加点醋，洗涤效果可以更好。

1 水的温度要适中

将冷水和热水倒在一个盆中，温度要适当，不宜太热。

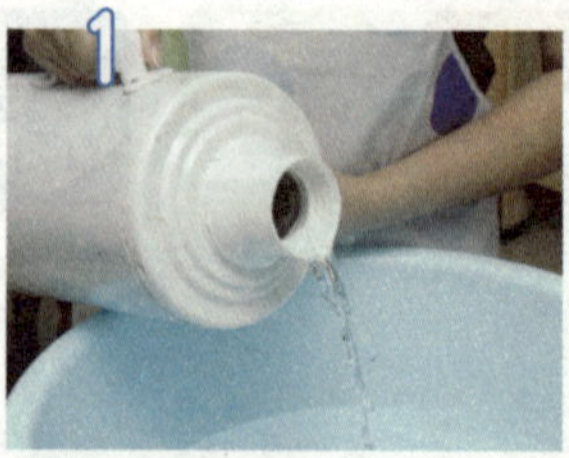

2 倒入小苏打溶解

将小苏打粉末倒入水中，用手搅拌一会儿，使其能够充分地溶于水中。

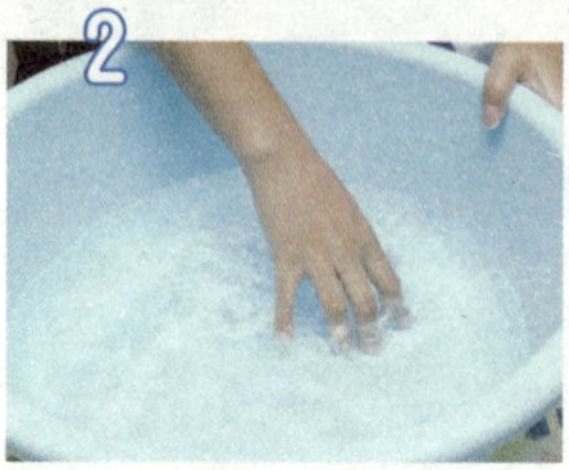

3 将袜子清洗干净

把袜子放到水里，倒些液体肥皂，用手揉搓袜子。泡5分钟左右，再将袜子反复搓洗干净，然后用清水洗净。

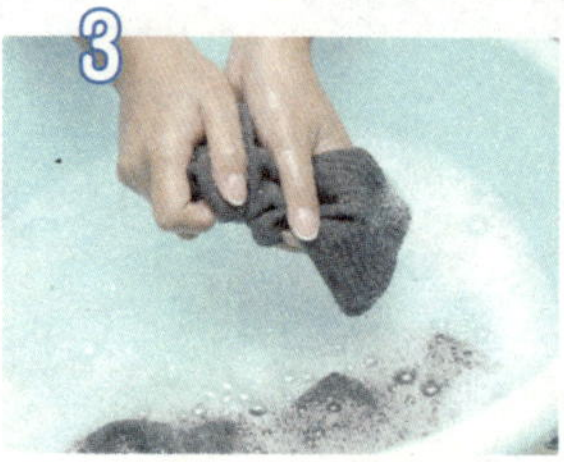

衬衫

所需时间 10分钟

清洗要领：

用小苏打膏揉洗

清洁用品：

小苏打　液体肥皂

小贴士

·轻松洗净衬衫·

衬衫很容易有汗渍，并且领口和袖口很难清洁。可将其放在有小苏打和液体肥皂的混合溶液中浸泡片刻，避免用力搓，以防产生褶皱。

1 将衬衫润湿

将衬衫放在清水中润湿，特别是领口和袖口，以及有汗渍的地方。

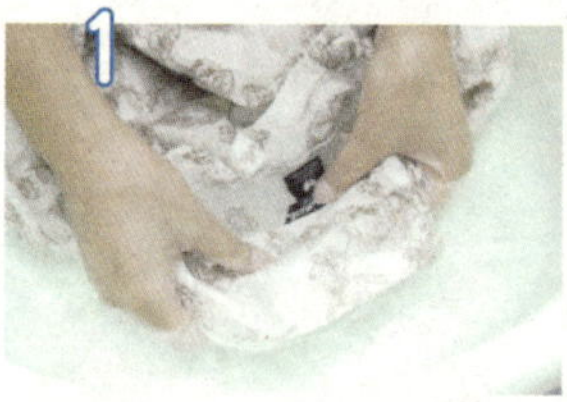

2 配制小苏打膏

将小苏打粉末放在一个小肥皂盒中，然后加点水，使其成为膏状。

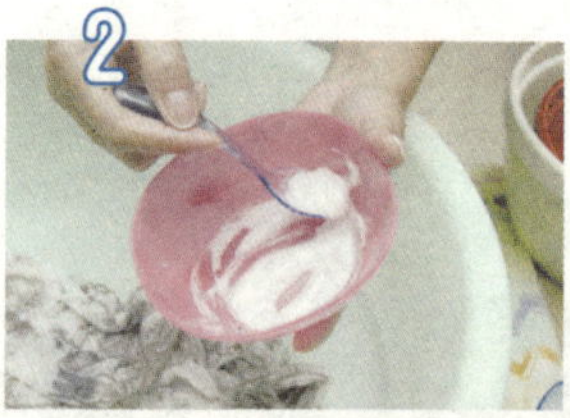

3 涂抹在领口和袖口

把小苏打膏用手涂在领口、袖口或者是汗渍处，反复搓洗。

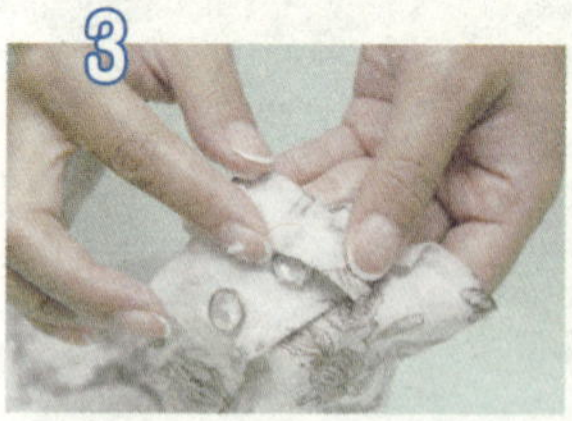

4 用清水投净

用清水将小苏打冲洗干净，再用液体肥皂清洗一下，最后用清水投净。

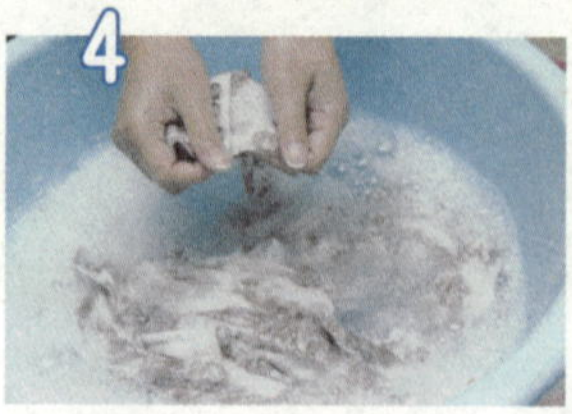

【被罩】

所需时间 15分钟

清洗要领：

洗前在温水中浸泡一会儿

清洁用品：

小苏打 液体肥皂

小贴士

·被罩清洗小窍门·

清洗被罩前，在小苏打溶液中泡一段时间，清洗起来会容易得多。

1 把被罩泡入水中

在盆中倒入适量的温水，温度不要太高。将被单放到水中，先用手轻轻地揉一下，以便被单能够充分被润湿。

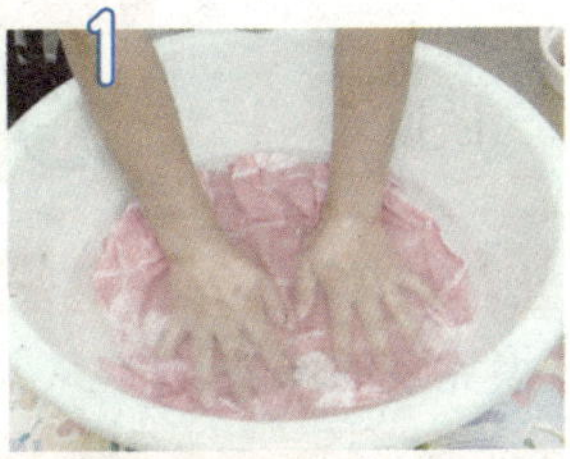

2 倒入小苏打溶液

向水中倒入小苏打粉末和液体肥皂，将被单用力地揉洗一遍，使液体肥皂和小苏打粉末能溶解得更好。

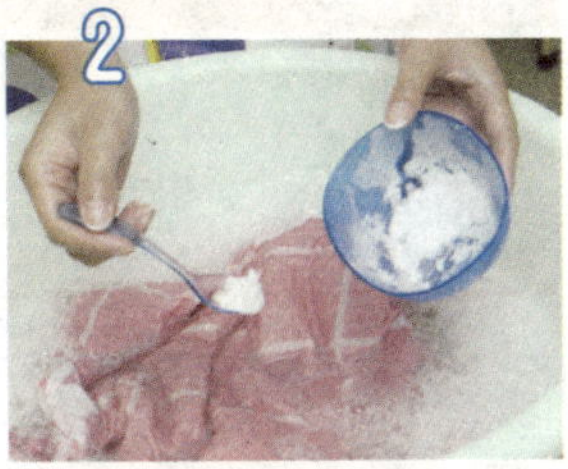

3 用清水冲洗干净

泡一会儿后，反复揉洗几遍，最后用清水冲洗干净即可。

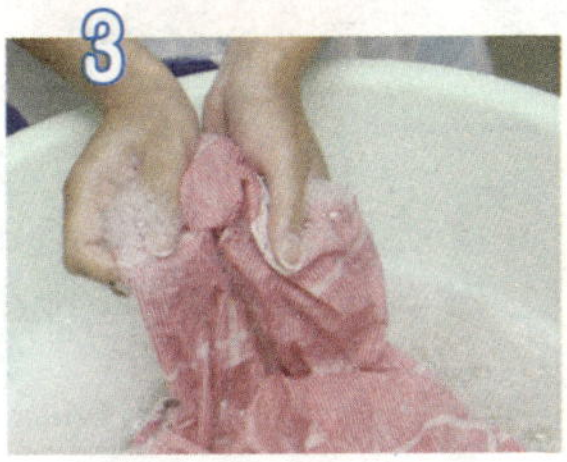

【床单】

所需时间 20分钟

清洗要领：

污渍重的地方可用软毛刷刷洗

清洁用品：

小苏打 液体肥皂 软毛刷子

小贴士

·床单清洗小妙招·

清洗床单时，可先用小苏打和液体肥皂混合溶液泡一会儿，揉搓时要有针对性，将易脏的地方反复洗几遍即可。注意力度不要过大，以免使床单发生褪色或变旧。

1 用温水润湿

将床单用温水润湿或者用水泡一小会儿。

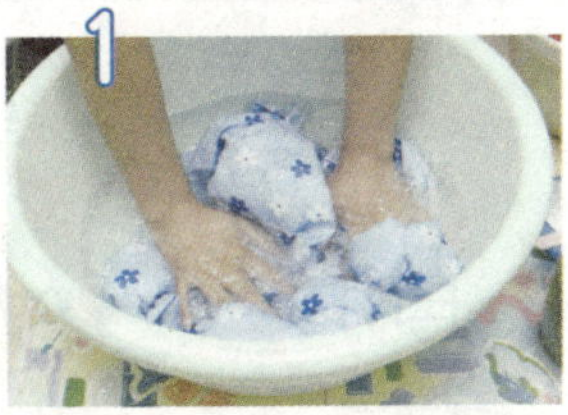

2 配制小苏打膏

把小苏打粉末和液体肥皂倒在小碗里，加入适量的水后，调制成膏状。

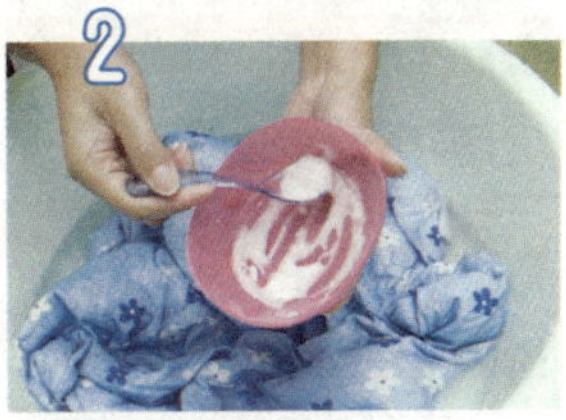

3 重点涂抹在脏的地方

将膏状的小苏打和液体肥皂涂在床单上被弄脏的地方。

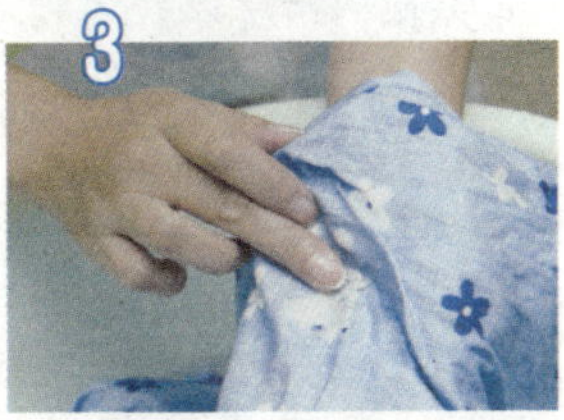

4 用清水洗净

用力搓洗，如果还是不干净，可以用软毛刷反复地刷洗几遍，直到干净为止。用清水泡一会儿后再用手揉洗干净。

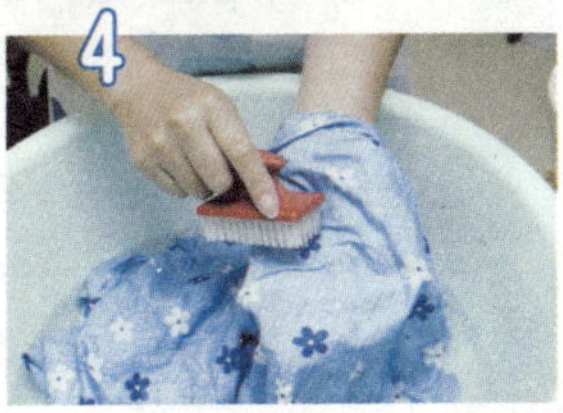

内衣

所需时间 5 分钟

清洗要领：

换完及时清洗

清洁用品：

小苏打　液体肥皂

内衣要天天换，天天洗，及时洗。不要让内衣过夜，否则容易滋生细菌，且增加清洗的难度。

1 盆中加入适量的水

将盆中装适量的温水，温度不要太高。

2 将小苏打溶解

将小苏打粉末倒到温水中，用力搅拌，直到其充分地溶解。将内衣放到水中，倒入液体肥皂。

3 用清水冲净

用手轻轻搓洗几遍，然后浸泡一会，再洗一遍用清水冲净即可。

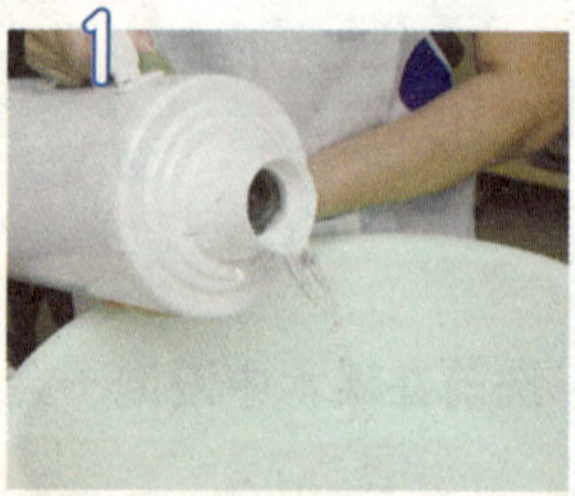

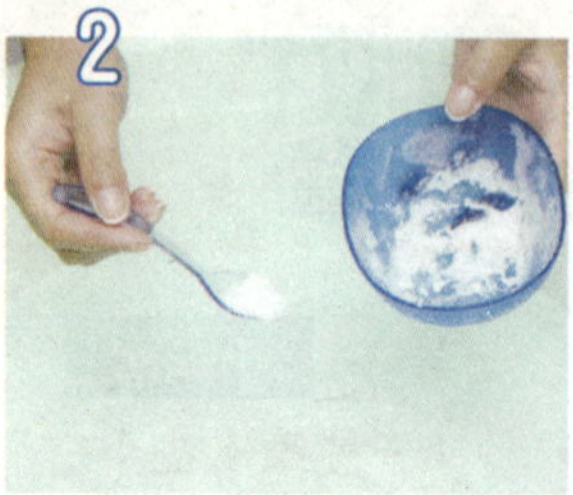

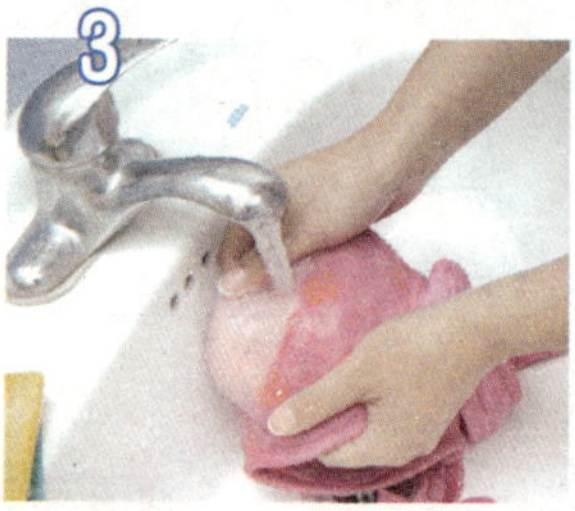

小贴士

·清洗内衣小窍门·

有时内衣的汗渍总是清洗不掉，特别是浅颜色内衣。在清洗时将小苏打溶入洗衣的水中，能有效去除汗渍。

毛巾

所需时间 30 分钟

清洗要领：

用沸水煮后再清洗

清洁用品：

小苏打　筷子　液体肥皂

1 沸水中倒入小苏打

将锅里倒入清水后加热，直到水沸腾为止。把小苏打粉末倒入水中，用筷子或其他硬物搅拌，使小苏打能快一点溶解。

2 将毛巾煮半个小时

把毛巾放到水中，煮半个小时。

3 用清水冲洗干净

将毛巾从水中捞出，用液体肥皂反复地清洗几遍，最后用清水将毛巾冲洗干净。

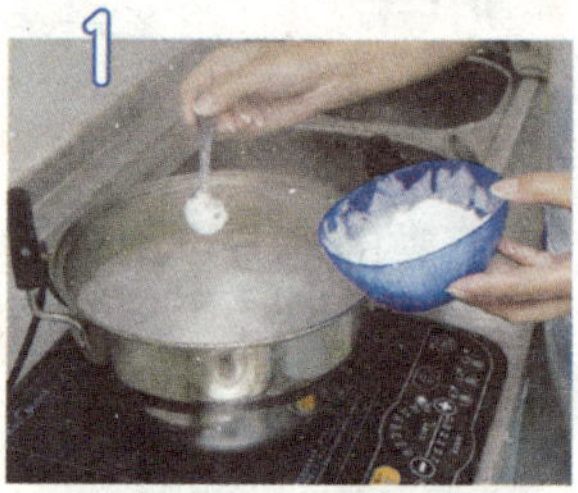

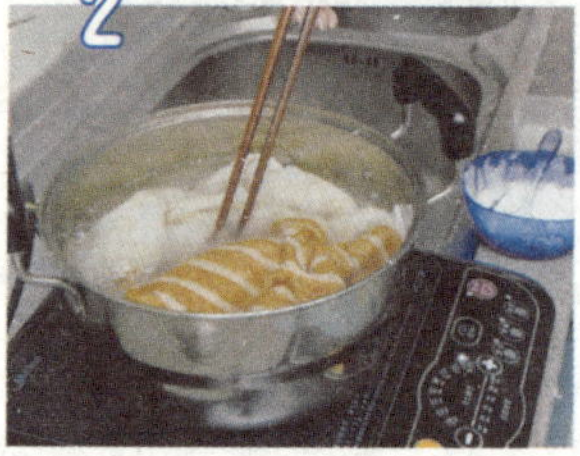

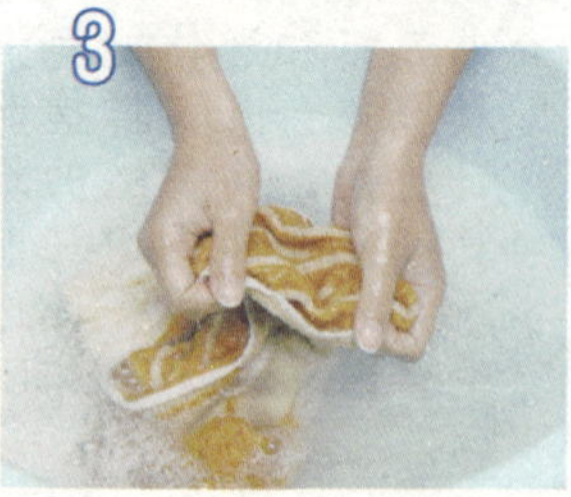

小贴士

·毛巾巧消毒·

将毛巾放到已经溶入小苏打的水中，在锅里煮一会就行了，另外沸水煮毛巾还能有效除菌，防止螨虫滋生，有益皮肤健康。

拖鞋

所需时间 10分钟

清洗要领：

刷洗前浸泡片刻使污渍溶解

清洁用品：

小苏打　刷子　液体肥皂

小贴士

·拖鞋清洗小窍门·

拖鞋会有汗渍，清洗很费力。在清洗前用小苏打加温水泡一会儿，然后用刷子反复刷洗污垢。冲净后放在阴凉处自然风干即可。

1 小苏打溶解在温水中

将小苏打粉末倒入事先准备好的温水中，用力地搅拌，使小苏打溶液更好地溶解，然后将鞋子放到水里泡一会儿。

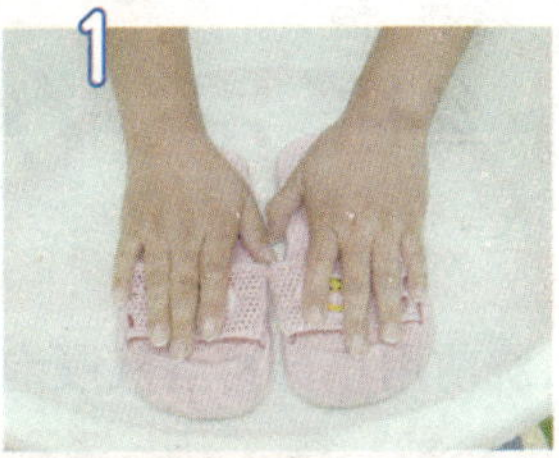

2 在鞋子上涂抹小苏打

将鞋子拿出来以后，将小苏打粉末均匀地撒在鞋子上面。

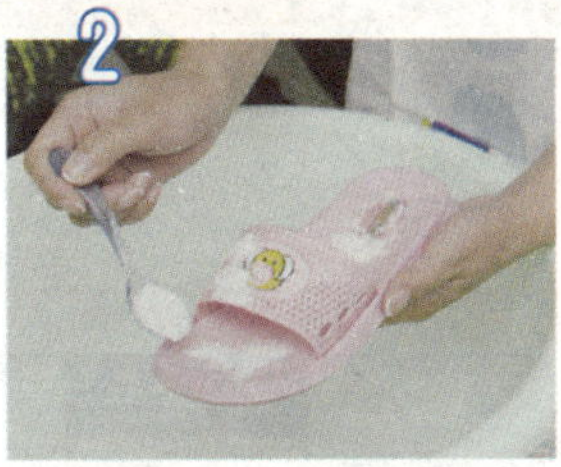

3 用刷子刷洗

用刷子反复地刷几遍，然后用清水冲净即可。污渍难去除的地方可用液体肥皂清除。

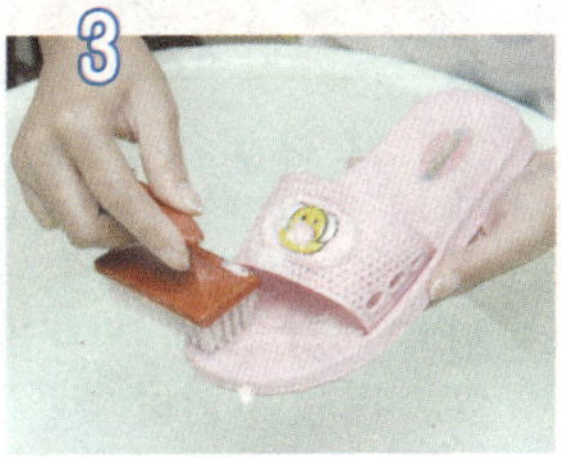

鞋带

所需时间 15分钟

清洗要领：

浸泡片刻有利于清洗

清洁用品：

小苏打　液体肥皂

小贴士

·白色鞋带清洗小妙招·

白色鞋带有的时候会变得很脏，甚至洗不干净，用小苏打粉末加水清洗就轻松多了。若遇到顽固污渍，无法清除，可将其浸泡在液体肥皂溶液中一段时间，这样鞋带很容易就焕然一新了。

1 白色鞋带容易脏

很多鞋带都是白色的，很容易变脏。

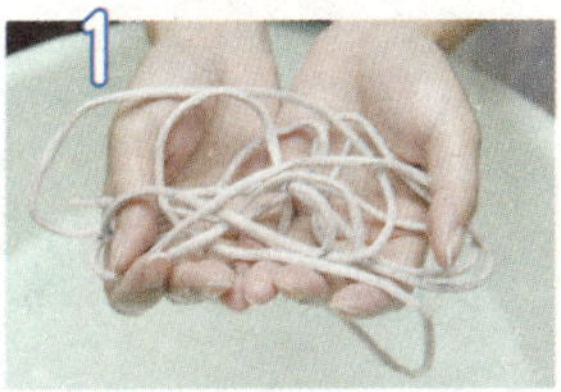

2 将小苏打和液体肥皂混合

将小苏打和液体肥皂搅拌好放在一个小容器里。

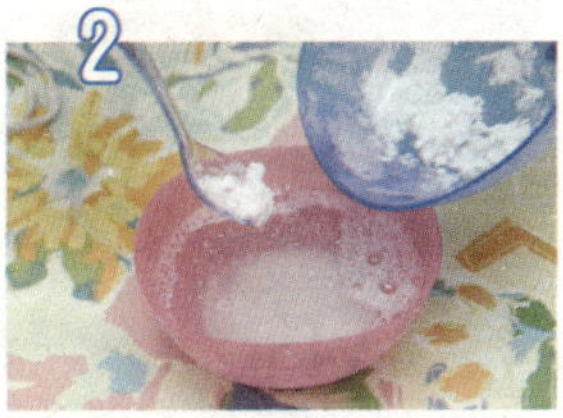

3 用溶液浸泡鞋带

把鞋带放在准备好的溶液中浸泡。

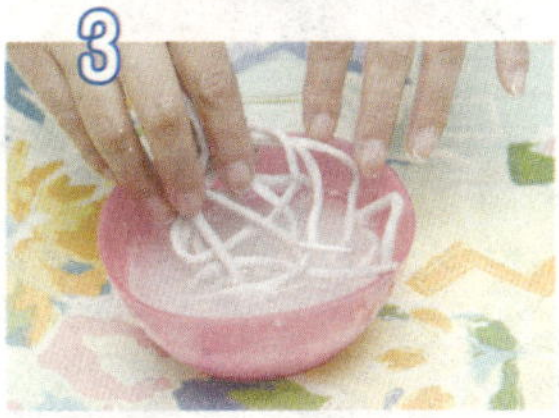

4 用清水冲净

过10分钟后，用手简单搓洗，最后用清水冲净就行了。

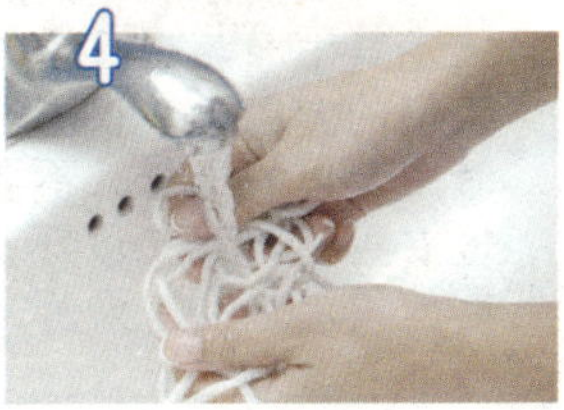

丝袜

所需时间 6分钟

清洗要领：

洗前用小苏打溶液浸泡5分钟

清洁用品：

小苏打

小贴士

·随身多备一双丝袜·

丝袜是女性夏天不可缺少的物品，其质地柔软，很容易被尖锐物品刮坏，建议您随身准备一双，以便不时之需。

将丝袜放入溶有少量小苏打的水中浸泡5分钟后再洗，袜子会变得干净，柔软。

1 温水中加入小苏打

首先将小苏打粉末放在一个盆子中，并且加适量的温水。

2 将丝袜浸泡5分钟

用手将盆子里的水用力搅拌几次，以便其充分地溶解，将丝袜放在溶有小苏打的水中，泡5分钟。

3 用清水冲净

最后用清水将丝袜冲洗干净即可。

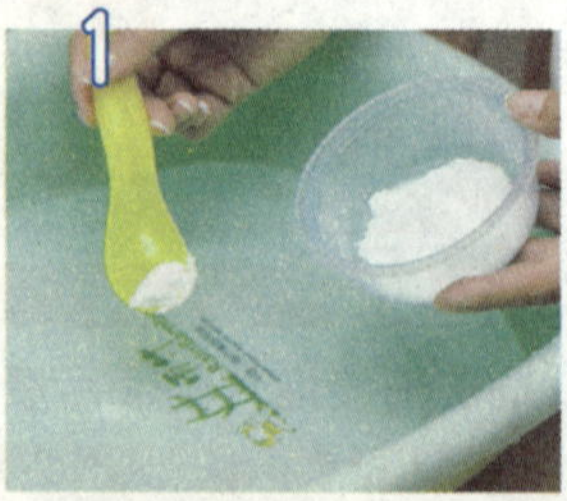

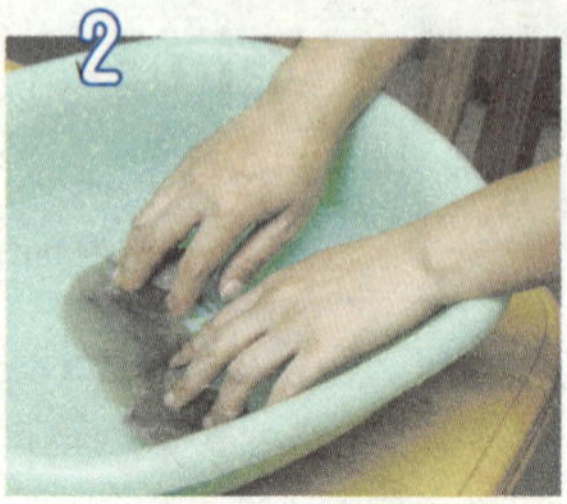

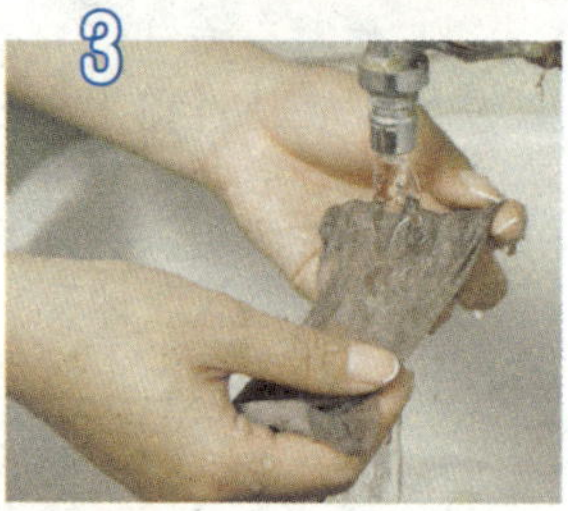

内裤

所需时间 5分钟

清洗要领：

必要时可用热水杀菌

清洁用品：

小苏打　液体肥皂

小贴士

·清洗内裤的注意事项·

内裤属于我们的贴身衣物，其干净与否直接关系着我们的健康。建议清洗内裤时用专门的容器，不要和其他衣物一起洗。最好还能定期地用沸水浸泡灭菌。

内裤的清洁与消毒是非常重要的，这关系到我们的健康。在每次清洗前，用小苏打处理一下，会起到很好的消毒与清洁的效果。

1 搅拌小苏打和液体肥皂

将盆中倒入适量的清水，温度可以高一点。把小苏打粉末和液体肥皂倒进水中。用力地搅拌一下，使小苏打粉末和液体肥皂更好地溶解。

2 清洗后用清水冲净

把内裤放到水里泡一会儿，多清洗几遍，最后用清水冲净就行了。

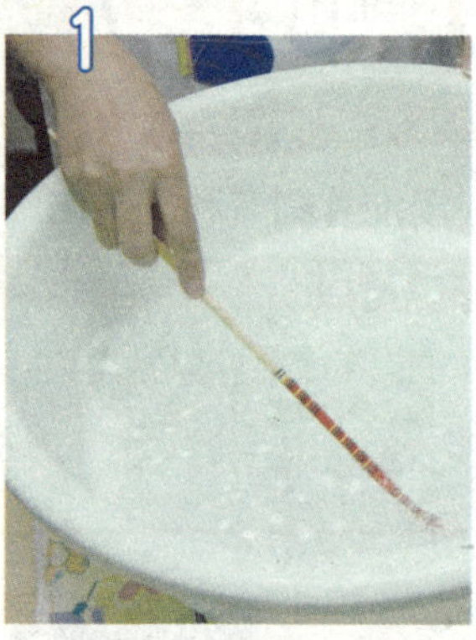

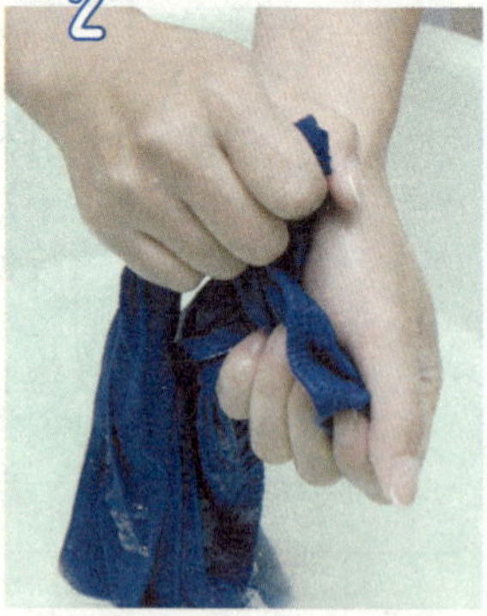

丝绸

所需时间 5分钟

清洗要领：

用专业丝毛洗涤剂清洗

清洁用品：

专业洗涤剂

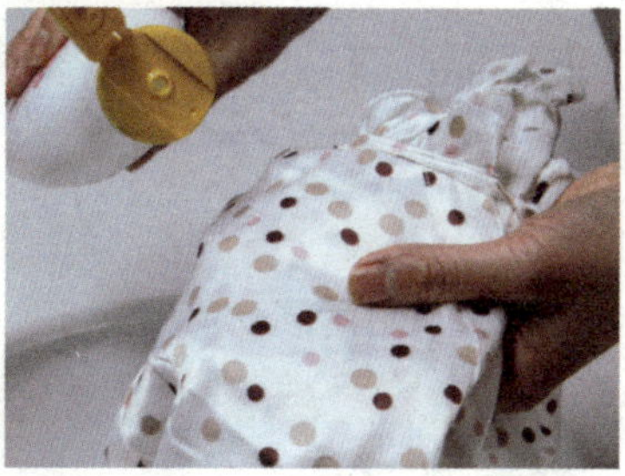

丝绸衣物洗涤时最好用软水，温度在35～40℃效果最佳。碱对丝纤维有破坏作用，应该用专业的丝毛洗涤剂，洗涤时不宜强力搅拌或用力搓扭，应轻轻揉搓。洗后，悬挂于阴凉通风处晾干，不宜曝晒，以免阳光中的紫外线辐射导致纤维脆化、褪色。晒至八成干时，用白布覆盖丝绸面，用熨斗烫平，不要喷水，否则会造成水渍，影响美观。

棉衣

所需时间 20分钟

清洗要领：

浸泡后再洗

清洁用品：

小苏打 软毛刷 液体肥皂

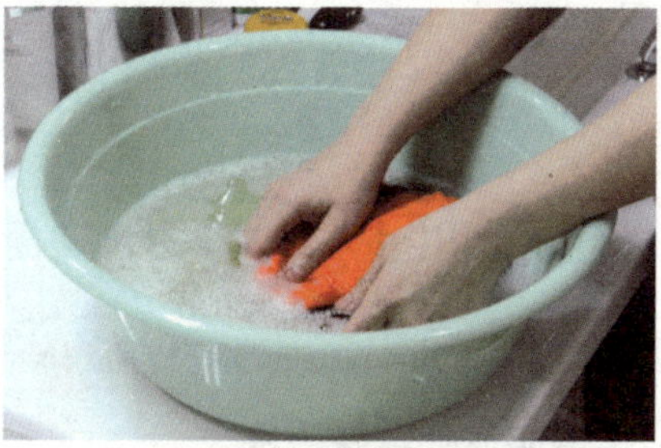

棉织品若机洗，可参照洗衣机说明书指明的要领操作。

脏衣物先用温水浸泡半小时，涂上小苏打或浸泡在液体肥皂溶液中。薄的织物用手轻轻搓洗，厚的织物要用软毛刷轻轻刷洗。搓洗后放置半小时再用清水洗净。

羽绒制品

所需时间 30分钟

清洗要领：

压干水分不可揉搓

清洁用品：

液体肥皂

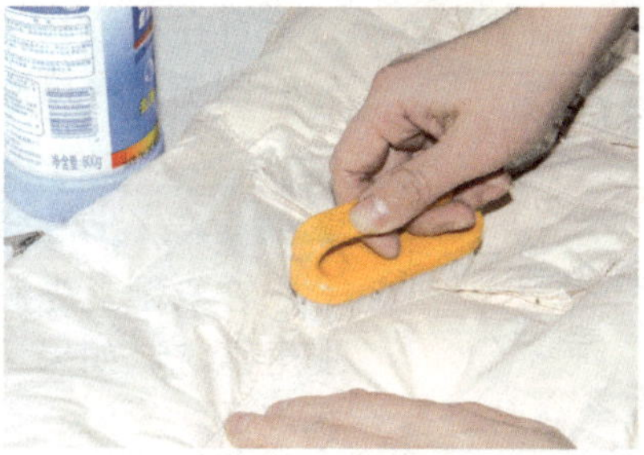

在洗涤羽绒制品时，首先应将其放入清水中浸泡半个小时左右，再用手轻轻揉搓几下，让其吸足水分以便消除粘在羽绒上的灰尘。然后倒掉清水再放入适量的中性液体肥皂，溶液量以浸没羽绒制品为准，过半小时左右再用软刷在羽绒制品上轻轻地刷一遍，然后用水清洗。在清洗过程中，将羽绒制品折叠后压干水分，切不可用手用力揉或用搓衣板搓，否则会损伤羽绒纤维，影响保暖性。晾晒时可将羽绒制品平摊在平板上，稍干后再用干净的布遮住，放在阳光下曝晒，但时间不宜过长，干后用手拍松羽绒，反转另一面再晒一会儿，以待彻底晾干。

【呢料】

所需时间 20 分钟

清洗要领：

用醋水吸附污渍

清洁用品：

醋水　干净的布

呢料衣服，穿的时间长了，肘、膝、臀部等处因常受摩擦会变亮。

1 敷上醋和水的混合液

洗涤时在这些地方敷上1：1的醋水溶液，略干之后再敷一次。

2 垫上布熨烫

垫上一块干净的布加以熨烫，即可干净平整。

1

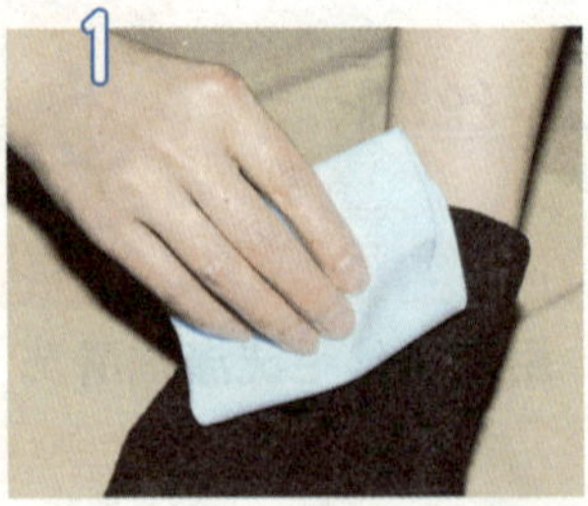

2

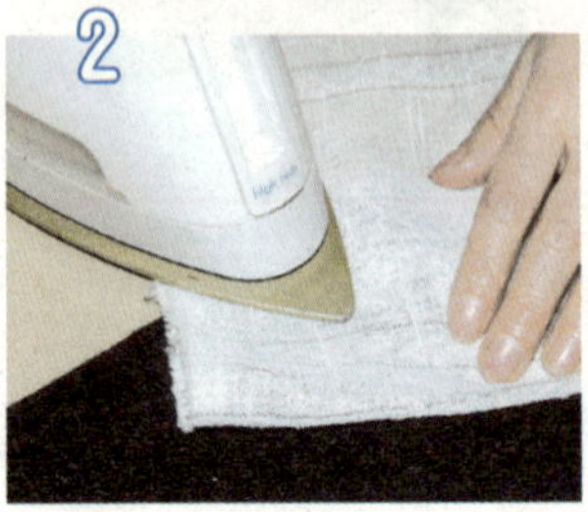

【衬衣袖口】

所需时间 15 分钟

清洗要领：

污渍明显处特殊清洗

清洁用品：

刷子　液体肥皂　小苏打

衬衣领子和袖口极易沾污，并很难洗净，这里介绍三种去污方法。

1 用液体肥皂清洗

用小刷子蘸上液体肥皂，涂在衣领及袖口的污渍上，然后把衣服放进洗衣机里洗，便可除净污垢。手洗也可得到同样的效果。

2 用牙膏刷洗

可在衣领和袖口处均匀地涂上一些牙膏，用毛刷轻轻刷洗，再用清水漂净，即可除去污迹。

3 用小苏打揉搓

在衣领上先撒一些小苏打，轻轻揉搓，然后再用肥皂清洗。如果还洗不干净的话，也可用淡氢水溶液来洗涤。

> **小贴士**
>
> ·洗衣小妙招·
>
> 洗衣服泡沫过多时，可在洗衣盆里放一些醋，可使漂洗更干净。

1

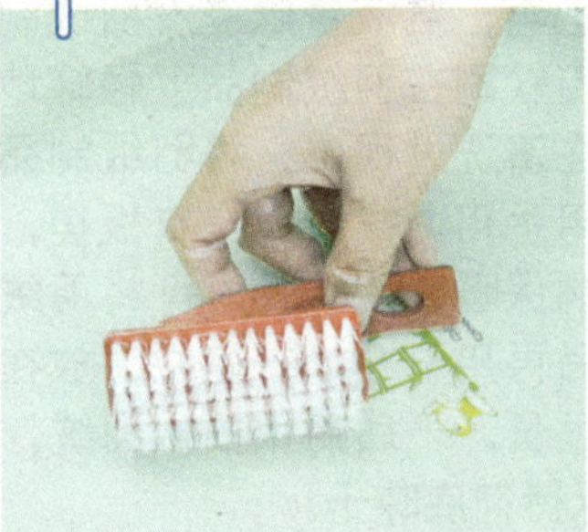

2

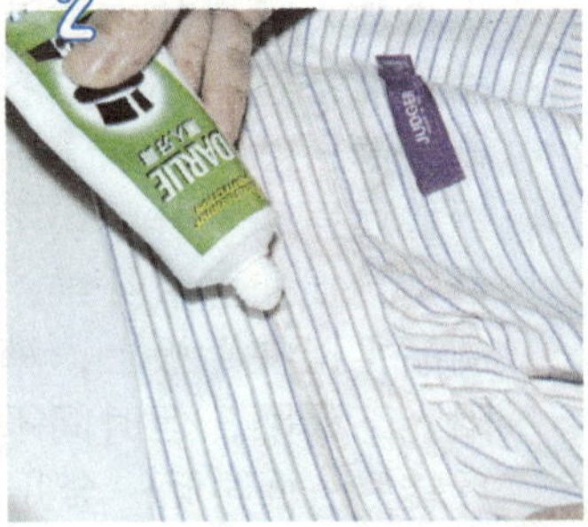

3

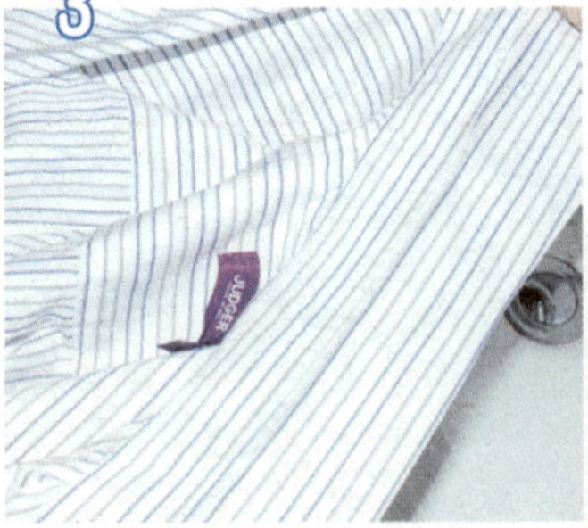

毛绒玩具

所需时间 10分钟

清洗要领：

用盐粒吸附灰尘

清洁用品：

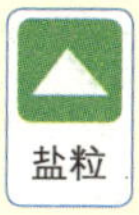

小贴士

·巧用盐粒去污·

盐本身带有正负电荷，而污物带有正负电荷，摇晃摩擦后生电相吸，可将污物吸走。

毛绒玩具脏了，不容易清理，洗过之后又容易卷毛。

1 把玩具放进塑料袋里

可买一些粗粒盐，再找一个干净的塑料袋，袋子要比毛绒玩具大，然后取少量粗盐放在塑料袋中，将要清理的毛绒玩具也放进去。

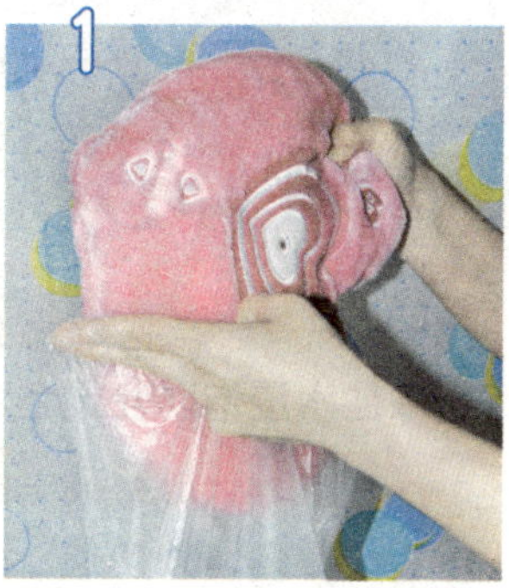

2 摇晃袋子清洁玩具

将袋子口系好，开始上下使劲摇晃，大约20次左右，再将毛绒玩具拿出来，把表面沾的粗盐粒抖干净，就会发现盐粒变黑，毛绒玩具比以前干净了。

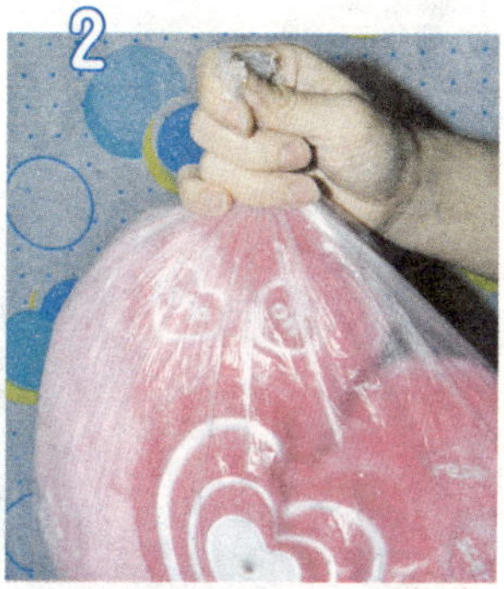

围巾

所需时间 30分钟

清洗要领：

按材质不同选择不同方法进行清洗

清洁用品：

小贴士

·巧洗针织帽·

清洗针织帽时不能用力搓揉，以免发生断头或起毛的现象，同时必须用弱碱性或中性洗涤剂洗涤，防止针织帽褪色，用清水洗净后，最好在热水上面蒸一下，可使针织帽造型更美。

清洗围巾之前，先看一下洗涤要求，看看是可以水洗，还是需要干洗。

1 清洗的注意事项

如果是水洗的话，请尽量用手洗，若是洗衣机清洗，最好先放入洗衣网袋，再用洗衣机洗涤。要求干洗的就应该送入干洗店。清洗纯羊毛围巾时，要把羊毛丝一条条解开，否则羊毛围巾干了，就会变硬而纠结在一起不好解开。

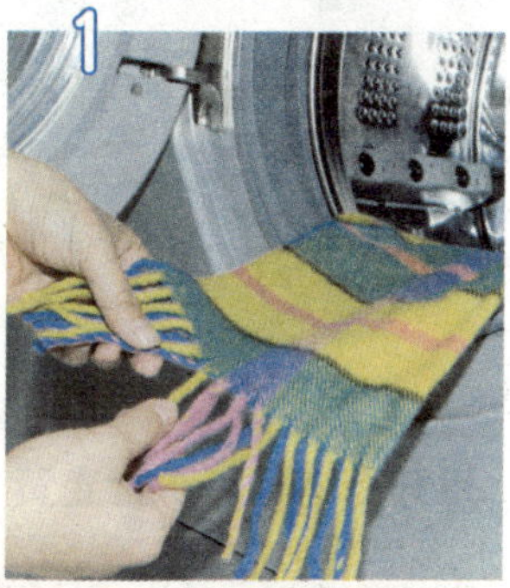

2 吹干的注意事项

也可以用吹风机来加速干燥，但是不要靠得太近，以免烧焦。

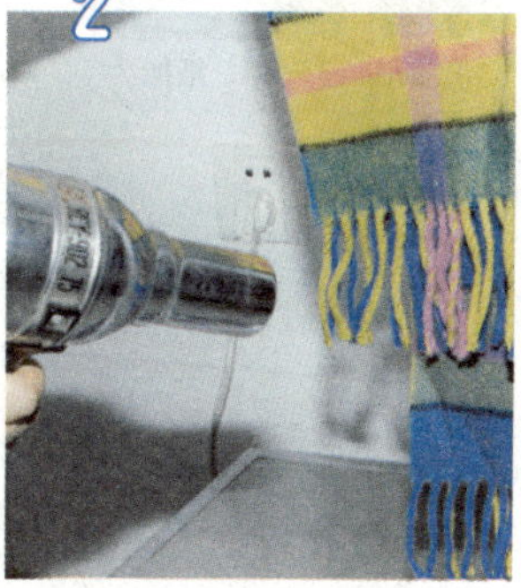

牛仔裤

所需时间 30分钟

清洗要领：

用浓盐水浸泡防止退色

清洁用品：

液体肥皂　盐

1 用浓盐冷水浸泡

牛仔裤多次洗后易掉色，当需要洗刷时，将牛仔裤放在浓盐冷水中浸泡20分钟。

2 用肥皂洗刷

然后再用肥皂洗刷，这样就不容易褪色了。

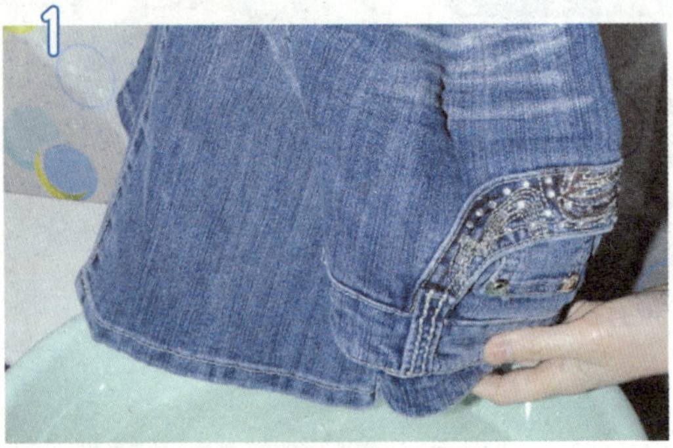

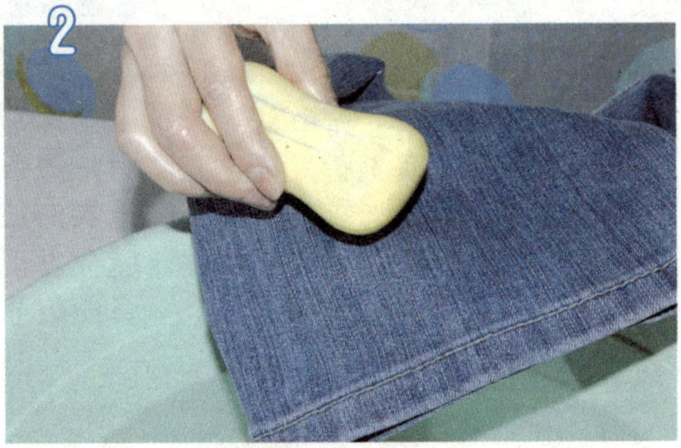

白球鞋

所需时间 20分钟

清洗要领：

用牙膏刷鞋可防止变黄

清洁用品：

清洁剂　旧牙刷　纸抽

白色的球鞋穿久了会发黄，清洗时也不易洗掉，可用液体肥皂将白色球鞋洗刷干净后，再用牙刷醮牙膏刷洗一遍，晾晒前一定要用清水投洗干净，晒时可以在白色球鞋上铺层卫生纸，这样白色球鞋就会白净如初了。

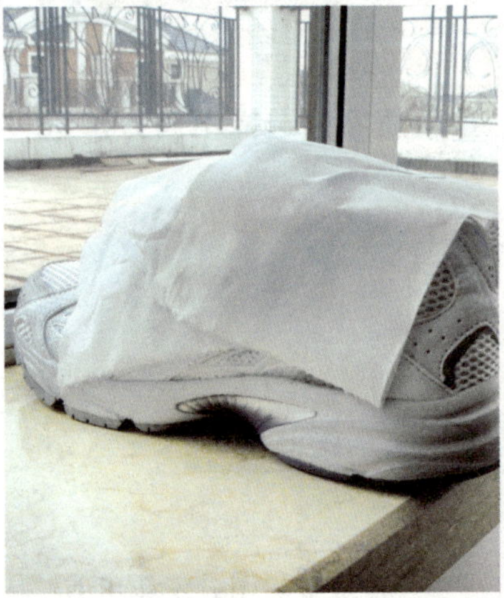

帆布包

所需时间 10分钟

清洗要领：

轻度污染可用橡皮擦

清洁用品：

液体肥皂　旧牙刷　清洁布

帆布包刚沾上污迹时，可用橡皮擦一擦，可能会擦掉；对于那些橡皮擦擦不掉的污迹，用牙刷醮取液体肥皂轻轻地刷一刷，再用湿布把污渍擦去，最后用干布擦干即可。

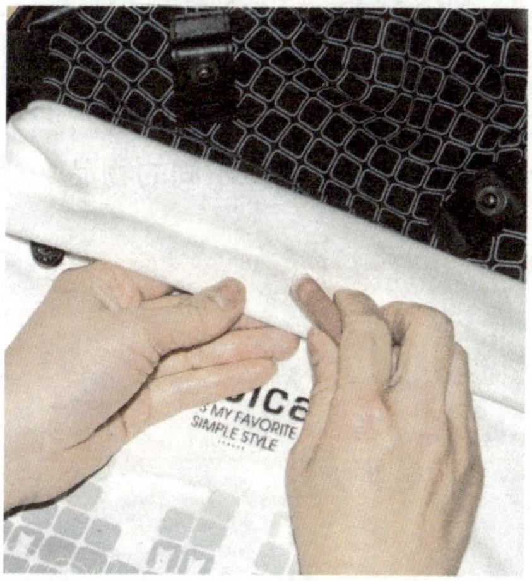

酒渍

所需时间 5分钟

清洗要领：

根据污染时间长短清洗

清洁用品：

氢水　硼水

1 短时间的处理方法

对刚沾染上的酒渍，可用清水洗涤去除。

2 长时间的处理方法

时间较长的酒渍，需要用2%的氢水和硼水混合液搓洗去除。

1

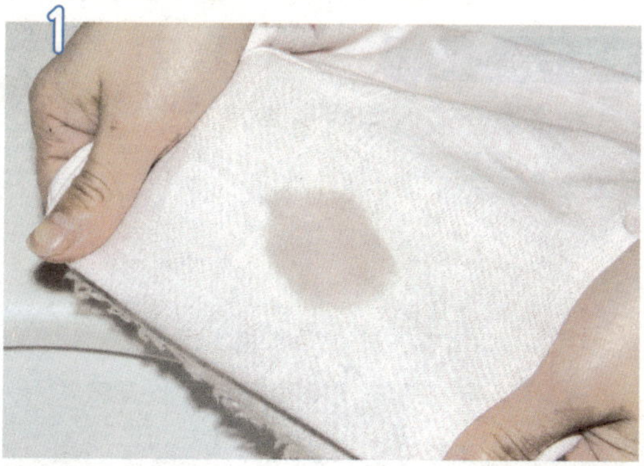

2

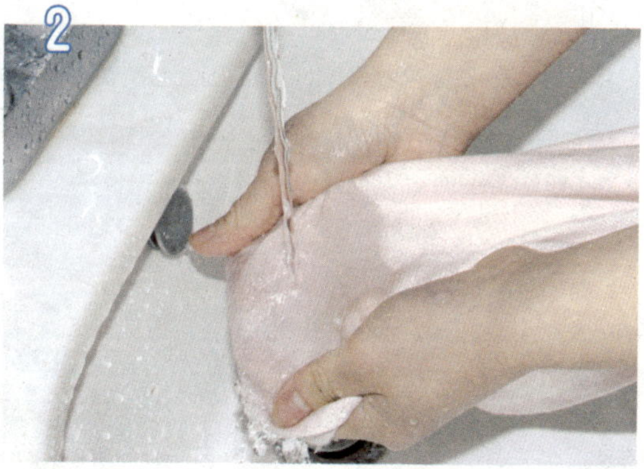

菜汤渍

所需时间 8分钟

清洗要领：

根据污染程度选择不同的物品清洗

清洁用品：

氢水　液体肥皂

1 用酒精揉搓

可先用酒精涂抹污处，用双手揉搓，再用稀氢水溶液涂于污处，揉搓至污渍去除为止。

2 用清水洗涤

再用液体肥皂揉搓，然后用清水洗涤。

1
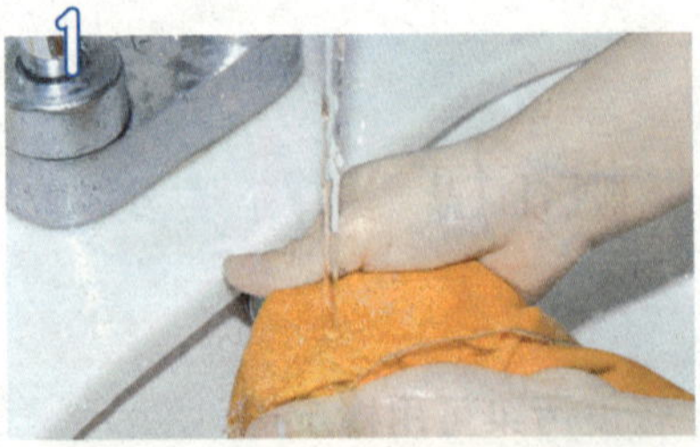

2
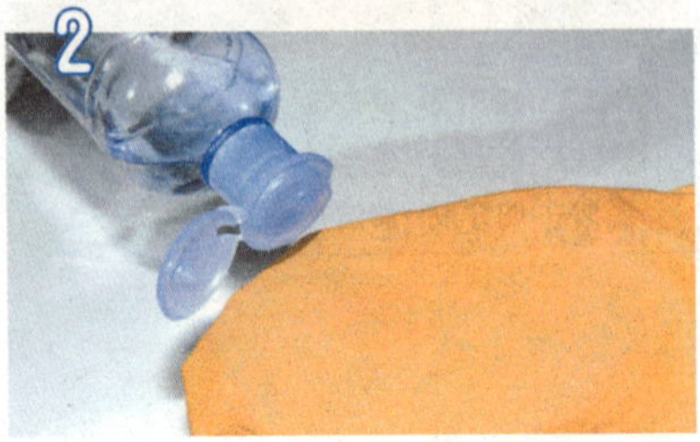

西红柿汁渍

所需时间 8分钟

清洗要领：

发现污渍及时清除

清洁用品：

葡萄酒　盐

1 污渍要及时清除

由于陈渍很难清除，所以沾上西红柿汁后，应立即清除。

2 将葡萄酒和盐均匀混合

找一个碗，倒入适量的葡萄酒和盐并搅拌均匀。

3 对污染位置进行揉搓

将污染的位置用葡萄酒和盐的混合液体进行揉搓。

4 用清水冲洗干净

最后用温水将混合液体冲洗干净。

1
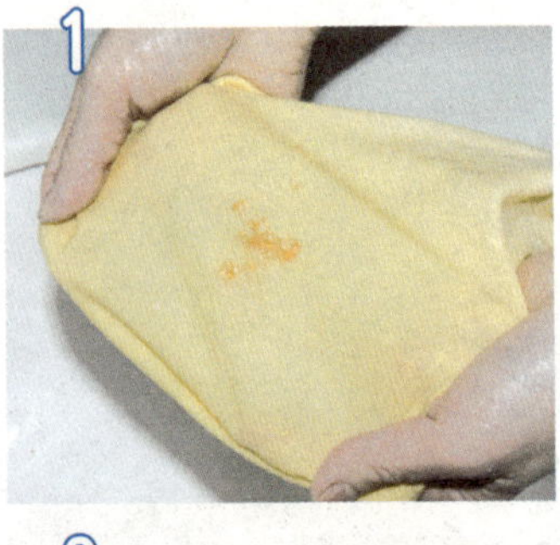

2
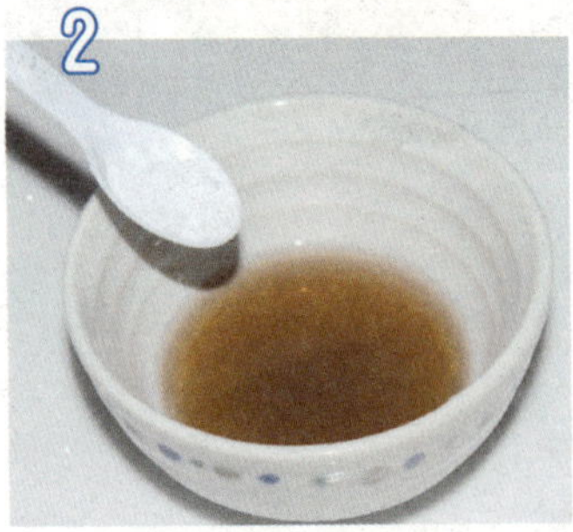

3
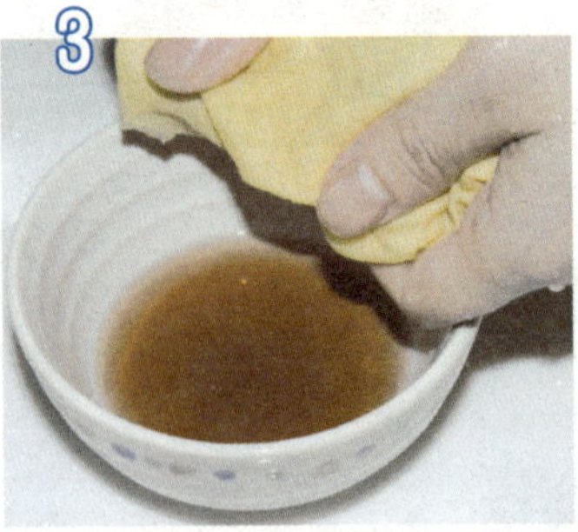

4
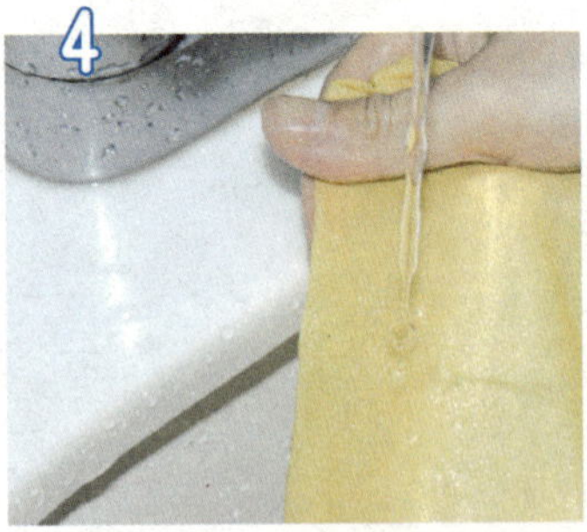

陈血渍

所需时间 20分钟

清洗要领：

先溶解污渍

清洁用品：

过氧化氢　草酸　氨水

1 先用氨水或过氧化氢擦拭

若血渍沾污时间较长，可用10%的氨水或3%的过氧化氢揩拭污处，过一会儿，再用冷水强洗。

2 最后要用清水洗涤

如仍不干净，再用10%～15%的草酸溶液洗涤，最后用清水漂洗干净。还可用手油涂抹在血迹上，停留15分钟左右，用清水清洗即可。

1

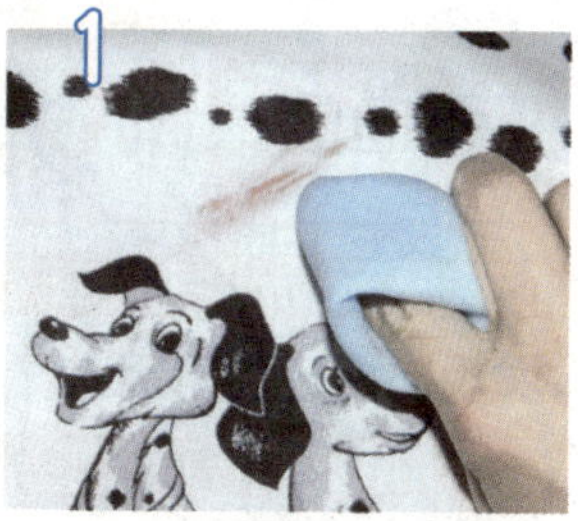

2

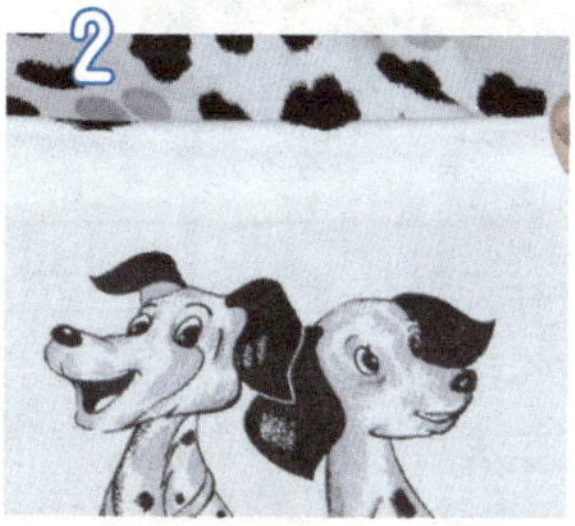

蓝墨水渍

所需时间 15分钟

清洗要领：

用牛奶浸湿墨渍

清洁用品：

小苏打　牛奶　米粒

1 污渍要及时清除

衣物沾了蓝墨水渍，应该马上清除。

2 用饭粒吸出墨水

可用1匙米粥或米饭粒加少许食盐放在蓝墨水渍处，让米粥或饭粒吸出墨水后再洗涤，也可用小苏打除污。

3 用牛奶浸湿墨渍

另外可用少量的牛奶将蓝墨水处浸湿，几分钟后，用米饭搓成糊状涂抹于蓝墨水处，然后搓洗，即可去除衣物上的蓝墨水。

4 用清水冲洗干净

最后要将污渍冲洗干净。

1

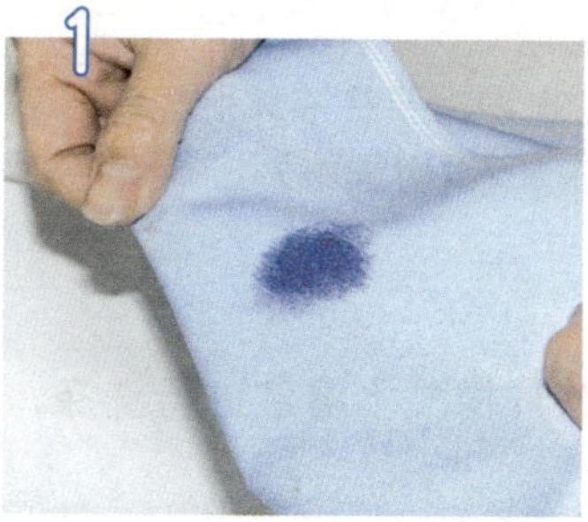

2

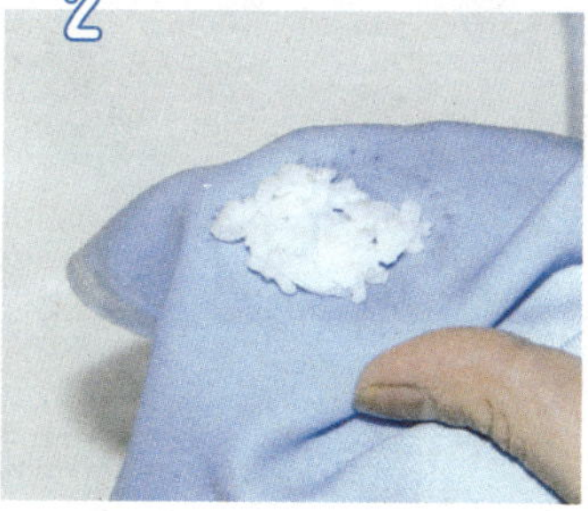

3

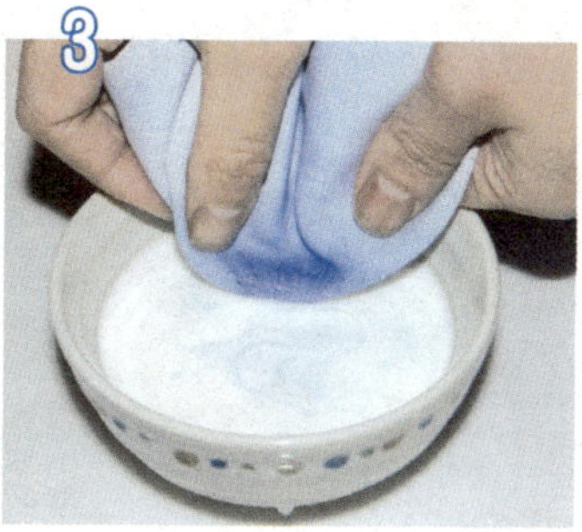

4

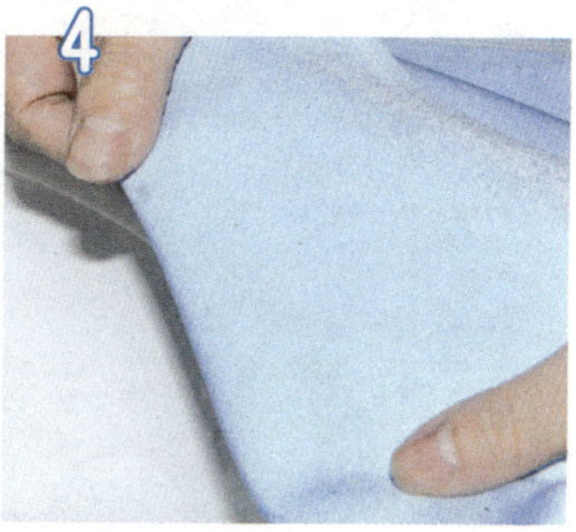

新血渍

所需时间 5分钟

清洗要领：

发现血渍应及时清洗

清洁用品：

液体肥皂　碘化钾溶液　盐

刚沾上血渍，应立即用冷水或淡盐水洗，下面介绍三种方法可去除新血渍。

1 用碘化钾溶液清洗

用淡盐水清洗后，立刻用肥皂或10%的碘化钾溶液清洗。

2 用白萝卜汁清洗

用白萝卜汁或捣碎的胡萝卜拌盐皆可除去衣物上的血迹。

3 用酒石酸溶液揩拭

用10%的酒石酸溶液来揩拭沾污处，再用加酶液体肥皂除去血渍，效果甚佳。

1
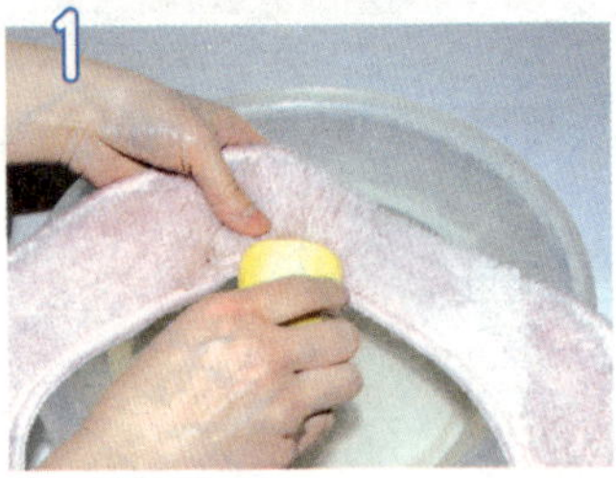

2
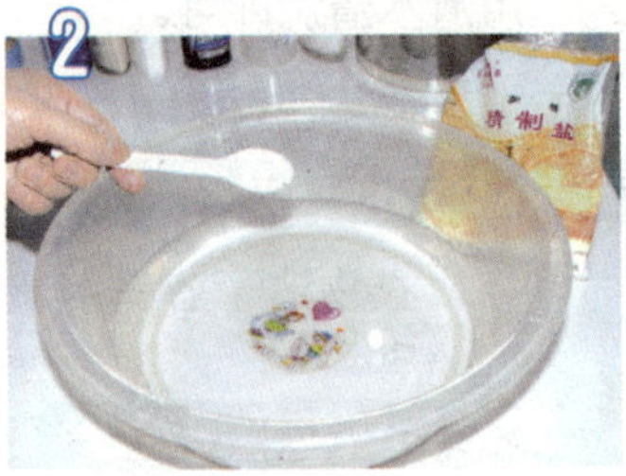

3
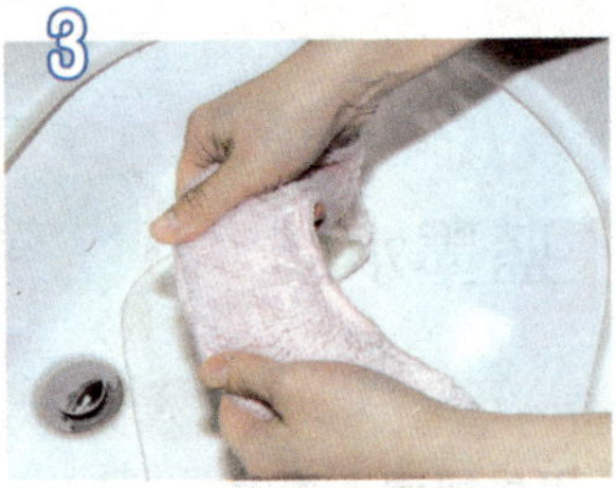

酱油渍

所需时间 7分钟

清洗要领：

按污染时间长短清洗

清洁用品：

液体肥皂　氢水

1 短时间的处理方法

刚沾染的酱油渍可用冷水搓洗，再用洗涤剂洗涤。

2 长时间的处理方法

被酱油污染时间较长的衣物，要在液体肥皂中加入适量的氢水（4份洗涤溶液中加入1份氢水）进行洗涤。

3 最后要用清水冲净

丝、毛织物可用10%的柠檬酸水溶液进行洗涤，最后都要用清水漂净。

1
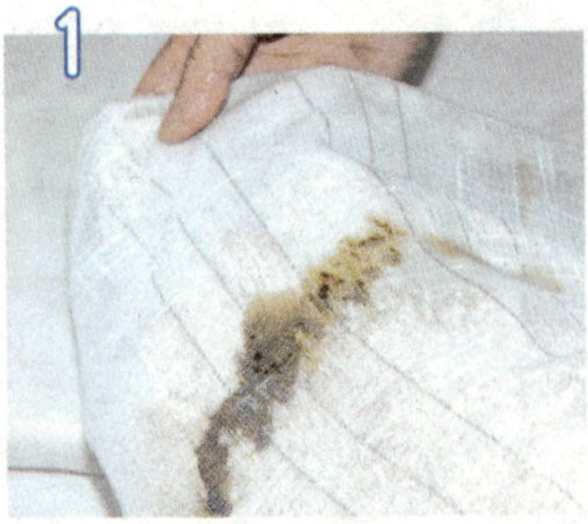

2
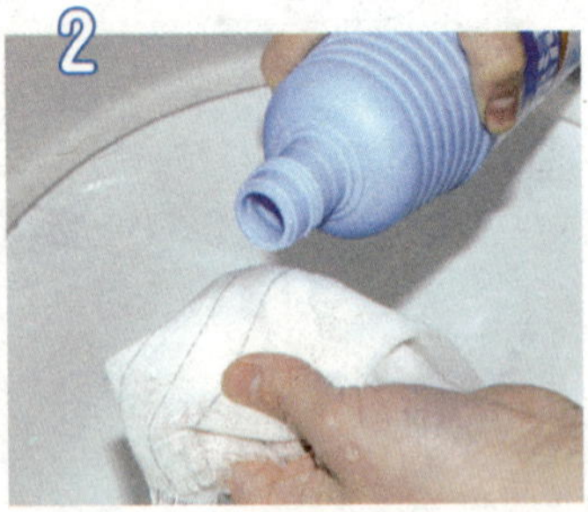

3
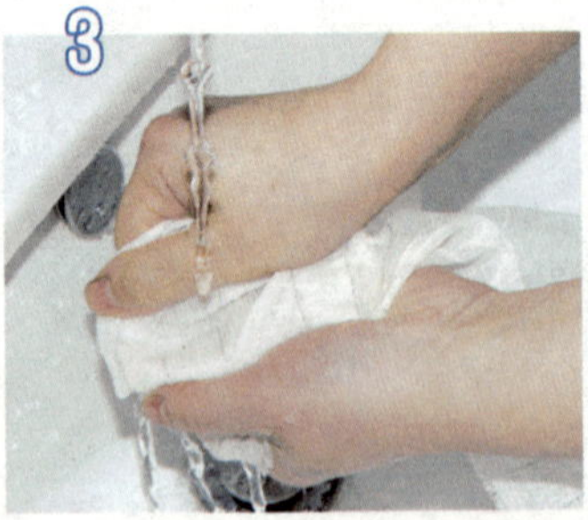

碘酒渍

所需时间 10分钟

清洗要领：

针对污渍进行清洗

清洁用品：

1 用维生素C水溶液

若不慎将碘酒滴到了衣服上，只需要1粒维生素C药片，用水浸一下，然后涂在污渍处，就可以将碘酒去掉。

2 用淀粉溶液揉搓

也可以先把污染位置用淀粉溶液浸湿并揉搓。

3 用肥皂搓洗

再用肥皂水轻轻搓洗，就可除去碘酒渍。

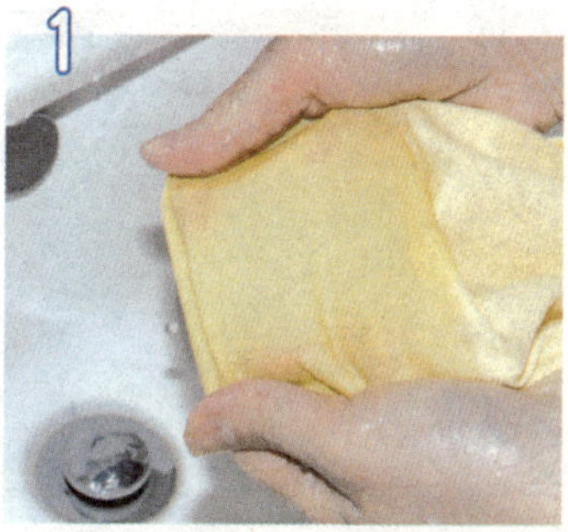

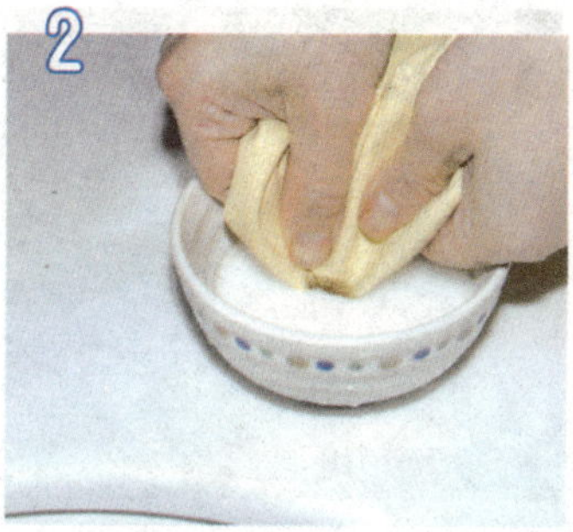

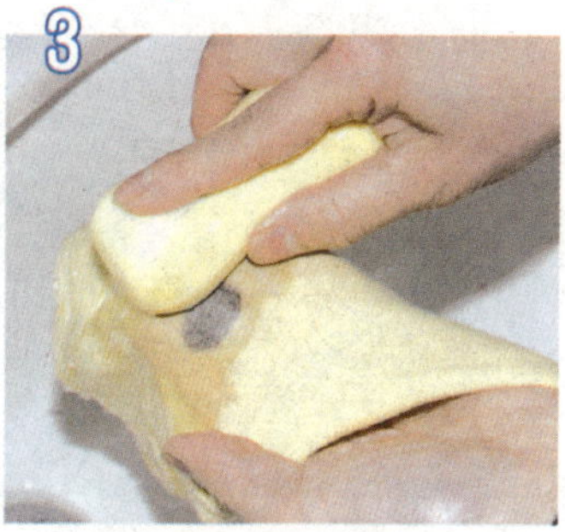

冰淇淋渍

所需时间 10分钟

清洗要领：

用除污剂去除污渍

清洁用品：

1 用汽油擦洗

小朋友吃冰淇淋的时候经常弄脏衣服，用汽油即可擦洗干净。

2 小苏打

小苏打也能有效除去污渍。

3 用肥皂洗刷

若还不能去除可用液体肥皂清洗，最后用清水冲洗干净。

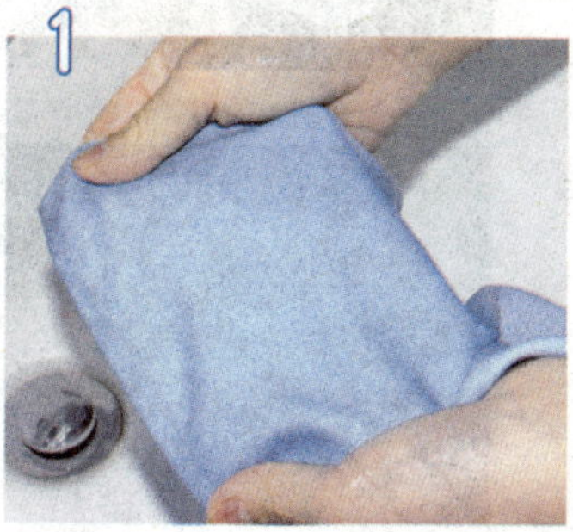

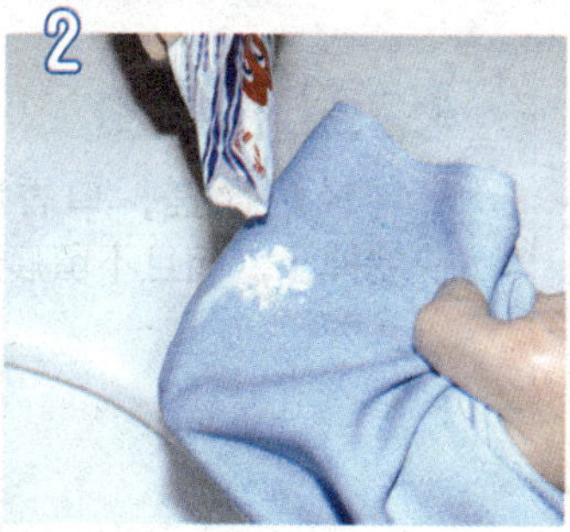

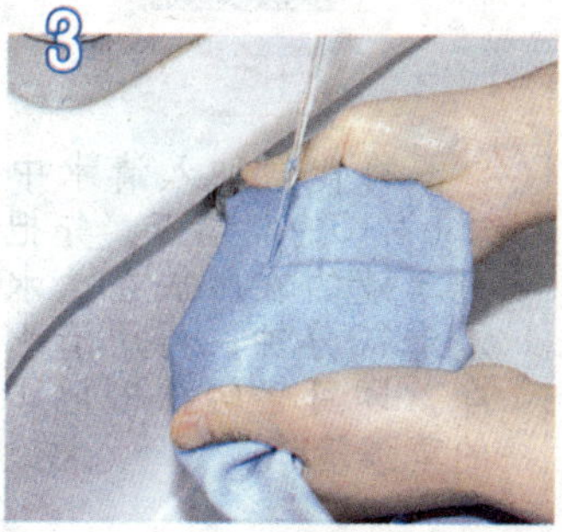

圆珠笔油渍

所需时间 10分钟

清洗要领：

用洗涤剂去除

清洁用品：

液体肥皂　酒精　牙膏

1 用苯或四氯化钠清除

将衣服上的圆珠笔油渍用冷水浸湿后，用苯丙酮或四氯化钠轻轻擦去，再用洗涤剂、清水清洗。不能用汽油洗。

2 用牙膏加肥皂揉搓

另外一个方法是涂些牙膏加少量肥皂轻轻揉搓。

3 用酒精擦拭

如有残痕，可以用酒精擦拭。

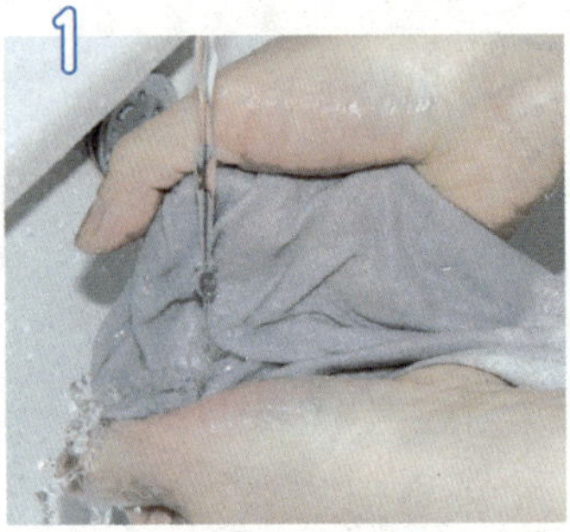

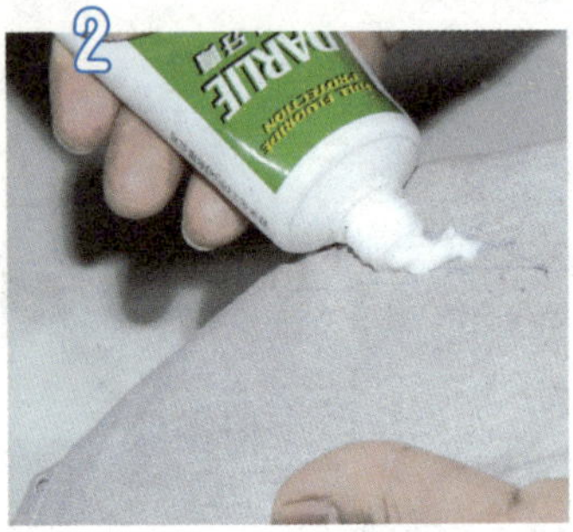

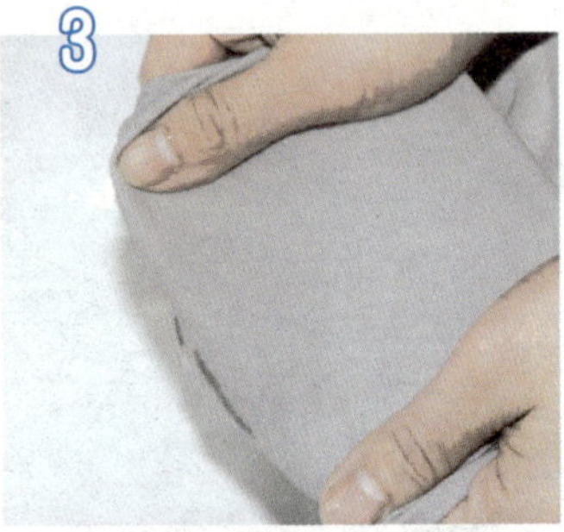

口香糖渍

所需时间 20分钟

清洗要领：

将其冷冻即可脱落

清洁用品：

液体肥皂

1 用小刀刮去

衣物上的口香糖胶迹，可先用小刀刮去，再取鸡蛋清抹在残留的污迹上使其松散。

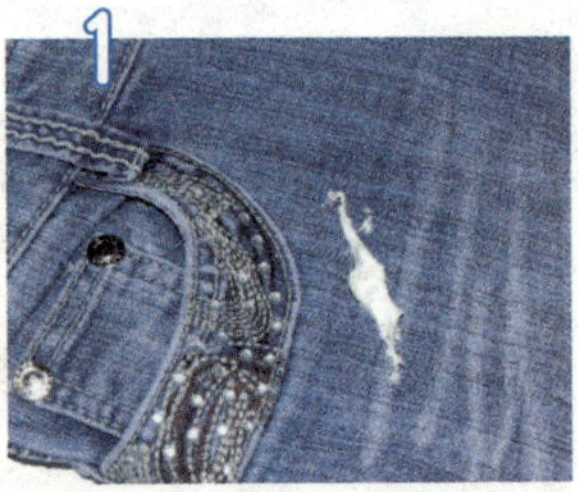

2 用冰箱冷冻

把衣服用塑料袋包好，放到冰箱中冷冻半天，等衣服上的口香糖变硬了就可以将其拿出来。

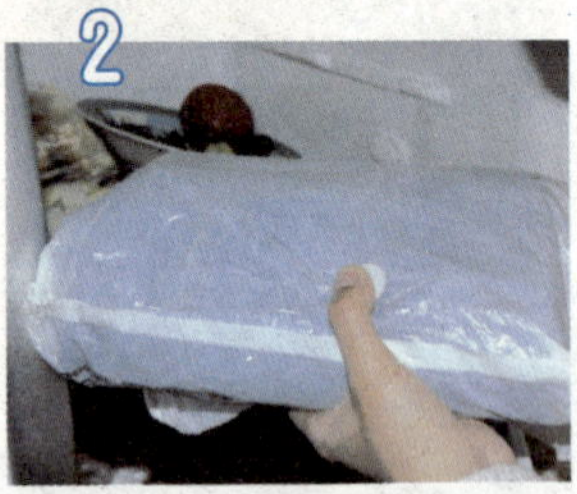

3 轻轻揉搓

轻轻揉搓，口香糖很快就掉了，而且不留痕迹。

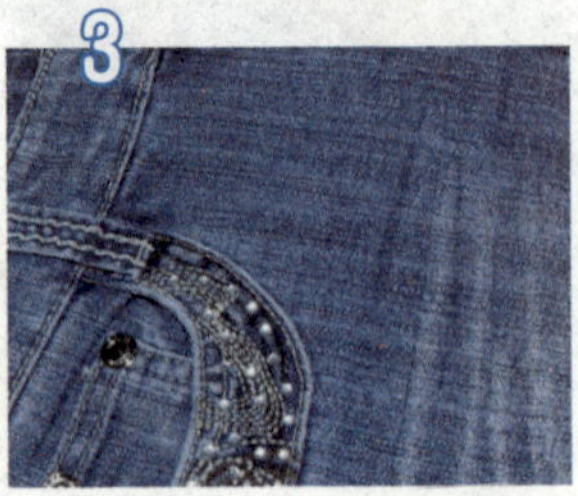

> **小贴士**
>
> **·巧除草渍·**
>
> 将食盐加入清水中调成1：10的盐溶液。先把沾有草渍的衣服放在盐水中浸泡10分钟，再用清水洗净，即可轻轻松松把顽固的草渍清除。

口红渍

所需时间 10 分钟

清洗要领：

先去除油脂再清洗

清洁用品：

刷子　液体肥皂　清洁布　小苏打　汽油

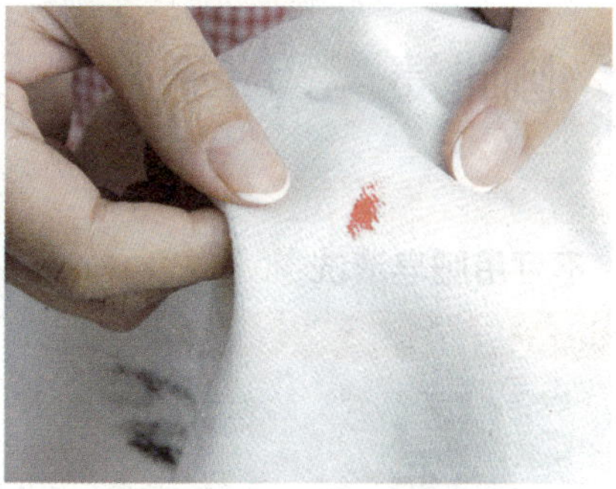

爱美的女性估计最怕的就是衣服上蹭到口红印。若不小心染上口红印，可先用小刷蘸汽油轻轻擦拭，除去油脂后，再用液体肥皂溶液洗除。如果没有汽油也可以用矿泉水或是调酒用的苏打水，倒在干净的布上轻拍有印痕的地方，也很有效果。

葡萄汁渍

所需时间 15 分钟

清洗要领：

醋能有效溶解葡萄汁渍

清洁用品：

醋水

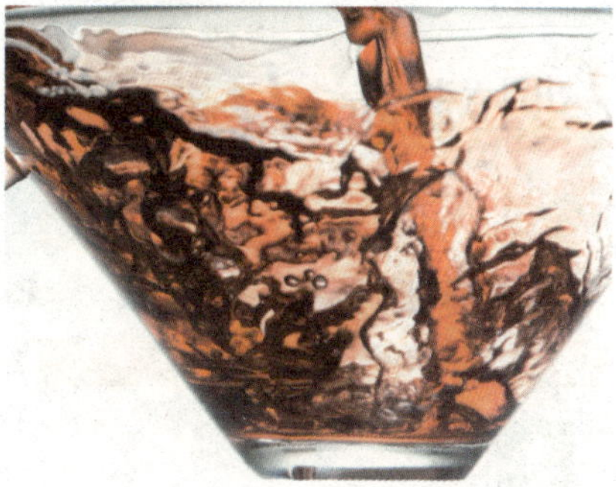

不小心将葡萄汁滴在棉或涤纶衣服上后，请勿用肥皂洗，因为肥皂是碱性的，不但不能清除污渍，反而会使汁渍颜色加重，应立即用白醋或米醋少许，浸泡在渍处数分钟，然后用清水洗净，能不留任何痕迹。

甜品渍

所需时间 10 分钟

清洗要领：

发现污渍立即清除

清洁用品：

液体肥皂　毛巾

这种污渍是由糖和食用色素混合而成，有可能是任何一种颜色，比如从可乐的褐色到樱桃的粉红色。

这种污渍应立即清除，因为这些含有糖分的污渍干掉后肉眼看不出来，遇到高温或者时间一久，就会变成黄色的污渍而无法清除了。

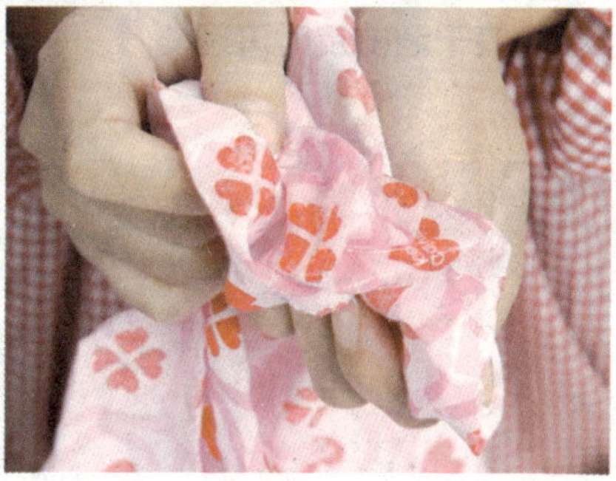

用热的湿毛巾擦掉粘黏的脏污，然后用冷水冲洗，在污渍背面涂抹上液体肥皂，轻轻地搓揉，再用水洗净即可。

咖啡渍

所需时间 10分钟

清洗要领：

不可用肥皂清洗

清洁用品：

软毛刷　次氯酸钠溶液

各种咖啡所造成的污渍都可以用同样的方法清除。

注意不能用肥皂来清除咖啡污渍，那会让污渍更深入衣物。

若衣服上溅有咖啡渍，可用5%浓度的次氯酸钠溶液洗后，再用清水洗净。

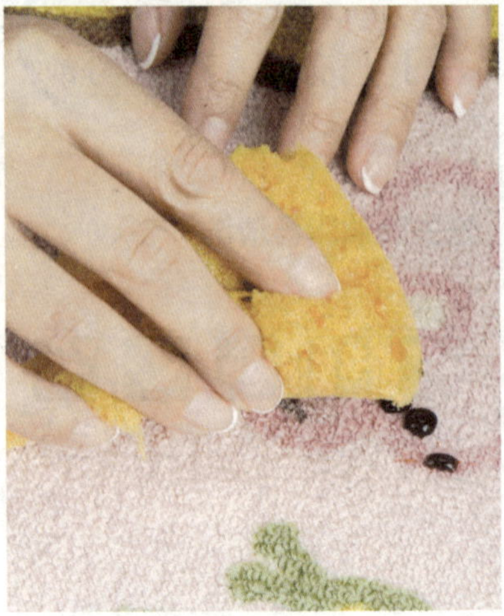

沙拉酱渍

所需时间 10分钟

清洗要领：

先清除表面污渍

清洁用品：

洗涤剂

沙拉酱是由蛋黄、油和柠檬汁混合而成的酱料，它能在衣物上留下淡黄色的污渍。被污染时可以先刮除残余的沙拉酱，然后在污渍处用洗涤剂进行局部处理，用清水洗净后，再用洗衣机进行彻底洗涤。

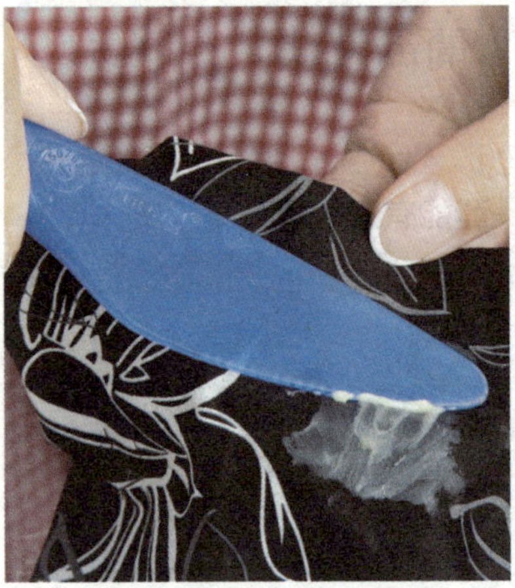

油漆渍

所需时间 30分钟

清洗要领：

在油漆干涸前及时清理

清洁用品：

旧牙刷　小苏打

这种浓稠、油腻的污渍的特点是如果干涸后通常就很难清除掉。用小苏打加上冷水调制成浓稠的糊状，涂抹在污渍的两面，等完全干燥后再进行刷除。

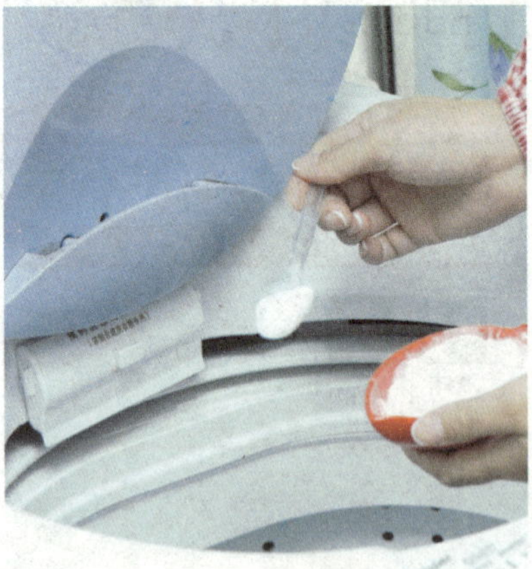

红墨水渍

所需时间 7分钟

清洗要领：

用酒精去除墨水污渍

清洁用品：

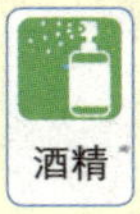

1 短时间的处理方法

新染上的红墨水渍可先用水洗，然后放入温热的皂液中浸泡。

2 长时间的处理方法

污染时间较长的红墨水渍，先用水洗后，再用10%的酒精水溶液擦拭去除。

3 用清水漂洗干净

待色渍去掉后，再用清水漂洗干净。

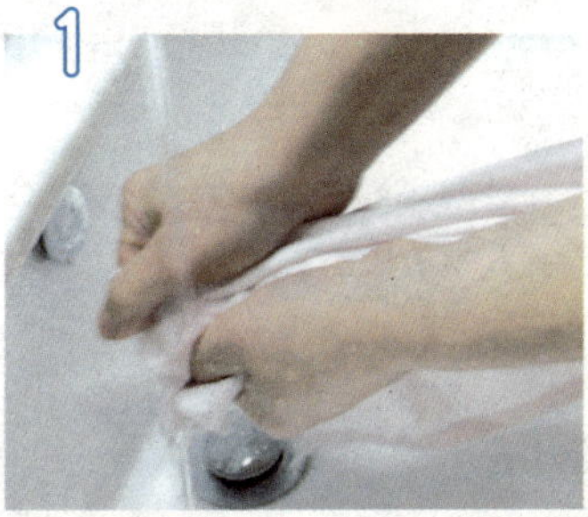

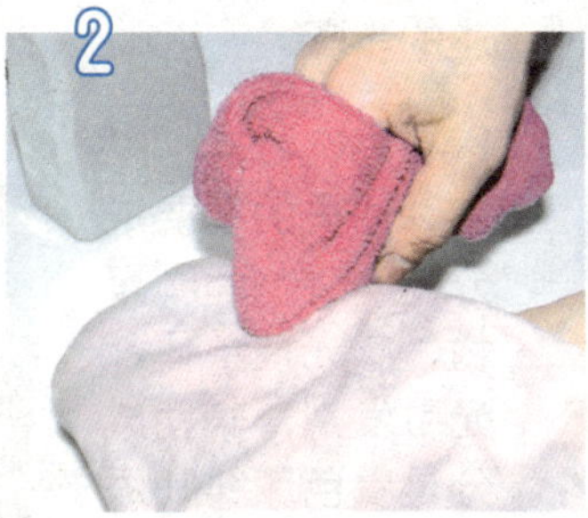

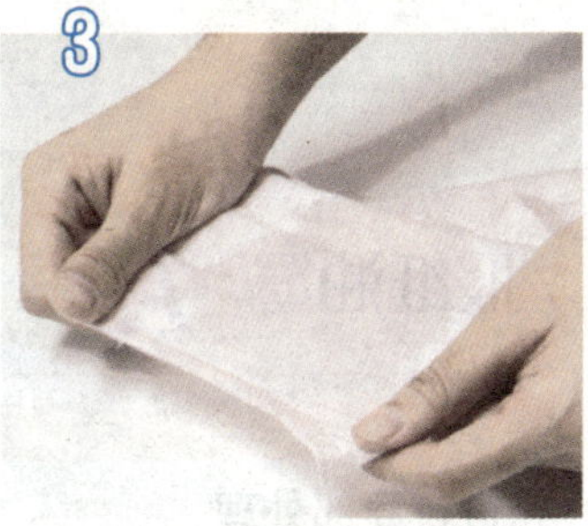

鸡蛋渍

所需时间 10分钟

清洗要领：

蛋液污染后不要马上清洗

清洁用品：

1 先等污渍干燥

如果衣服被鸡蛋液污染了，应该等污迹干燥后再清理。

2 用混合液擦拭

用蛋黄和甘油的混合液擦拭，然后把衣服放在水中清洗即可。

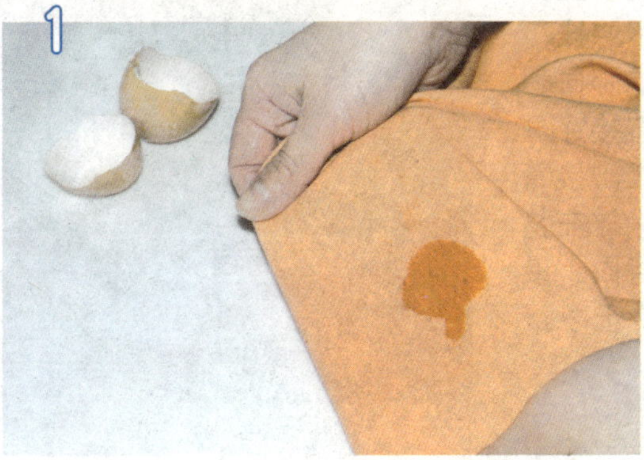

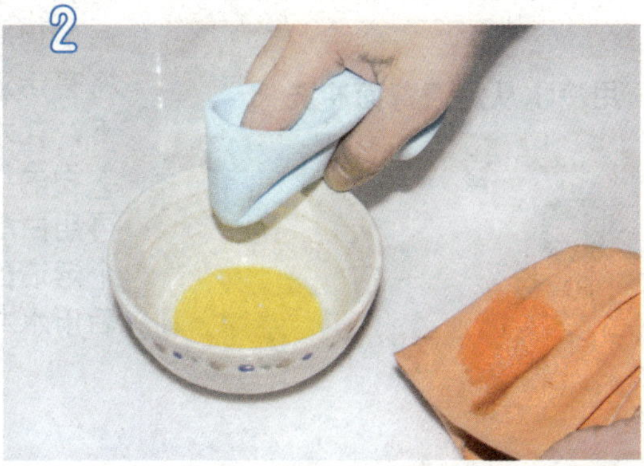

睫毛膏渍

所需时间 15分钟

清洗要领：

用牙刷刷洗

清洁用品：

海绵　液体肥皂　旧牙刷

睫毛膏的黑色或褐色的污痕通常会沾染在枕头套和毛巾上。先用海绵蘸水擦拭污渍处，然后在污渍处涂抹液体肥皂，从污渍的背面轻轻地搓揉，或用牙刷刷拭污渍背面，再放进洗衣机里进行洗涤，必要时重复上述的步骤。

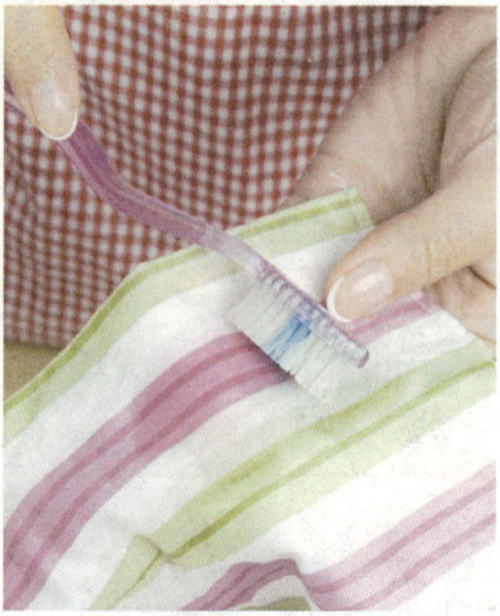

报纸油墨

所需时间 15分钟

清洗要领：

先进行局部处理

清洁用品：

酒精　清洁布

油墨的主要成分是聚合性预聚物、感光性单体、光引发剂，辅助成分是着色颜料和添加剂等。衣物沾到报纸的油墨，可以用工业用酒精来进行局部处理。用清水把酒精洗净，就可以放进洗衣机里洗涤了。

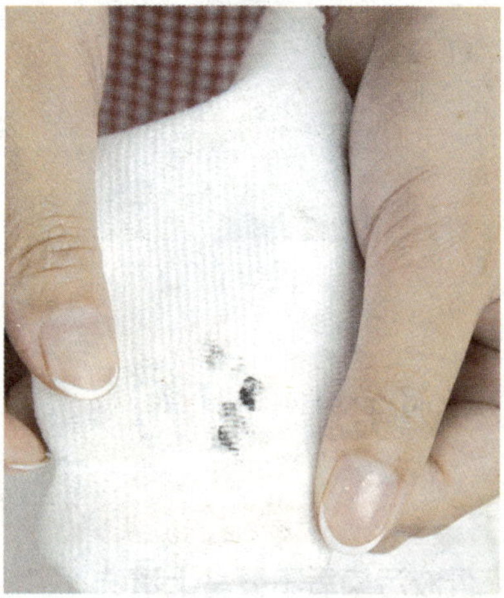

酱汁渍

所需时间 15分钟

清洗要领：

用冷水从污渍背面冲洗

清洁用品：

白醋

在刚沾染到酱汁的时候，应立刻将衣物拿到水龙头底下用冷水冲洗，将有污渍的那面朝下，让水直接穿过衣物的纤维。接着再用白醋涂抹在整个污渍的背面。最后用水冲洗干净。

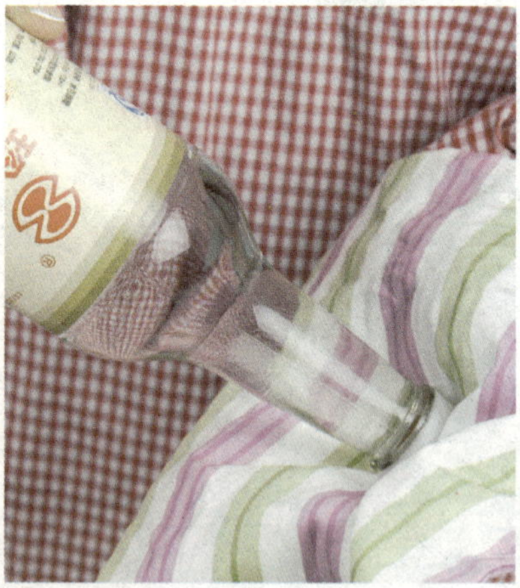

Part 6

食物的无毒清洁

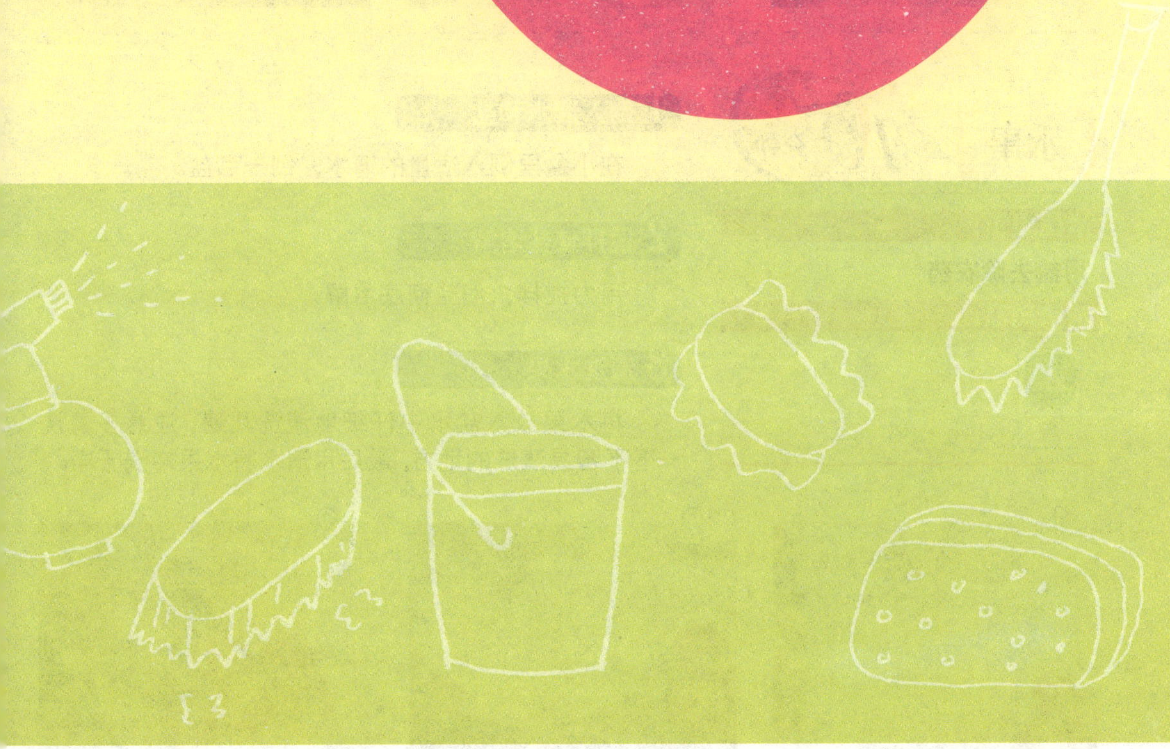

【玉米】

所需时间 6分钟

清洗要领：

用小苏打溶液反复清洗

清洁用品：

小苏打

玉米中含有大量的酸性营养物质，用小苏打清洗玉米，会使这些营养物质得到很好的释放。

1 用清水溶解小苏打

将碗中装满清水，放入小苏打粉末。

2 把玉米清洗几遍

将玉米倒入水中，用力地多清洗几遍。

3 用清水揉洗一下

把水滤掉，换清水，用手揉洗一下，将水倒掉就可以了。

1

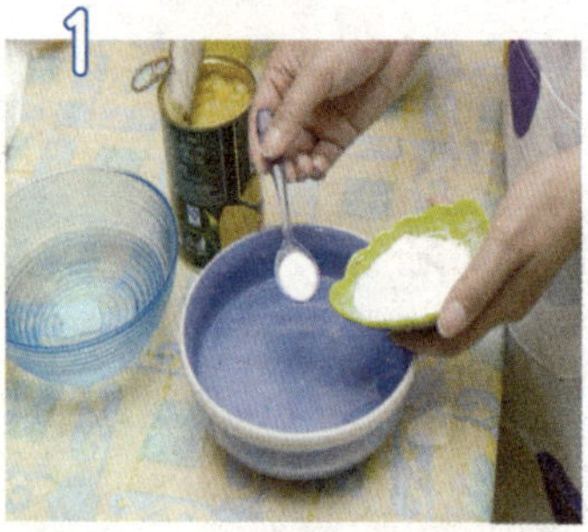

2

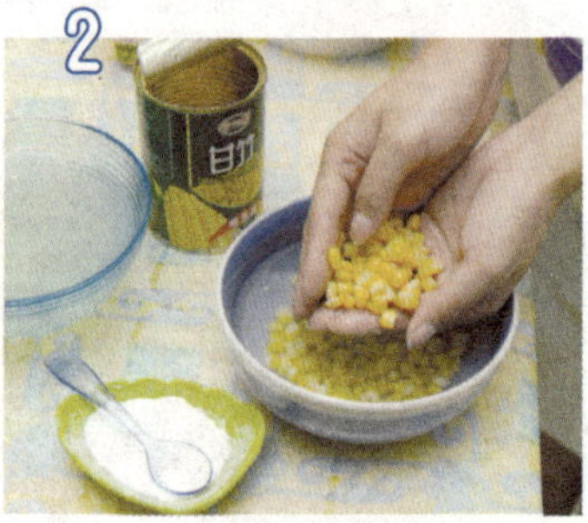

3

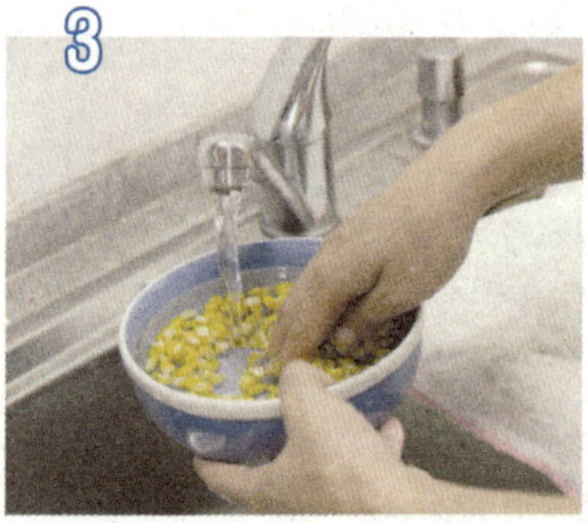

【水果】

所需时间 10分钟

清洗要领：

用盐去除农药

清洁用品：

盐

1 倒入清水和盐

在小盆里倒入适量的清水，倒一点盐。

2 搅拌使盐溶解

用力搅拌，使盐彻底溶解。

3 清洗水果

将水果放入盐水中仔细地清洗几遍，注意多清洗一下不容易清洗的地方，最后用清水将水果冲洗干净。

1

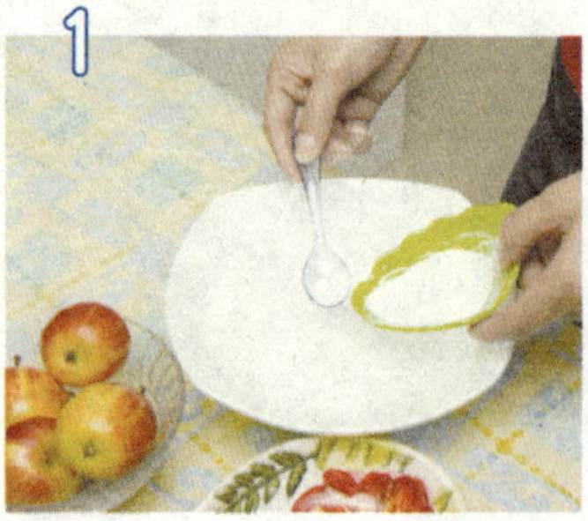

2

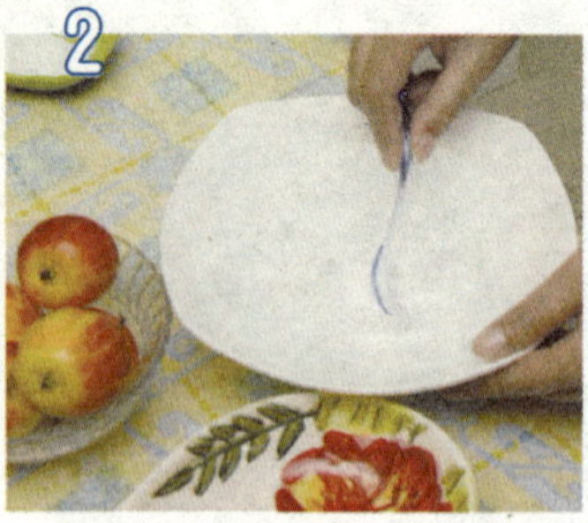

3

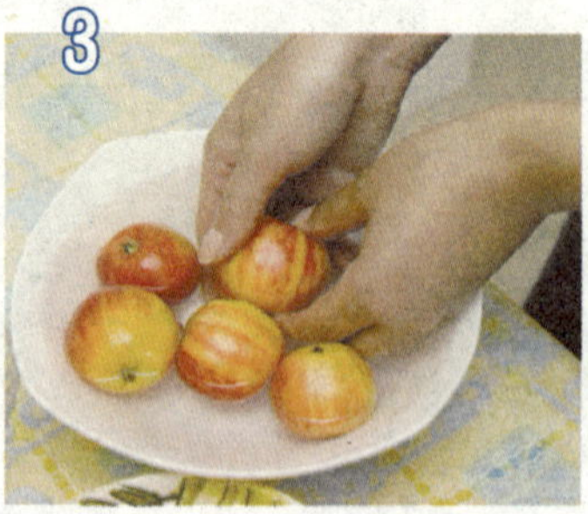

【洋葱】

所需时间 8分钟

清洗要领：

用小苏打溶液清除葱味

清洁用品：

小苏打

小贴士

·巧去洋葱辣味·

虽然洋葱的营养价值很高，但是味道却很辛辣。在炒洋葱之前，用小苏打溶液多洗几次，洋葱的辛辣味儿就会减弱许多。

1 把洋葱切好

在盆子里装一些清水，将洋葱切好后，放到大碗里。

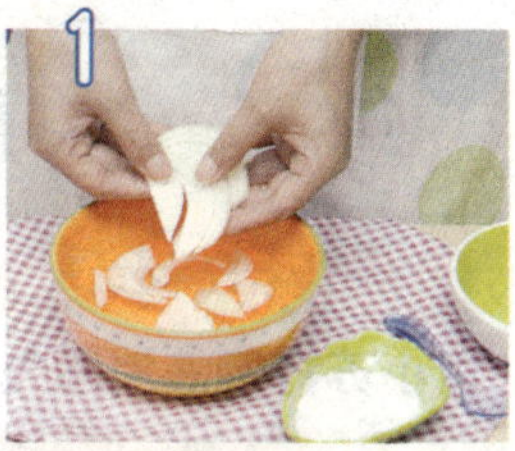

2 把小苏打撒在洋葱上

取一点小苏打粉末撒到大碗里。

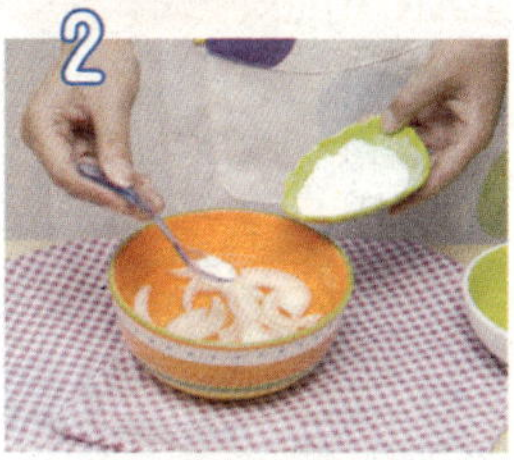

3 用力揉搓后清洗

用力地多揉洗几遍，直到洋葱的味道减弱为止，用清水将洋葱冲洗干净，就可以入锅了。

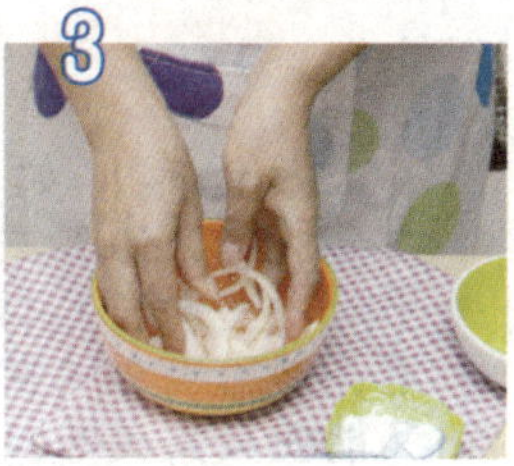

【咸菜】

所需时间 20分钟

清洗要领：

小苏打能去除异味

清洁用品：

小苏打

小贴士

·巧洗咸菜·

咸菜是我们经常食用的食物之一，但是有时因为太咸而有一种呛鼻的味道，在食用之前，用小苏打溶液泡一下或者多洗几次，问题就会解决。

1 把小苏打撒在咸菜上

将咸菜切好放在保鲜盒里，然后将小苏打粉末均匀地撒在咸菜上。

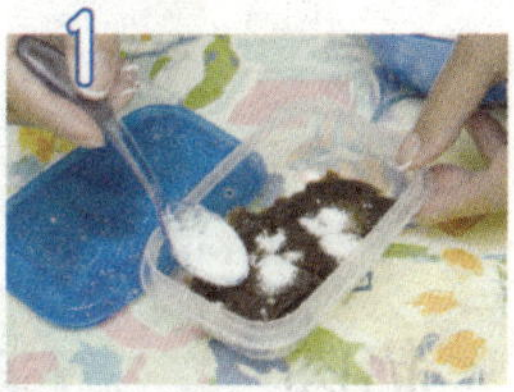

2 用手揉搓几遍

用手简单揉几遍，以便所有的咸菜都能接触到小苏打粉末。

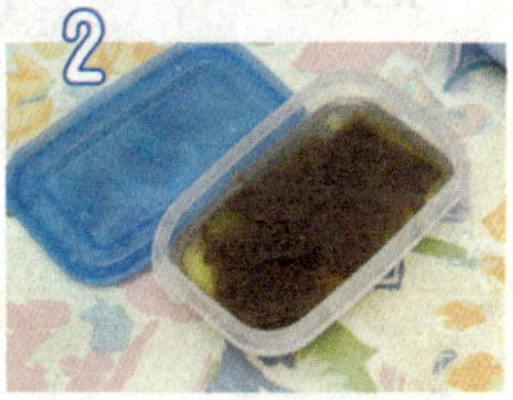

3 保鲜盒倒入适量清水

在保鲜盒倒入适量的清水。泡15分钟左右。

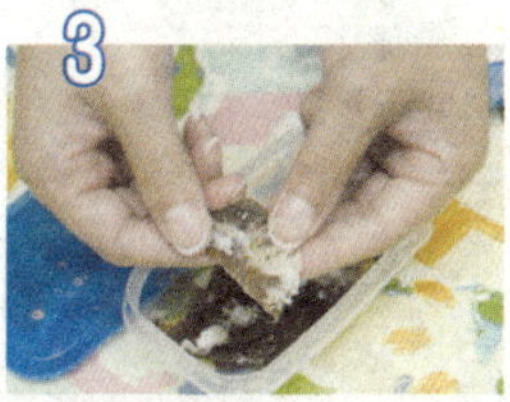

4 用清水冲洗几遍

最后用清水多冲洗几遍，就可以食用了。

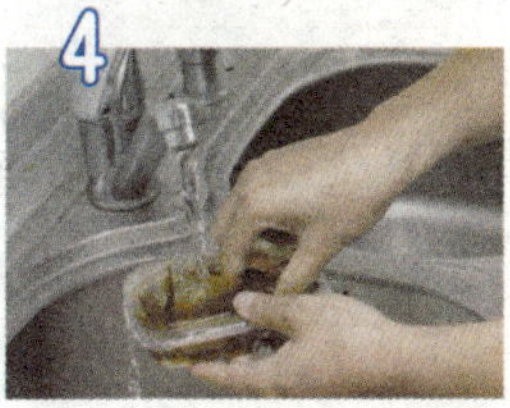

鱼

所需时间 40分钟

清洗要领：

用小苏打溶液消除鱼腥

清洁用品：

小苏打

小贴士

·怎样去除鱼腥·

做鱼时，如果鱼散发着腥味，很影响口感。平时做鱼时，稍微放些料酒，即可有效去除腥味，又能使其更美味。

如果在清洗鱼时意外地将鱼胆弄破了，会让鱼变得苦而腥，用小苏打溶液反复清洗，苦腥味儿就会没有了。

1 把小苏打撒在鱼身上

将鱼放到事先准备好的深盘子里，把小苏打粉末均匀地撒到鱼身上。

2 泡半个小时

将深盘中倒满水，大约泡半个小时。

3 将鱼多搓洗几遍

用手将鱼多搓洗几遍。

4 用清水冲洗干净

用清水将鱼冲洗干净，就可以入锅了。

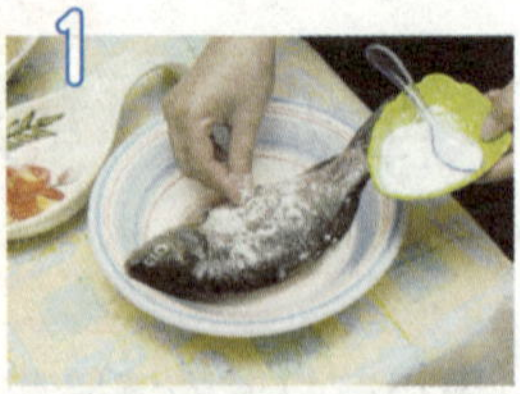

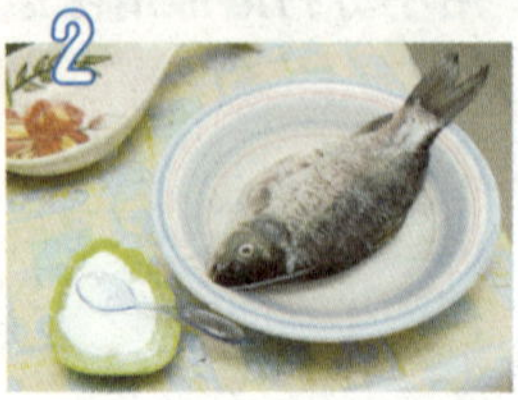

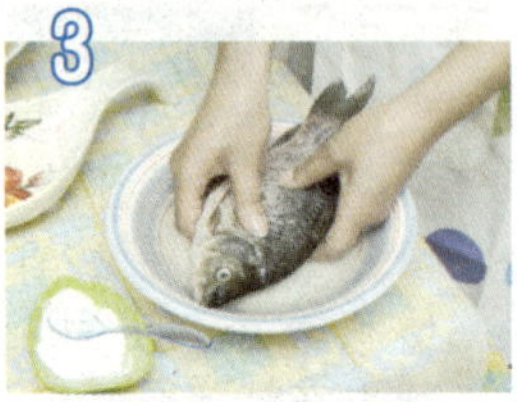

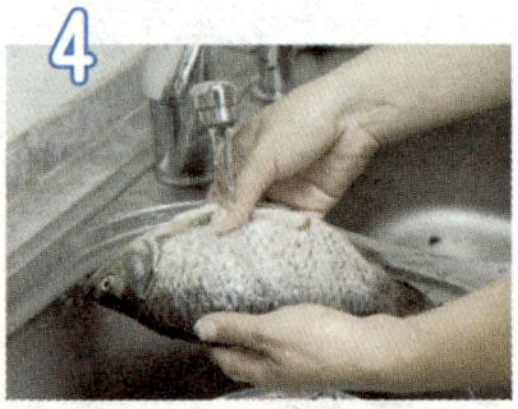

猪肉

所需时间 10分钟

清洗要领：

用小苏打溶液浸泡

清洁用品：

小苏打

小贴士

·让肉丝变嫩·

入锅前用小苏打将肉丝泡一段时间后再炒，这样不但很容易熟，而且味道会更鲜美。

1 把小苏打撒在肉丝上

把切好的肉丝放到一个瓷碗里，将小苏打粉末撒在肉丝上，注意不能撒得太多。

2 用清水浸泡肉丝

向瓷碗里倒入清水，没过肉丝即可。

3 用清水冲洗干净

大约5分钟后，用清水将肉丝冲洗干净就可以入锅了。

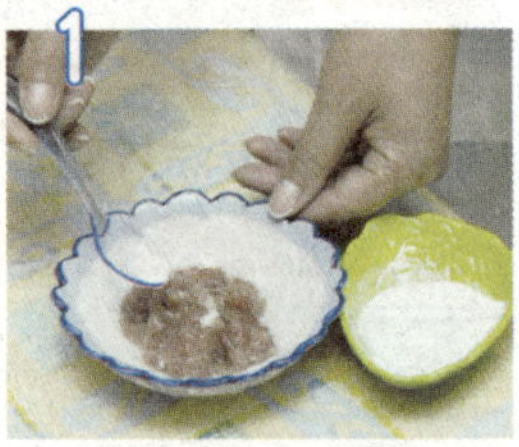

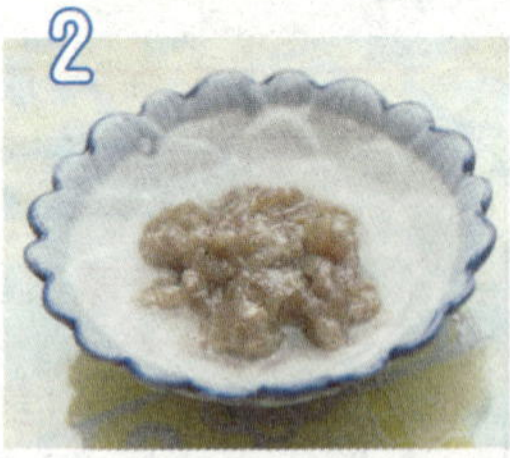

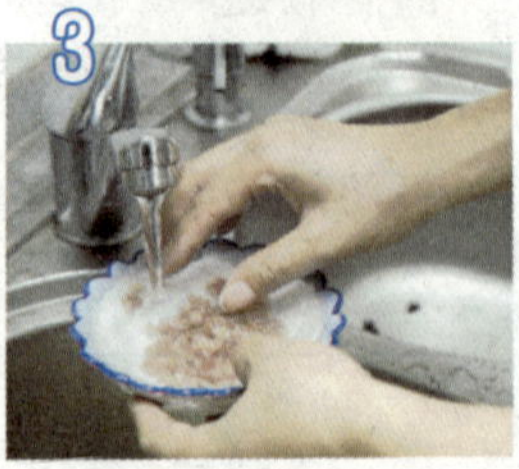

羊肉

所需时间 15分钟

清洗要领：

用小苏打溶液减轻膻味

清洁用品：

小苏打

> **小贴士**
>
> **·羊肉膻味去除小妙招·**
>
> 把洗净的羊肉切块放入锅中，500克羊肉加水500克，米醋25克，煮沸后，捞出羊肉再进行烹调，就没有膻味了。此法更适于做冷盘。

羊肉的膻味儿很大，在烹制前，用小苏打洗一洗，会让膻味儿减轻很多，而且营养不会流失，口感更好。

1 配制小苏打溶液

找一个大碗，在大碗里倒入适量清水。将小苏打倒入大碗里，用力搅拌均匀，使小苏打充分地溶解。

2 把羊肉搓洗几次

将切好的羊肉放到大碗里，用手多揉洗几次后，等待几分钟。

3 用清水冲洗干净

最后用清水冲洗干净就可以入锅了。

1

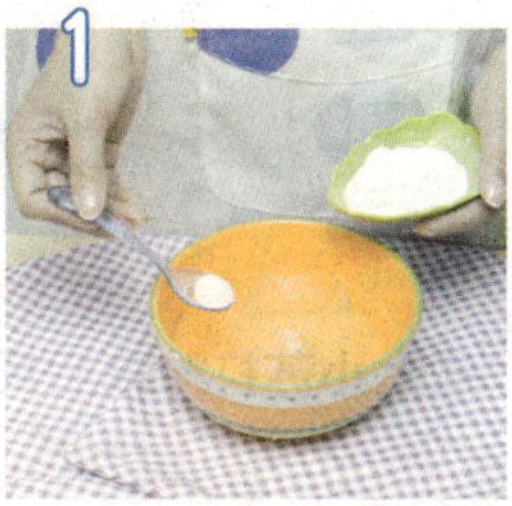

2

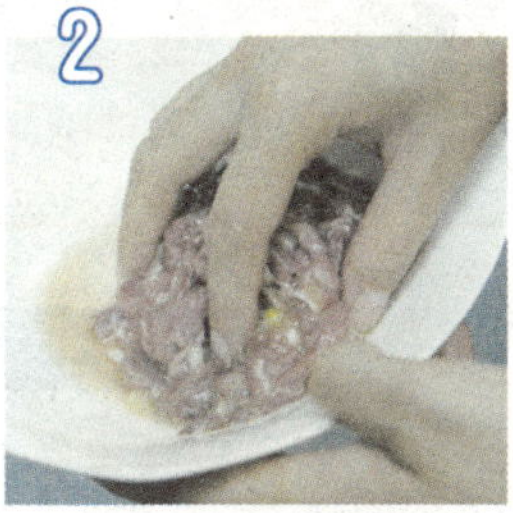

3

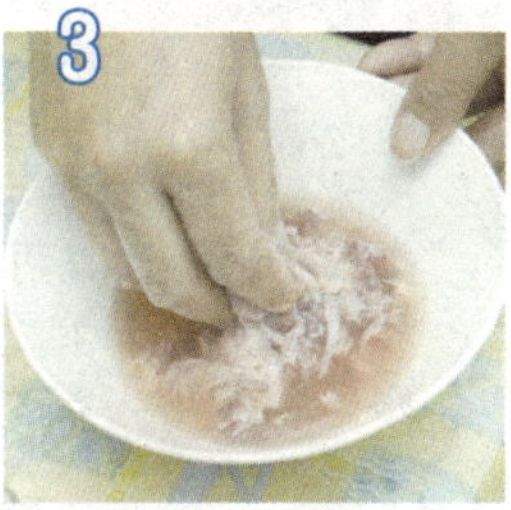

黄瓜

所需时间 10分钟

清洗要领：

将黄瓜放入小苏打溶液中清洗

清洁用品：

小苏打

> **小贴士**
>
> **·黄瓜保鲜小窍门·**
>
> 黄瓜要在切开后保存几天，宜用一张比瓜的切面稍大的保鲜膜贴在切面上，并用手抹紧贴面，这样可使切开后的瓜类蔬菜保存3~5天不腐烂。

食用黄瓜能够促进人体新陈代谢，但是炒后味道和颜色会有很大的改变，用小苏打溶液清洗，会防止叶绿素流失，并且味道更佳。

1 把小苏打撒在黄瓜上

将切好的黄瓜放在一个玻璃碗里，撒一点小苏打粉末在上面。

2 用清水冲洗干净

将玻璃碗里倒入清水，没过黄瓜就行。用手多翻洗几次，注意不能太用力。最后用清水冲洗干净就可以了，这样洗过的黄瓜，炒出来以后又好看又好吃。

1

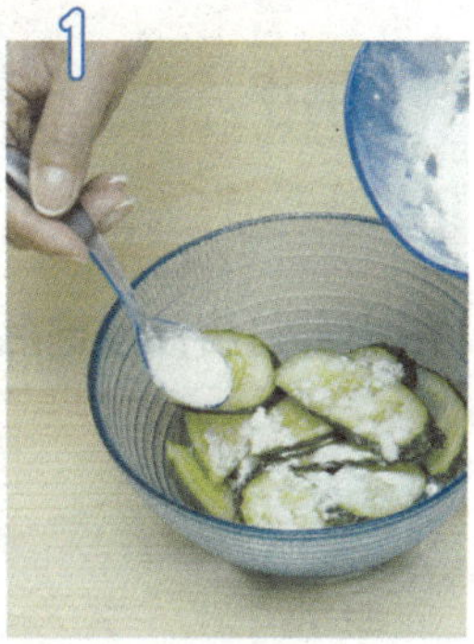

2

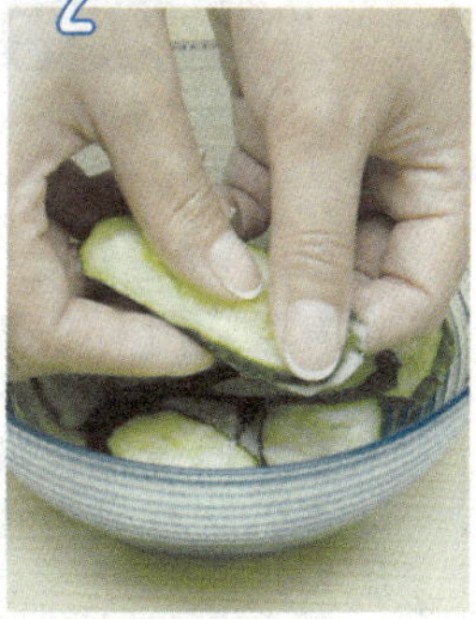

【牛肉】

所需时间 10 分钟

清洗要领：

撒上小苏打粉末后反复揉洗

清洁用品：

小苏打

老牛肉不容易炖烂，这是我们日常饮食生活中经常遇到的问题。在炖牛肉前，用小苏打溶液泡一下，就会很容易炖烂了。

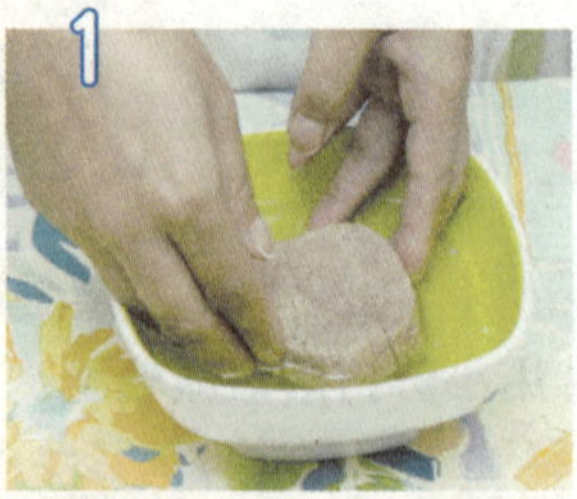

1 将牛肉放入水中

将老牛肉放入事先准备好的水中泡一会儿。

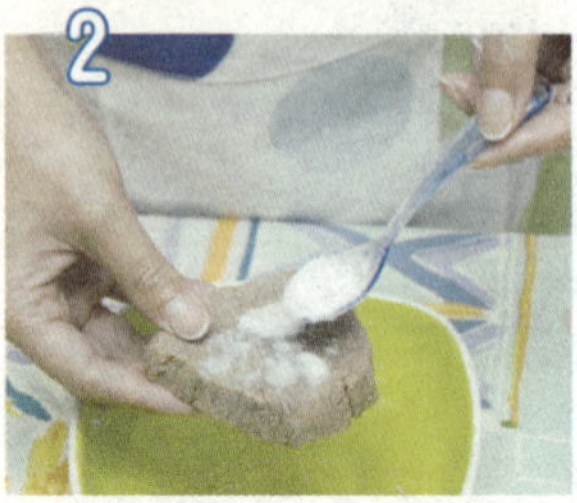

2 将牛肉揉洗几遍

将小苏打粉末均匀地撒在牛肉上，用手反复地在撒有小苏打粉末的地方揉洗几遍。

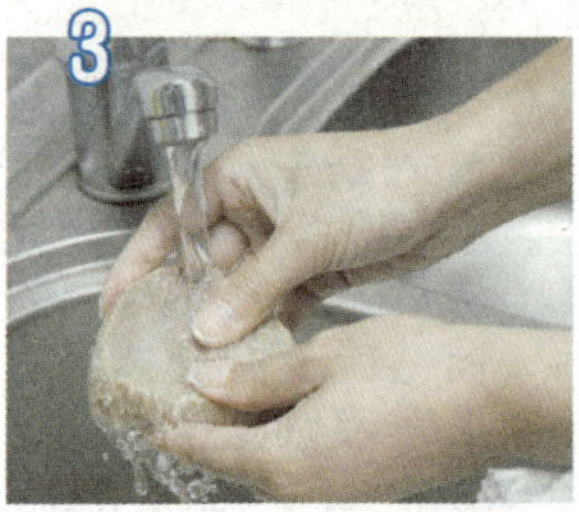

3 用清水冲洗一下

再泡一段时间后，用清水冲洗干净就可以了。

小贴士

·牛肉膻味去除小窍门·

将牛肉在冷水中浸泡，需数小时，中间换几次水，把肌浆蛋白里的氨类物质浸出，可降低膻味。这种方法适合冬季烹调前的初加工。

【海带】

所需时间 30 分钟

清洗要领：

用小苏打溶液浸泡后再冲洗

清洁用品：

小苏打

海带是一种很有营养的食物，在炖之前把海带放到溶有小苏打的温水中泡一会儿，就容易炖烂了。

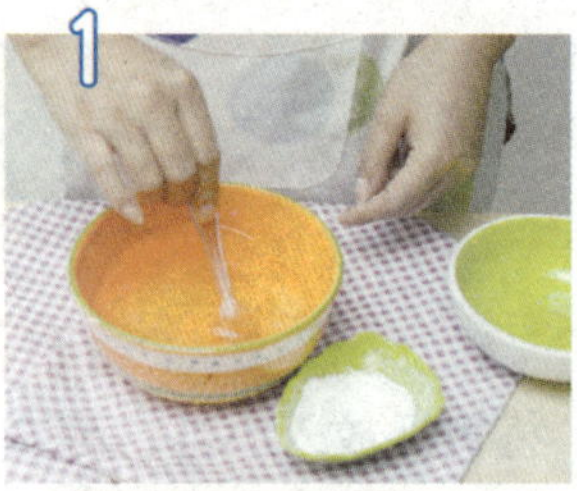

1 倒入温水和小苏打

首先将盆中倒入温水，然后把一点小苏打粉末倒入水中，用力搅拌直到它完全溶解。

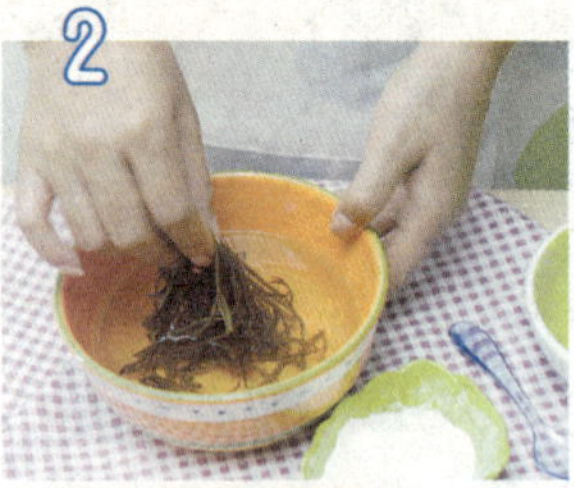

2 把海带泡半小时

把海带放在溶有小苏打粉末的水里，泡半个小时。

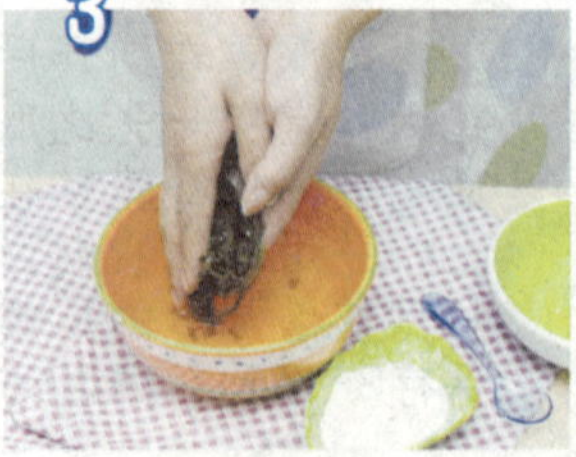

3 用清水冲洗干净

用手多揉洗几遍，最后用清水冲洗干净。

小贴士

·海带不易长时间浸泡·

海带含碘量很高，在表层还附有珍贵的甘露醇。因此，海带不宜在水中长时间浸泡、敲打、搅动等，这样极易造成养分流失。

木耳

所需时间 10分钟

清洗要领：

用淘米水漂洗

清洁用品：

淘米水

将黑木耳放在淘米水中浸泡30分钟左右，然后放入清水中漂洗，沙粒极易除去。

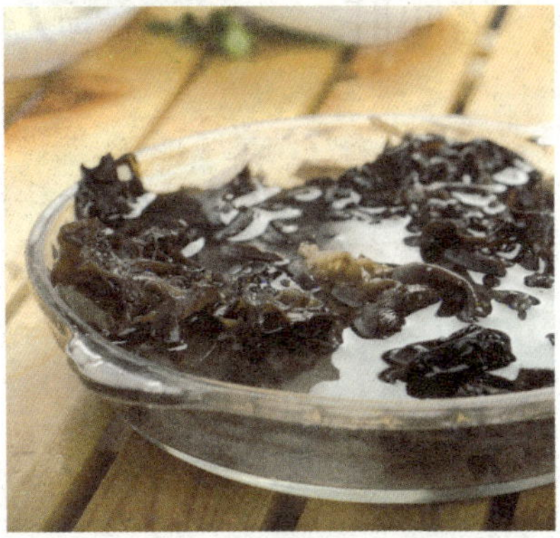

虾仁

所需时间 10分钟

清洗要领：

用小苏打加盐清洗

清洁用品：

小苏打　盐

将虾仁放入玻璃碗内，加一点盐和小苏打粉，用手抓搓一会儿后用清水浸泡，然后再用清水洗净，这样能使炒出的虾仁透明如水晶，爽嫩可口。

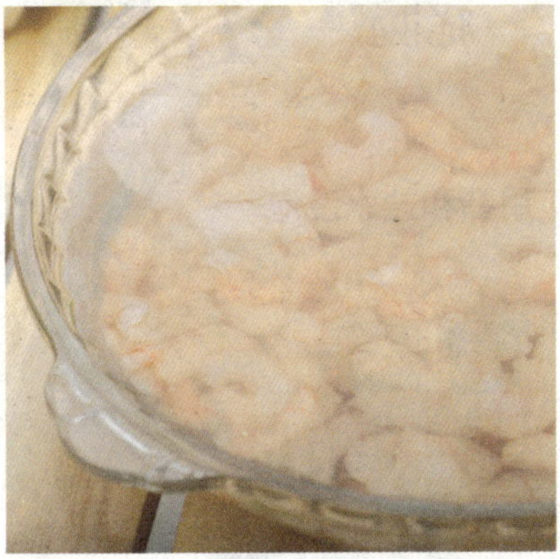

蔬菜

所需时间 10分钟

清洗要领：

用淡盐水浸泡

清洁用品：

醋水　盐

过了端午节后，菜叶开始生虫子，有些小虫紧紧地吸在菜梗窝里或菜叶的褶皱里，洗起来很麻烦。若用2%的淡盐水洗，只需浸泡5分钟就能洗净。

放置时间较长的蔬菜，由于水分损失较多，蔬菜发蔫，洗时用2%的淡盐水或1%的食醋水泡一下，蔬菜也会水嫩起来。

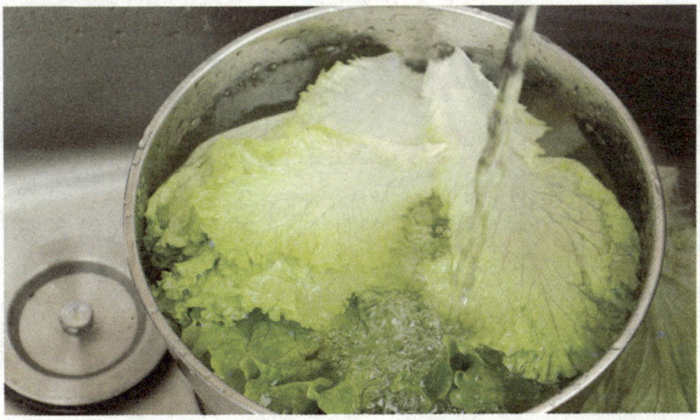

小贴士

·储存的蔬菜宜竖着放·

蔬菜摘下后仍具有光合作用的能力，竖放可增高蔬菜叶绿素含量，利于保鲜。

猪心肝

所需时间 10分钟

清洗要领：

用盐水浸泡

清洁用品：

盐

将猪心、猪肝用盐水浸泡，再放在面粉中滚一下，1小时后再清洗，不仅易洗净，而且炒出来的猪心、猪肝味美纯正。

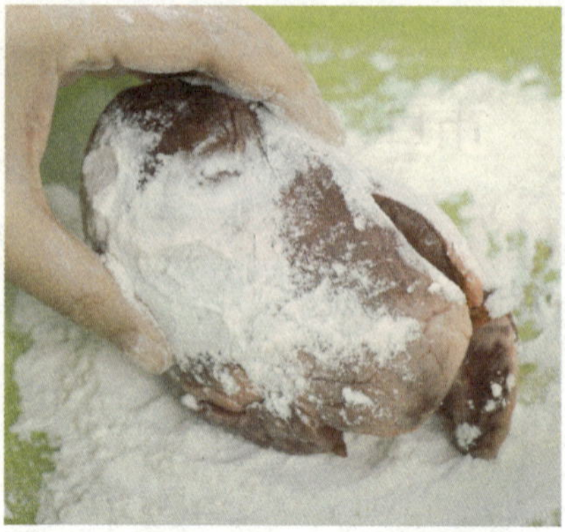

猪肠

所需时间 10分钟

清洗要领：

用醋和盐水浸泡

清洁用品：

醋水　盐

将猪肠放在淡盐、醋混合液中浸泡片刻，摘除脏物，再将其放入淘米水中浸泡一会儿，然后在清水中轻轻搓洗两遍即可。若在淘米水中放几块橘皮，异味更易除去。

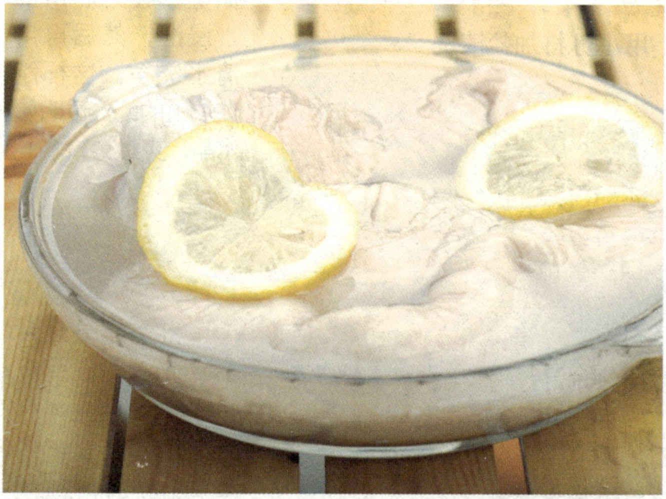

小贴士

·猪肠储存小窍门·

猪肠食用一次可能吃不完，可在鲜猪肠的表面，均匀地涂一层食用油，然后放入冰箱内保存。

干蘑菇

所需时间 10分钟

清洗要领：

用白糖水浸泡

清洁用品：

白糖

在40℃左右的温水中加入白糖，然后将干蘑菇放入水中浸泡，再用清水漂洗。这样泡发的干蘑菇像鲜蘑菇一样，味道鲜美。

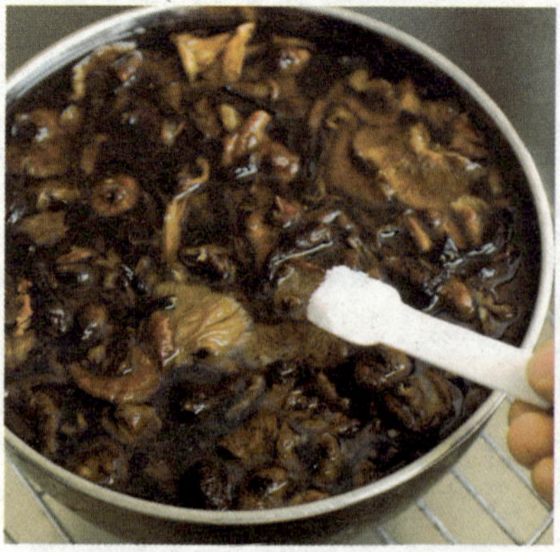

Part 7

宠物的无毒清洁

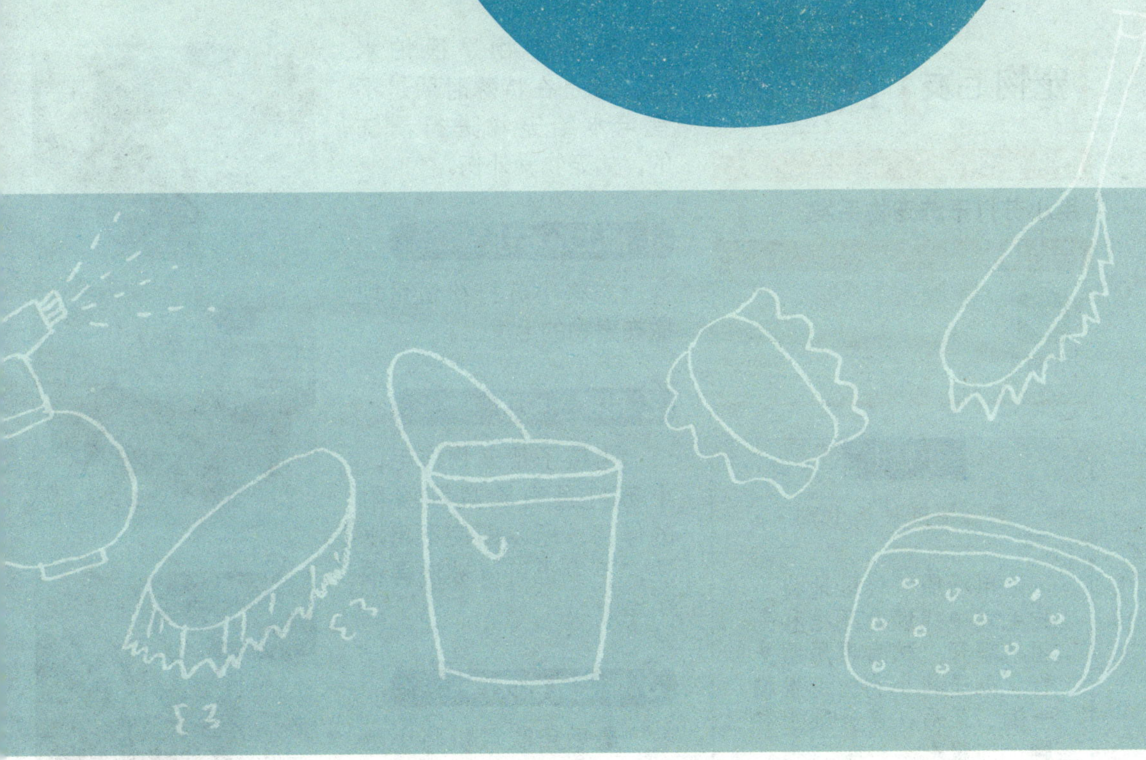

宠物尾巴

所需时间 10分钟

清洗要领：

定期用小苏打清洗

清洁用品：

小苏打　毛巾

小贴士

·从狗的尾巴看出情感变化·

尾巴摇动，表示喜悦；尾巴垂下，意味危险；尾巴不动，显示不安；尾巴夹起，说明害怕。

宠物尾巴根处的皮脂腺很发达，能分泌大量的油性物质，所以尾巴很易被弄脏。宠物的尾巴脏了以后，如果对其置之不理的话，就会发展成皮炎，所以要定期用小苏打进行清洗。

1 喷洒小苏打溶液

先在宠物的尾巴处喷上些小苏打溶液。

2 用毛巾擦干

稍等一会儿后，蘸些清水对其进行清洗，用湿毛巾将宠物的尾巴擦干净就可以了。

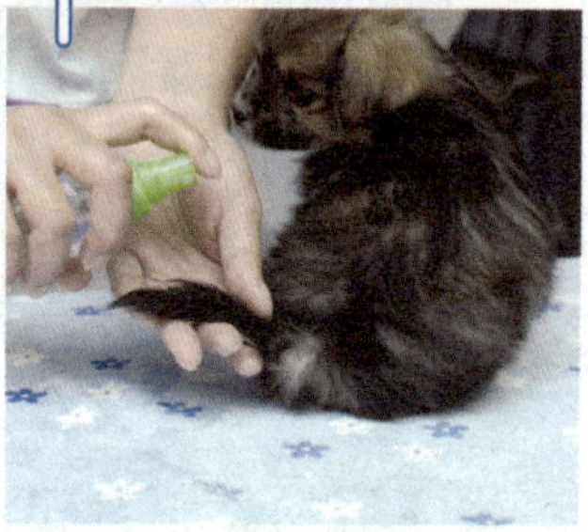

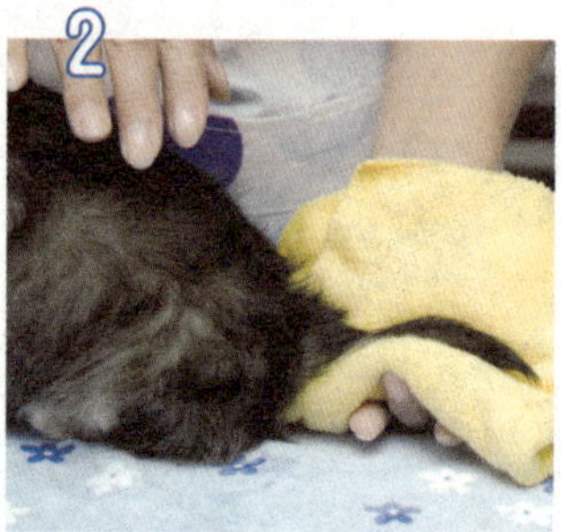

宠物毛发

所需时间 10分钟

清洗要领：

用小苏打干洗宠物毛发

清洁用品：

小苏打

小贴士

·怎样梳理长毛小狗·

用小刷子轻轻地将小狗毛发中纠缠的死结和毛团梳理开，然后再用圆头针状刷子将小狗的毛发刷一遍。最后，修齐腿上和脚上的长毛。

有的宠物是很怕水的，或是在特殊时期是不宜用水给宠物进行清洗的，如宠物受外伤。

1 撒上小苏打

先将小苏打粉适量地撒在宠物的毛发上。

2 用梳子梳理

用梳子帮宠物梳毛，小苏打具有除臭和吸附的作用，所以即使不用水洗，毛发也可以被洗得很干净。

3 用吹风机吹净

最后用吹风机将小苏打吹净就可以了。

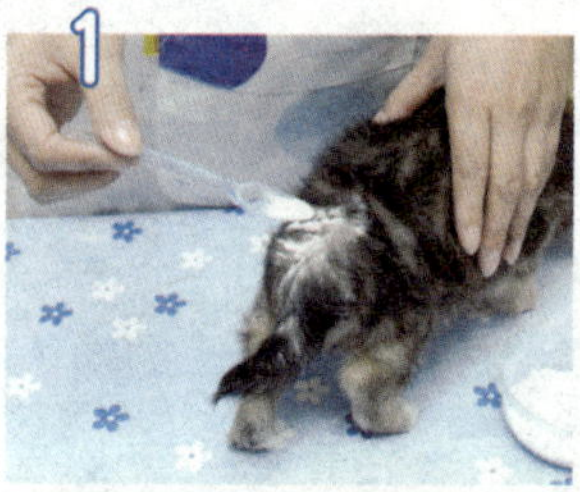

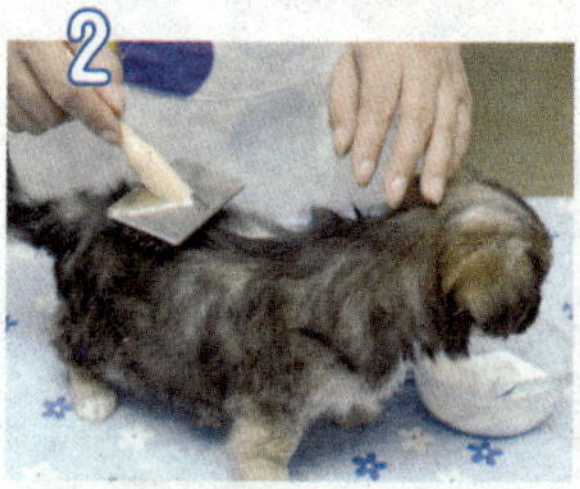

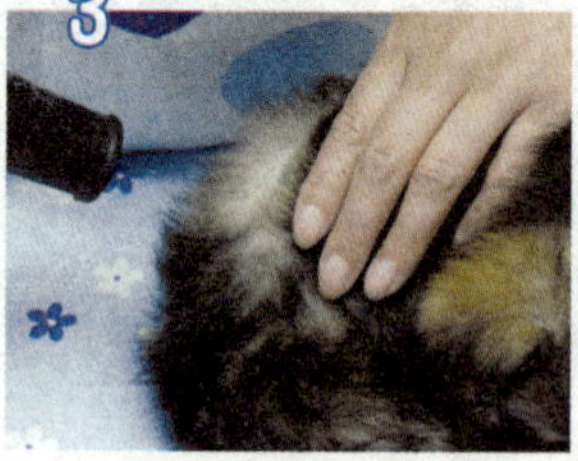

宠物耳朵

所需时间 10分钟

清洗要领：

用苏打水轻轻揉洗

清洁用品：

小苏打　毛巾

宠物在睡觉或休息的时候，总喜欢把耳朵贴在地上，这样耳朵就很容易弄脏。

1 喷洒苏打水

先在宠物的耳朵上喷些小苏打水，用手轻轻地揉宠物的耳朵，一定要轻，不要弄疼它。

2 用清水冲净后擦干

然后用清水将耳朵上的苏打水冲净，最后用毛巾擦干就可以了。

1

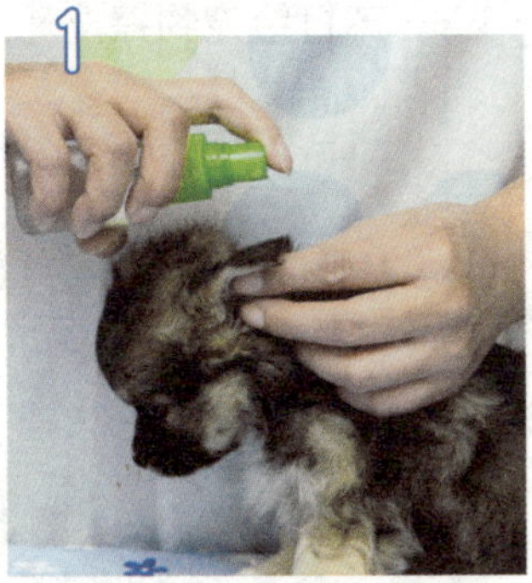

2

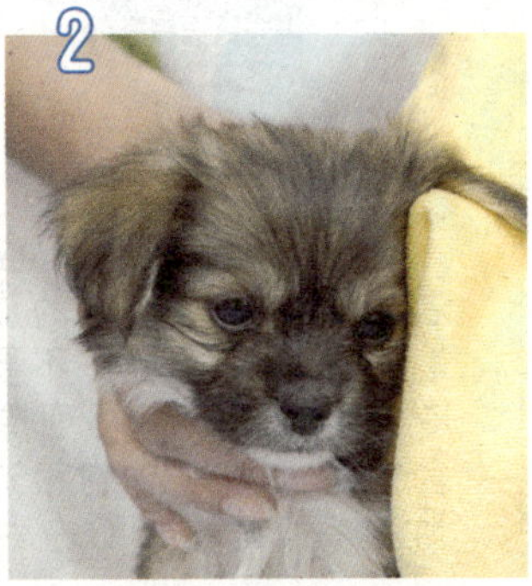

小贴士

· 怎样检查狗狗的耳朵 ·

当你清洁狗狗的耳朵时，应仔细检查狗狗耳朵是否有耳垢，是否散发臭气，或有传染病的症状，再看耳孔内是否有异物如草籽等。

宠物耳道

所需时间 15分钟

清洗要领：

用棉棒擦拭

清洁用品：

小苏打　棉棒

因宠物的耳道空气流通不畅，易积垢潮湿而使耳道感染发炎，清洁耳道显得十分重要。

1 弄湿棉棒或纱布

将纱布或者棉棒用清水浸湿，记住要拧干一些。

2 用棉棒蘸小苏打擦拭

首先用棉棒蘸小苏打擦洗宠物的外耳道，再擦去里面的污垢。最后用棉棒蘸少量清水，拧干，再擦一遍外耳道。

3 滴入耳油

最后往宠物的外耳道内滴入宠物专用的耳油即可。

1

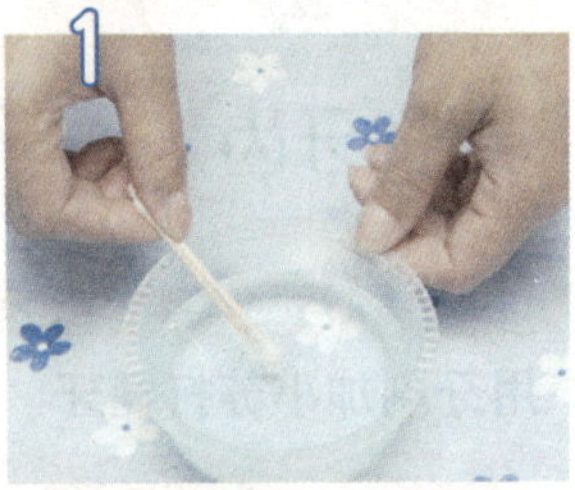

2

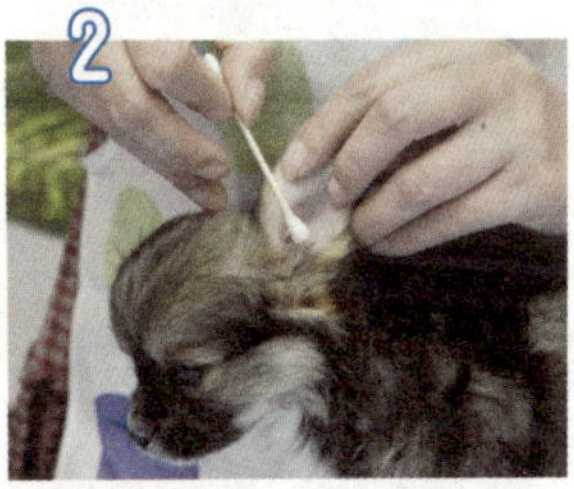

3

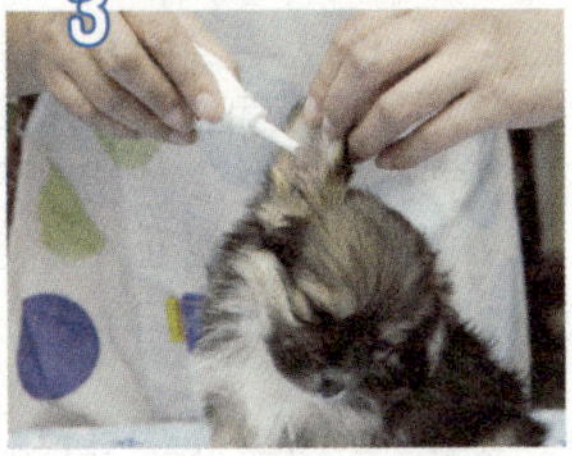

小贴士

· 检查狗狗的眼睛 ·

小狗的眼睛明亮、干净，说明没有患任何疾病、传染病。如果小狗的眼睛分泌物多且黏稠应带小狗去看医生。

宠物鼻子

所需时间 10分钟

清洗要领：

用毛巾蘸小苏打溶液擦拭

清洁用品：

小苏打　毛巾

因宠物不论在遇到什么食物时都喜欢嗅一嗅，在这时病菌很容易被沾到鼻子上，如果吃到肚子里会给宠物的健康带来危害。

1 在毛巾上喷小苏打溶液

先在毛巾上喷上小苏打溶液；之后用毛巾轻轻地给宠物擦鼻子，这样可以起到消毒杀菌的作用。

2 用毛巾擦拭

最后用干净的湿毛巾将宠物的鼻子擦干净。用小苏打给宠物擦洗鼻子会使你的宠物鼻子更灵敏。

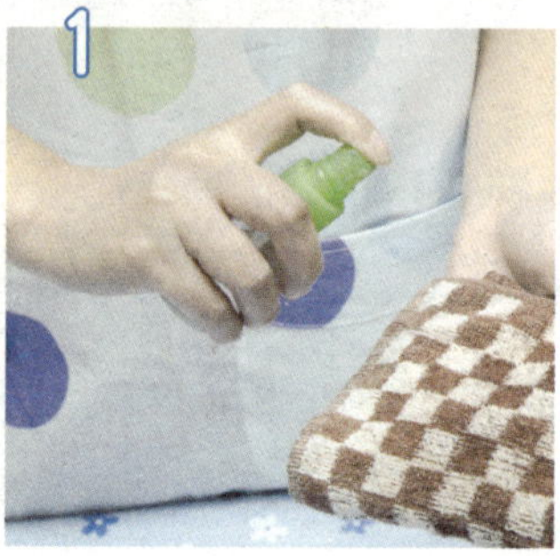

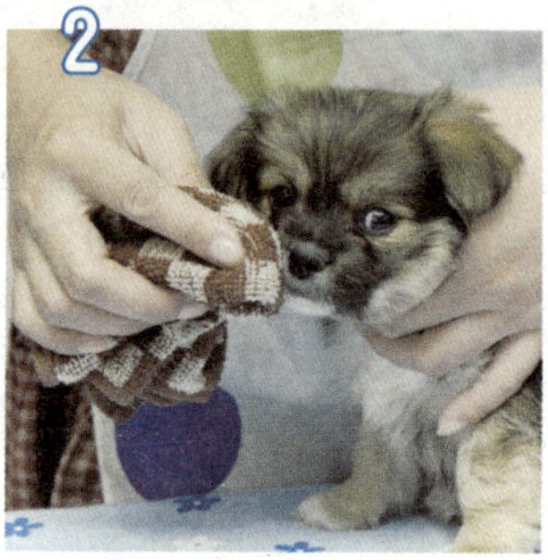

小贴士

·狗粮的温度·

除夏季外，都应喂温热的狗粮，狗粮的温度最好在40℃左右，不要过冷、过热；夏天可喂冷食，冬天必须对狗粮进行加温，最好在40℃左右。

宠物牙齿

所需时间 20分钟

清洗要领：

用牙刷加小苏打刷牙

清洁用品：

小苏打　牙刷

宠物在进食后，容易把残留的食物留在牙齿里，所以也应定期给宠物清洗牙齿。

1 用牙刷蘸少许小苏打粉

先用牙刷蘸少许小苏打粉，把宠物的嘴巴扒开，露出牙齿，用蘸有小苏打的牙刷给宠物刷牙。

2 用清水漱口

刷完后，先别松开手，直接用清水将宠物牙上小苏打洗去就可以了。宠物的嘴巴不愿意张开的话，要安抚或用食物来引诱它把嘴张开，这样做可以避免弄伤宠物的嘴部。

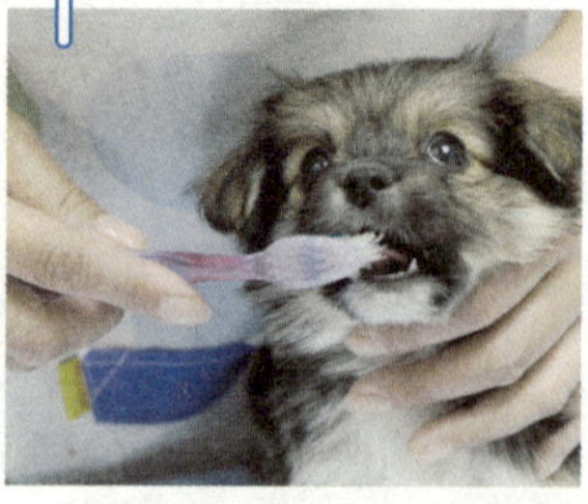

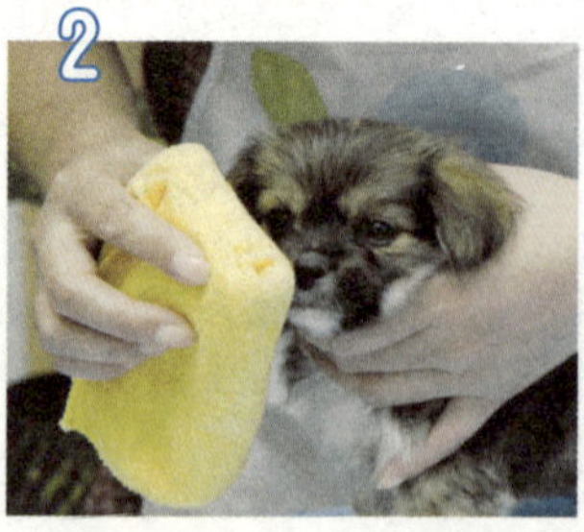

小贴士

·犬的免疫和除虫·

给犬注射疫苗是让犬和主人远离狂犬病等恶性疾病的最好办法，犬买回几天后若进食排泄正常就应尽早进行免疫和除虫。

宠物爪子

所需时间 10分钟

清洗要领：

用小苏打溶液刷洗

清洁用品：

小苏打

牙刷

活泼好动的小宠物总喜欢跑这跑那，抓来抓去的，在你带它出门溜一圈后，你会发现它的爪子脏得很，所以，应该经常给宠物的爪子进行清洗。

1 用清水溶解小苏打

取少量的小苏打倒入温水中搅拌，将宠物的爪子放到温水中泡一会儿。

2 用清水冲洗一下

用小牙刷对宠物的爪子进行刷洗，最后用清水冲净，擦干即可。

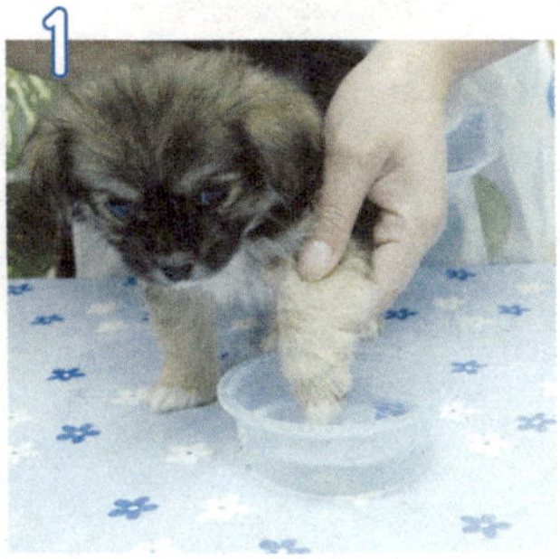

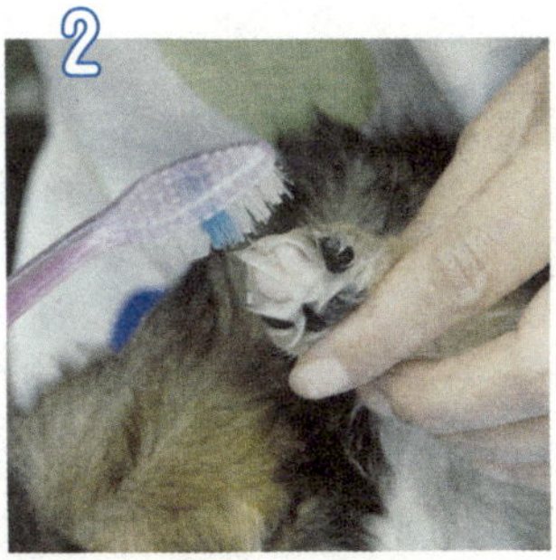

小贴士

·怎样修剪狗狗的爪子·

修剪小狗的爪子，应先命令它坐下。然后将它的脚分开，用湿棉球将污垢擦去。小心地修剪每一只爪子，最后用锉将边缘粗糙的部分磨平。

宠物的食物用具

所需时间 10分钟

清洗要领：

喷洒小苏打后再清洗

清洁用品：

小苏打

保持宠物食物用具的干净是十分重要的，它直接关系到宠物的健康，所以要将其清洗得干干净净的。

1 喷洒小苏打水

先将宠物用过的用具喷上小苏打水，待反应一会儿后对其进行清洗。

2 用清水冲洗

用清水将宠物的食物用具冲净，最后将其擦干即可。

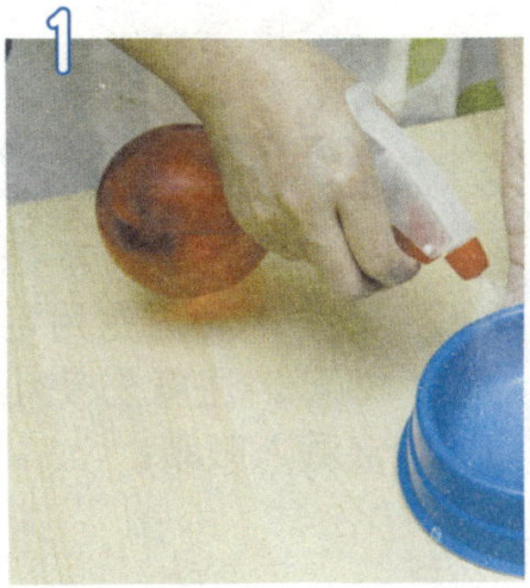

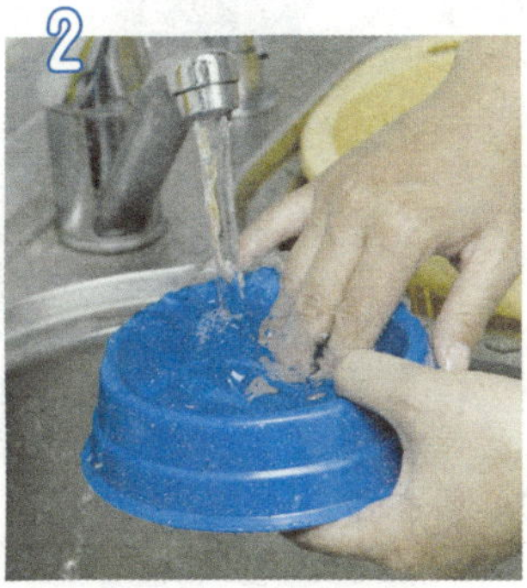

小贴士

·每只犬的餐具要固定·

每只犬的餐具要固定，多犬饲喂时尤其要注意不能串换各犬食盆，以防疾病传播。喂食后要清洗，定期煮沸消毒。

宠物踩过的地毯

所需时间 8分钟

清洗要领：

用小苏打溶液浸泡

清洁用品：

小苏打

宠物到处活动，所以宠物踩过的地毯上会沾有很多脏东西。

1 用小苏打溶液浸泡

先将脏了的地毯放入小苏打溶液里浸泡5分钟，浸泡过的地毯清洗起来就变得容易多了，再用毛刷对地毯上脏的地方进行刷洗。

2 用牙刷刷洗

最后用毛刷蘸清水进行冲洗，晾干即可。

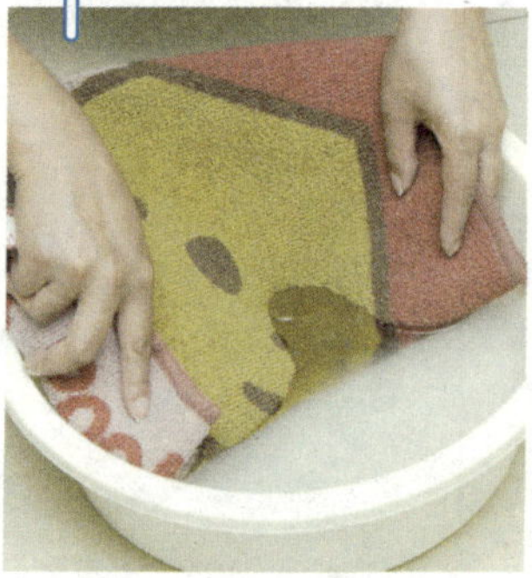

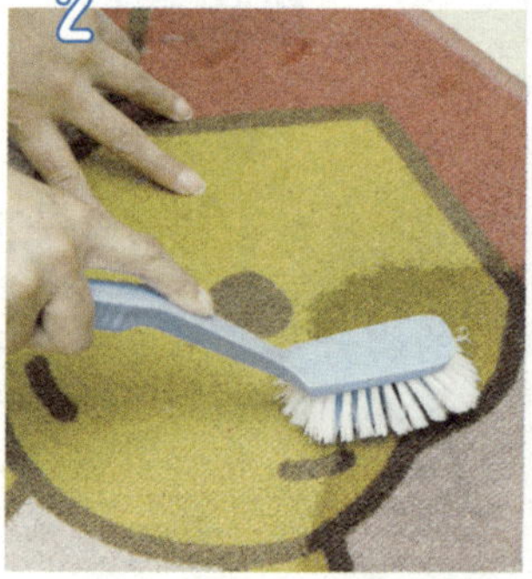

小贴士

·如何训练小狗上厕所·

在小狗每天早晨醒来和每次饲喂之后，带它到您想让它大小便的地方去，等候它方便，如果做对了要及时表扬它。

宠物的洗浴

所需时间 20分钟

清洗要领：

用海绵和小苏打擦洗

清洁用品：

小苏打

1 先清除肛门分泌物

在给宠物洗澡前要带它出去散步，排出尿和粪便，然后将它放入适宜的温水中，先把肛门附近的分泌物清除。

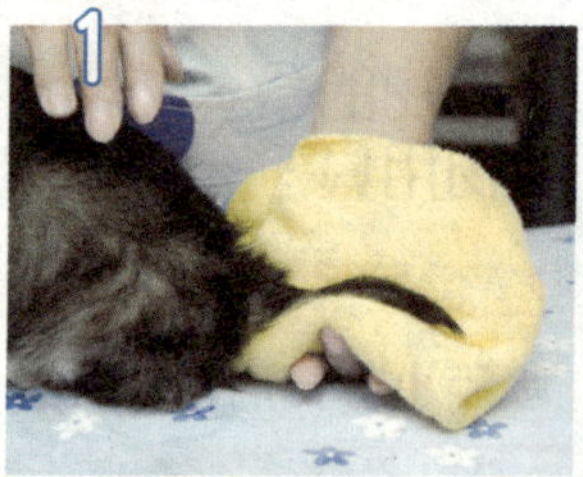

2 用海绵揉洗

把海绵浸泡在小苏打溶液里，然后从头部向后把全身洗一洗。

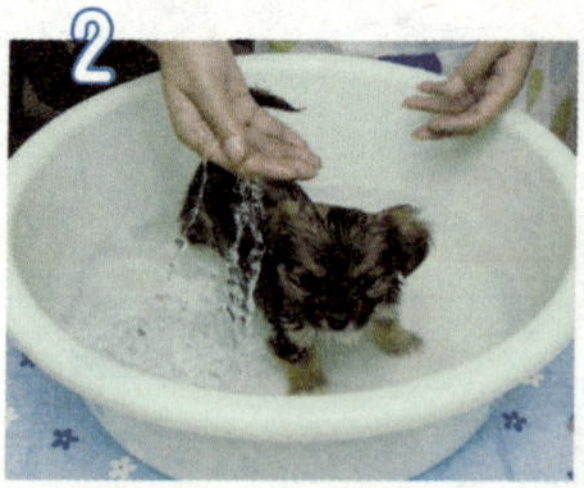

3 用清水冲洗干净

最后用清水把它清洗干净，清洗完用毛巾擦干即可。注意勿使小苏打溶液溅入眼睛。

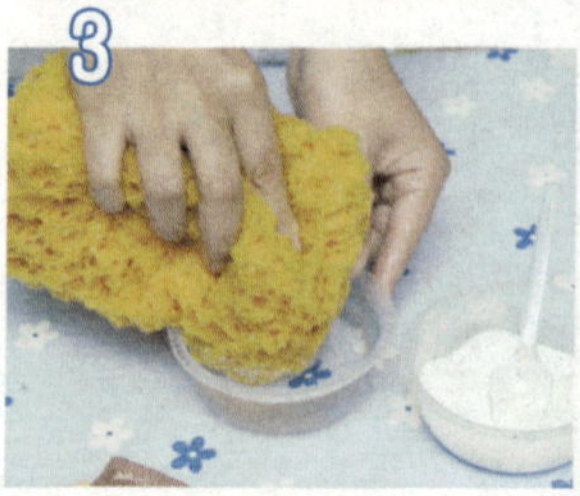

小贴士

·怎样给小狗洗澡·

当小狗浑身很脏或有异味时，你就得给小狗洗澡了。当给小狗洗澡时，要记得最后用清水将小狗冲洗干净，皮肤上残余的沐浴液会引起皮肤瘙痒。

宠物窝

所需时间 20分钟

清洗要领：

用小苏打去除异味

清洁用品：

小苏打　硬毛刷

宠物窝是“味道”最浓的地方，定期地进行清理是必要的。

1 用硬毛刷刷洗

先将宠物的窝清扫干净，用硬毛刷蘸小苏打粉刷宠物的窝。

2 用清水冲洗晾干

然后用清水冲刷干净，晾干就可以了。

1

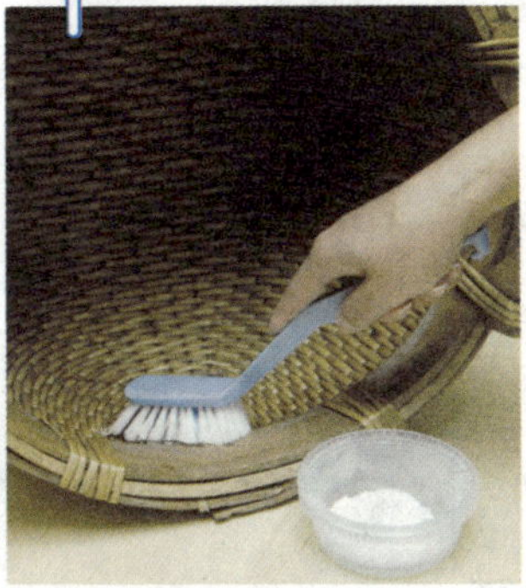

2

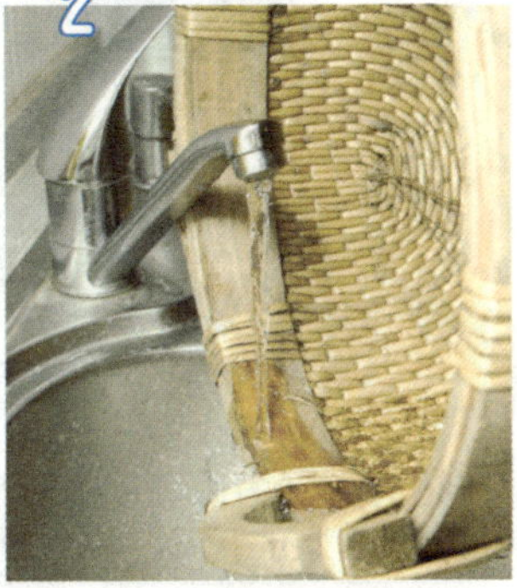

> **小贴士**
>
> **·狗狗需要的营养·**
>
> 我们的爱犬和人有几乎一样的营养需要，由水、蛋白质、脂肪、碳水化合物、维生素和矿物质6个要素组成。

宠物的饮水盆

所需时间 6分钟

清洗要领：

用热水烫洗

清洁用品：

小苏打　毛刷

宠物的饮水盆如果不干净的话，会让宠物的健康受到威胁。

1 用热水烫

先将宠物的饮水盆用热水烫一下。

2 用小苏打溶液刷洗

取出后喷上小苏打溶液；待小苏打溶液反应一会儿后，再用毛刷进行刷洗，最后用清水冲净即可。

1

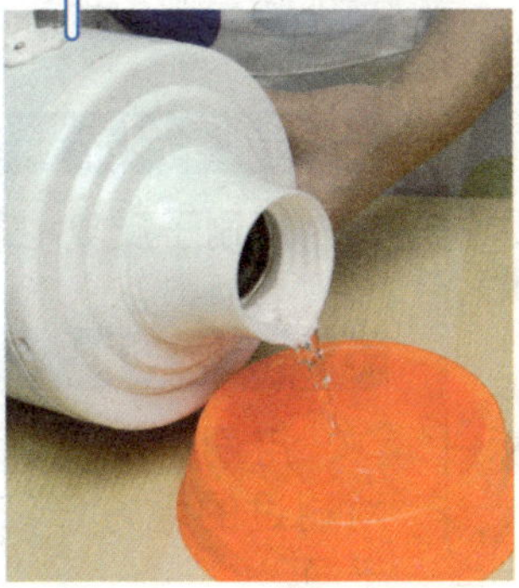

2

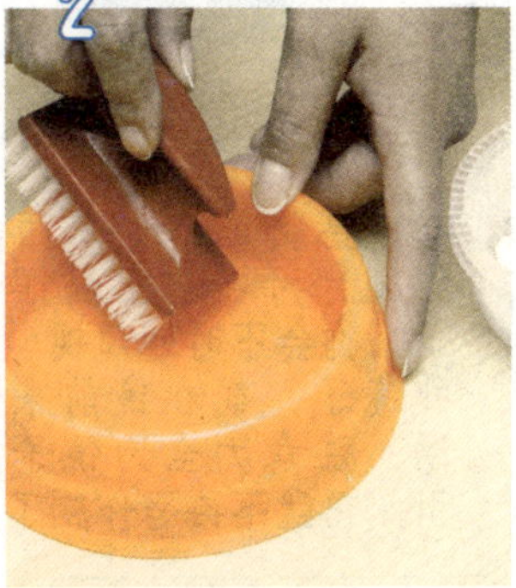

> **小贴士**
>
> **·给狗狗喂狗粮的合理次数·**
>
> 一般成年犬每天喂2次，早晚各喂1次，晚上可以稍多喂。1岁以下的犬，每天喂3次；3月龄以内的犬，每天喂4次；2月龄以内的仔犬，每天喂5次。

宠物的异味

所需时间 8分钟

清洗要领：

用小苏打去除异味

清洁用品：

小苏打　毛巾

有人说宠物的异味是天生的，其实也不见得，只要你经常给宠物洗澡，注意它的卫生，异味就会消失或减淡。

1 用小苏打溶液给宠物洗澡

将小苏打倒入清水中搅拌成溶液，把宠物放到水里，给宠物洗澡。

2 冲洗后擦干

洗干净后，用清水冲一冲，再用毛巾给宠物擦干身体即可。时常在宠物活动的区域撒些苏打粉会对除异味起到很大的作用。

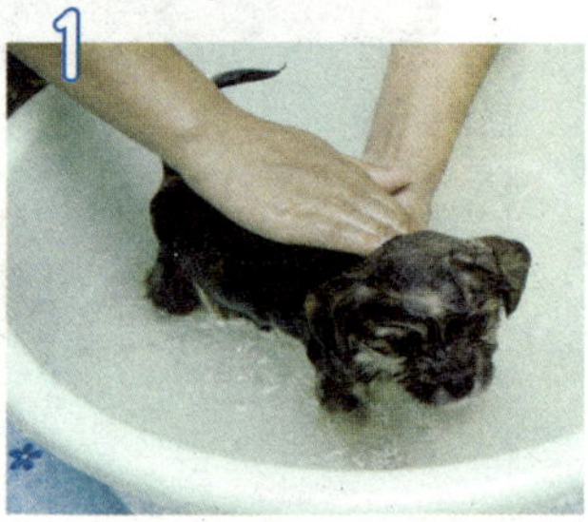

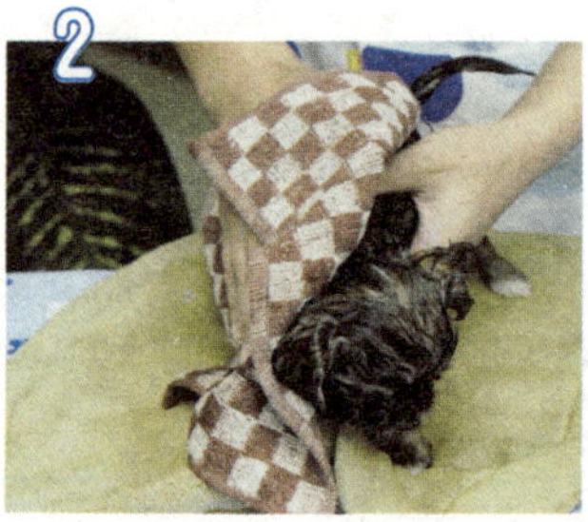

小贴士

·何时可给小狗洗澡·

小狗在出生两个月以后或购入10天无疾病的，接种疫苗1周后，才可以洗澡。要使用犬专用的洗涤剂，这样不仅对犬无刺激，还有一定的杀菌防寄生虫的作用。

宠物弄脏的地面

所需时间 5分钟

清洗要领：

用刷子和小苏打刷洗

清洁用品：

小苏打　刷子

如果家里养了宠物，往地毯上撒些小苏打，可以去除尿臊味。若是水泥地面，可以撒上小苏打，再加一点醋，用刷子刷地面，然后用清水冲净即可。

1 撒一些小苏打

将小苏打粉末放在一个容器里，然后将其撒在被宠物弄脏的地方。

2 用刷子刷洗

用刷子反复地刷洗。

3 用清水冲刷

用刷子蘸清水，将刚刚刷过的地方仔细地冲刷干净。

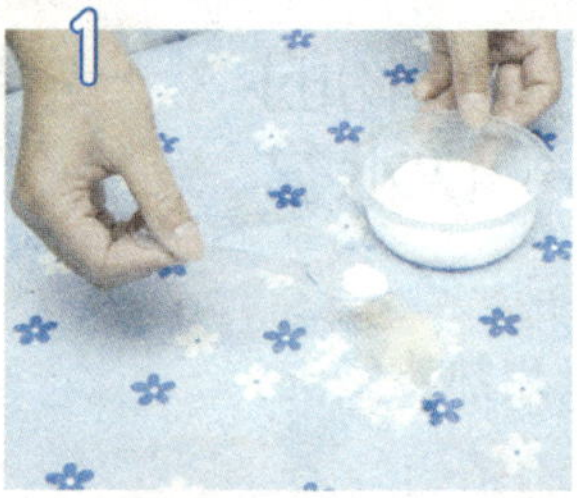

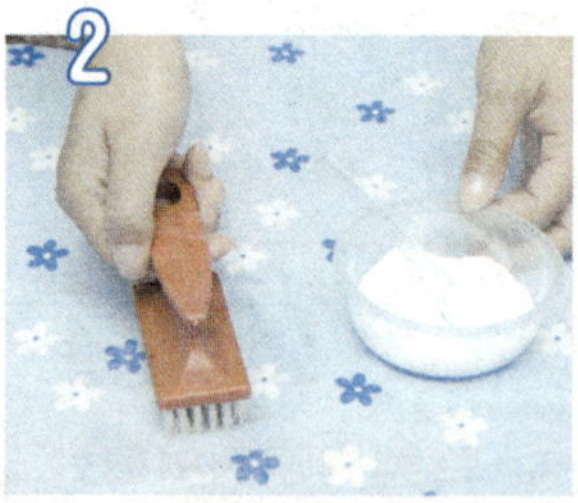

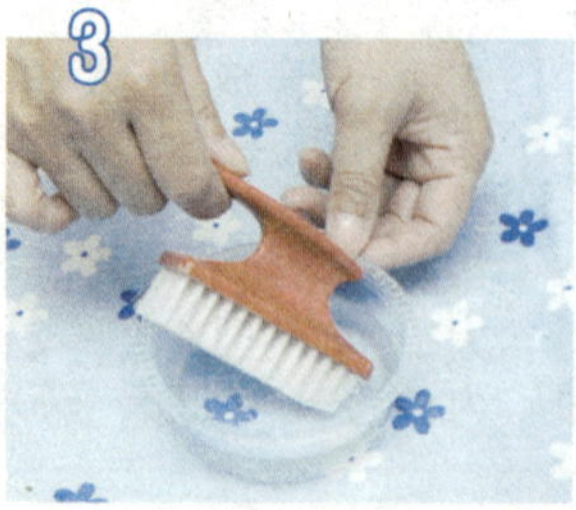

小贴士

·镜子矫治狗妄动·

要制止狗咬东西或恶作剧，可在它正面摆个镜子，狗会不时地窥视，或飞扑镜子，或在镜前来回走动，注意力全为镜子所吸引，它就不再恶作剧了。